高等院校"十二五"规划教材

中国第一本针对医学院校的虚拟现实教材

医学虚拟现实

技术及应用

赵群 娄岩 主编

徐东雨 刘尚辉 杨广明 副主编

人民邮电出版社

北京

图书在版编目（CIP）数据

医学虚拟现实技术及应用 / 赵群，娄岩主编. -- 北京：人民邮电出版社，2014.9
高等院校“十二五”规划教材
ISBN 978-7-115-35905-6

Ⅰ. ①医… Ⅱ. ①赵… ②娄… Ⅲ. ①数字技术－应用－医学－高等学校－教材 Ⅳ. ①R-39

中国版本图书馆CIP数据核字(2014)第167045号

内容提要

本书编写本着普及与实用的原则，在阐述虚拟现实技术必要理论知识的基础上，还着重介绍了目前流行的虚拟现实软件及其使用方法。

本书共分 3 个部分。第一部分为基础知识，共 5 章，分别介绍了虚拟现实技术概论、虚拟现实系统的三维交换工具、虚拟现实系统的相关技术、虚拟现实的体系结构和三维全景技术。第二部分为虚拟现实技术 VRML 编程和建模方法，共 3 章，分别介绍了 3ds Max 2013 虚拟现实建模语言、其他常用软件以及虚拟现实建模语言 VRML。第三部分介绍了虚拟现实在医学领域的应用和教学平台建设，共分 3 章，分别为虚拟现实在医学方面应用、虚拟现实实验室、VRP 平台。

本书的特点是注重概念的通俗化、方法的运用、技能的掌握，并以大量的典型实例贯穿其中，尽量减少晦涩难懂的公式推导和理论性研究。除此之外，本书还介绍了三维建模软件和其他应用程序之间的互相调用关系，并给出了具体例子。

本书可作为高等医学院校计算机公共基础课教材，或其他普通院校“虚拟现实技术应用”课程的教科书，也可供各类虚拟现实应用技术人员自学使用。

◆ 主　　编　赵　群　娄　岩
副 主 编　徐东雨　刘尚辉　杨广明
责任编辑　吴宏伟
责任印制　张佳莹　杨林杰
◆ 人民邮电出版社出版发行　　北京市丰台区成寿寺路 11 号
邮编　100164　　电子邮件　315@ptpress.com.cn
网址　http://www.ptpress.com.cn
北京隆昌伟业印刷有限公司印刷
◆ 开本：787×1092　1/16
印张：15.5　　2014 年 9 月第 1 版
字数：418 千字　　2014 年 9 月北京第 1 次印刷

定价：36.00 元

读者服务热线：(010)81055256　印装质量热线：(010)81055316
反盗版热线：(010)81055315
广告经营许可证：京崇工商广字第 0021 号

序

虚拟现实技术兴起自20世纪末，是计算机技术、人工智能、传感与测量、仿真技术等多学科交叉融合的结晶。虚拟现实技术为人们探索宏观世界、微观世界以及出于种种原因不便直接观察的事物的运动变化规律提供了极大的便利，迄今为止已在多个领域得到了快速发展和广泛应用。

在现代高等院校医学生计算机课程的教学中，虚拟仿真教学是教育信息化建设的重要组成部分，是培养高素质创新型人才的核心内容。2012年，教育部为贯彻落实《关于全面提高高等教育质量的若干意见》，提出了"教育信息化十年发展规划"，并积极开展了国家级虚拟仿真实验教学中心的建设工作。

随着信息技术的不断发展，以仿真技术和虚拟现实技术为支撑的现代化教学手段将在医学教学、科研、临床等领域得到更加广泛、更加深入的应用，也必将推动医学教育及医疗事业的蓬勃发展。

在赵群的指导下，娄岩教授及其带领的团队深刻认识到了虚拟现实技术在医学生信息化教育中的重要性，并从虚拟现实的建模、虚拟现实实验室建设、网络教学平台的构建和大学基础课考试系统的研发以及医学教学资源库的建立等方面入手，进行了大量的科研和教学实践，并于2014年在国内医学院校率先开设了针对五年制和七年制学生的"医学虚拟现实技术及应用"的课程。

感谢娄岩教授团队中各位老师们的辛勤劳动。该书是国内医学院校编写的第一本虚拟现实技术方面的教材，它的出版和发行必将为医学院校的人才培养和现代化教育起到抛砖引玉的作用。

北京大学医学部　郭永清

2014年5月于北京

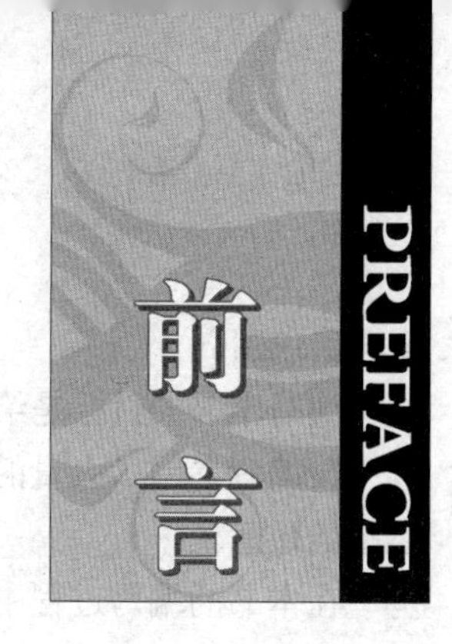

虚拟现实（Virtual Reality，简称 VR）技术产生于 20 世纪 60 年代，虽然经历了半个世纪的风风雨雨，但虚拟现实技术一直在快速地发展并取得了丰硕的成果，在军事仿真、虚拟设计与先进制造、能源开采、城市规划与三维地理信息系统、生物医学仿真培训、游戏开发等领域中显示出巨大的经济和社会效益。虚拟现实与网络、多媒体并称为 21 世纪最具有应用前景的三大技术，在不久的将来它将像网络那样彻底改变我们的生活方式。因此，培养掌握这门技术并将其融合到其他学科的应用型人才是广大教育工作者面临的新问题，也是各类高校计算机教育，包括医学院校计算机教育改革所不可忽视的现实问题。但就目前我国计算机教育来看，开设此课程的大专院校还很少，尤其是医学院校。值得欣喜的是，目前许多院校开展了虚拟仿真实验教学中心的建设工作，已经建立了一些省级和国家级虚拟仿真实验教学中心，并把虚拟仿真视为实验性教学和医学应用的一种途径和发展方向，还把它提高到 MOOC（Massive、Open、Online、Courses）学习模式的一种补充的高度而加以倡导，这些都为我国虚拟现实技术的发展奠定了坚实的基础。

编者认为，在医学院校的本科教育中开设虚拟现实技术与应用方面的课程，将虚拟现实技术与教育和医学深入融合，对促进学生更好地掌握和提高医学知识和实验技能至关重要。而适用于医学院校教学的 VR 教材和能系统掌握该领域技术的教师队伍在我国医学院校中几乎没有。针对这种现象，编者通过长期关注该技术的发展，结合开设这门课程所积累的教学经验，结合医学院校的特点和未来应用的需要，编写了这本具有开创性、适用于国内医学院校计算机基础课的第一本有关虚拟现实技术与应用的教材。

总的来说，本书具有以下特点：

（1）注重概念的通俗化、方法的运用及技能的掌握，并以医学应用例子为主，尽量减少晦涩难懂的公式推导和理论性研究。

（2）在介绍典型的虚拟现实相关软件的使用方法的同时，同时介绍了它们之间接口设计，如 3D Max、VRML、Web以及Java编程语言之间互相调用和接口程序的编写技巧，并给出了大量的典型实例，如VRML如何实现用户通过浏览器查看3D Max模型，如何利用Java 与虚拟现实建模语言之间的外部编程方式，如何与JavaScript等脚本语言进行无缝连接，如何通过网页与虚拟对象进行交互等。

（3）注重让读者在了解理论的基础上对方法的掌握，使读者能在较短的时间里由浅入深地掌握虚拟现实技术。使那些没有太多计算机知识背景的读者，具备运用 VR 开发工具制作三维交互、效果逼真的虚拟现实场景的能力。

本书的第 1 章由娄岩编写，第 2 章由付淼、郑琳琳编写，第 3 章由丁林编写，第 4 章由王建军编写，第 5 章由张志常、徐东雨编写，第 6 章由郑璐编写，第 7 章由李静、范婷、霍妍编写，第 8 章由庞东兴、曹鹏编写，第 9 章由曹阳、马瑾编写，第 10 章由刘雁编写，第 11 章由刘尚辉、章小芳编写。

编写本书的目标是给学生和研究人员提供一个严谨、完整、结构化的教材。在本书的编写过程中，编者参阅了大量的中外书籍、文献和网络资源，在此向所有资源的作者表示衷心的感谢和崇高的敬意。

在本书的编写过程中，中国医科大学教务处处长姚江、医学教育中心主任曲波、东北大学软件学院多媒体研究所所长杨广明教授、中视典数字科技有限公司均给予了大力的支持，在此向他们表示衷心的感谢！

本书配有既助教又助学的完整课件，可提供给采用本书的院校使用。如有需要可发送邮件至louyan@mail.cmu.edu.cn。

由于水平有限，书中难免存在疏漏和错误之处，希望广大读者批评指正。

娄岩

2014 年 5 月

目录

CONTENTS

第一部分

虚拟现实技术基础知识

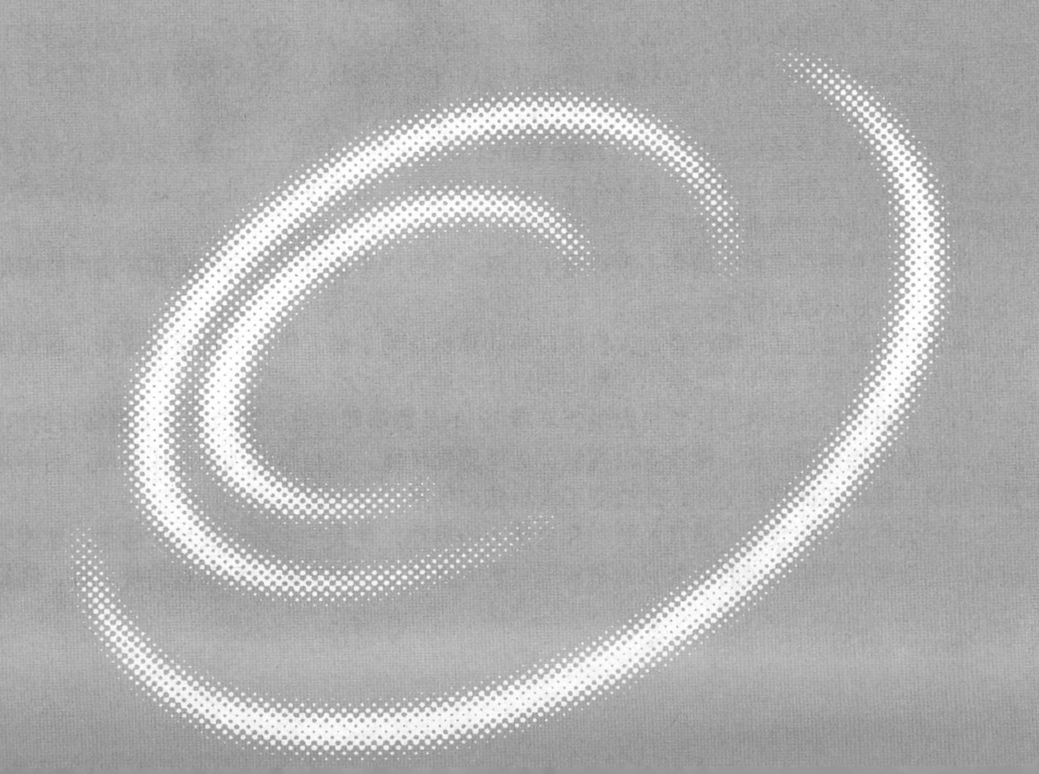

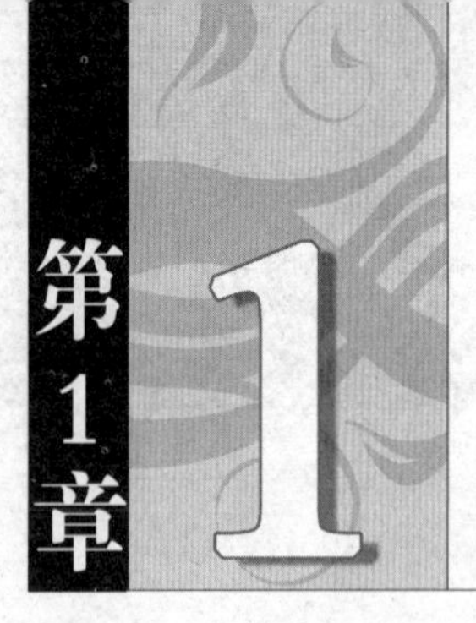

第1章 虚拟现实技术概论

虚拟现实（Virtual Reality，简称 VR）技术出现于 20 世纪 60 年代。VR 一词创始于 20 世纪 80 年代，该技术涉及计算机图形学、传感器技术、动力学、光学、人工智能及社会心理学等研究领域，是多媒体和三维技术发展的较高境界。虚拟现实技术是一种基于可计算信息的沉浸式交互环境，是一种新的人机交互接口。

具体地说，VR 就是采用以计算机技术为核心的现代高科技生成逼真的视、听、触觉一体化的特定范围的虚拟环境（Virtual Environment，简称 VE），用户借助必要的设备以自然的方式与虚拟环境中的对象进行交互作用、相互影响，从而产生等同于亲临真实环境的感受和体验。

虚拟现实技术一经问世，人们就对它产生了浓厚的兴趣。虚拟现实技术不但已在医学、军事、房地产、设计、考古、艺术、娱乐等诸多领域得到了越来越广泛的应用，而且还给社会带来了巨大的经济效益。因此业内人士认为，20 世纪 80 年代是个人计算机的时代，20 世纪 90 年代是网络、多媒体的时代，而 21 世纪则将是虚拟现实技术的时代。

1.1 虚拟现实技术的基本概念

首先我们提出为什么要研究虚拟现实这个问题，因为这个问题不搞清楚，我们就很难有意愿深入地学习这门新兴的科学。

对于传统人机交互方式，即人与计算机之间的交互是通过键盘、鼠标、显示屏等工具实现的，而虚拟现实是将计算科学处理对象统一看作一个计算机生成的空间（虚拟空间或虚拟环境），并将操作它的人看作是这个空间的一个组成部分（man-in-the-loop）。

人与计算机空间的对象之间的交互是通过各种感知技术与显示技术（即虚拟现实技术）完成的。人可以感受到虚拟环境中的对象，虚拟环境也可以感受到人对它的各种操作（类似于人与真实世界的交互方式）。

虚拟现实的概念最早是由美国人 Jaron Lanier 提出来的。虚拟（Virtual）说明这个世界和环境是虚拟的，是人工制造出来的，是存在于计算机内部的。用户可以“进入”这个虚拟环境中，以自然的方式和这个环境进行交互。

所谓交互是指在感知环境和干预环境中，可让用户产生置身于相应的真实环境中的虚幻感、沉浸感，即身临其境的感觉。

虚拟环境系统包括：操作者、人机接口和计算机。为了解人机接口性质的改变，虚拟现实意义下的人机交互接口至少可以给出 3 种区别以往的地方。

（1）人机接口的内容。计算机提供“环境”，不是数据和信息。这改变了人机接口的内容。

（2）人机接口的形式。操作者由视觉、力觉感知环境，由自然的动作操作环境，而不是由屏幕、键盘、鼠标和计算机交互，这改变了人机接口的形式。

（3）人机接口的效果。逼真的感知和自然力的动作，使人产生身临其境的感觉，这改变了人机接口的效果。虚拟现实的主要目的是实现自然人机交互，即实现一种逼真的视、听、触觉一体化的计算机生成环境，这改变了人机接口的效果。

虚拟现实的主要实现方法是借助必要的装备，实现人与虚拟环境之间的信息转换，最终实现人与环境之间的自然交互与作用。在阐述了什么是虚拟现实技术的基础上，我们将进一步给出它的定义。通常虚拟现实的定义分为狭义和广义两种。

1.1.1 狭义的定义

把虚拟现实看成一种具有人机交互特征的人机界面（人机交互方式），亦可称之为“自然人机界面”。在此环境中，用户看到的是全彩色主体景象，听到的是虚拟环境中的音响，手（或）脚可以感受到虚拟环境反馈的作用力，由此使用户产生一种身临其境的感觉。亦即人是以与感受真实世界一样的（自然的）方式来感受计算机生成的虚拟世界，具有和相应真实世界里一样的感觉。

这里，计算机世界既可以是超越我们所处时空的虚构环境，也可以是一种对现实世界的仿真(强调是由计算机生成的，能让人有身临其境感觉的虚拟图形界面)。

1.1.2 广义的定义

把虚拟现实看成对虚拟想象（三维可视化的）或真实三维世界的模拟（Simulation）。对某个特定环境真实再现后，用户通过接受和响应模拟环境的各种感官刺激，与其中虚拟的人及事物进行交互，使用户有身临其境的感觉。

如果不限定真实三维世界（如视觉、听觉等都是三维的），那些没有三维图形的世界，因为模拟了真实世界的某些特征的，如网络上的聊天室、MUD 等，也可称作虚拟世界、虚拟现实。

1.1.3 虚拟现实技术的特性

虚拟现实是计算机与用户之间的一种更为理想化的人-机界面形式。与传统计算机接口相比，虚拟现实系统具有 3 个重要特征:沉浸感(Immersion)、交互性(Interactivity)、想象力(Imagination)。任何虚拟现实系统都可以用 3 个“I”来描述其特征。沉浸感与交互性是决定一个系统是否属于虚拟现实系统的关键特征。VR 技术的三角形如图 1.1 所示。

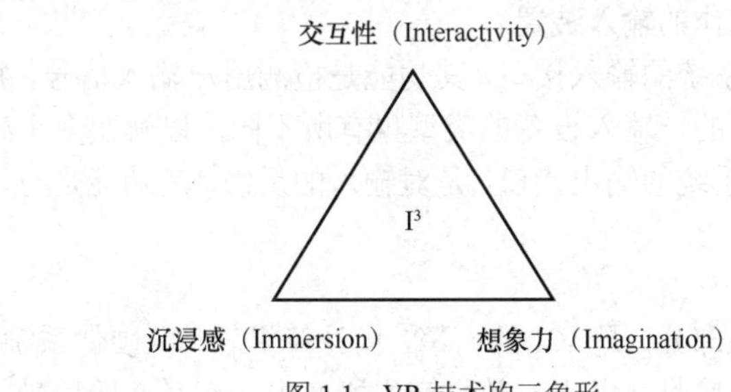

图 1.1 VR 技术的三角形

1. 沉浸感

沉浸感又称临声感。虚拟现实技术是根据人类的视觉、听觉的生理心理特点，由计算机产生逼真的三维立体图像，使用者通过头盔显示器、数据手套或数据衣等交互设备，将自己置身于虚拟环境中，成为虚拟环境中的一员。

使用者与虚拟环境中的各种对象的相互作用，就如同在现实世界中的一样。当使用者移动头部时，虚拟环境中的图像也实时地跟随变化，物体可以随着手势改变而移动，还可听到三维仿真声音。使用者在虚拟环境中，一切感觉都非常逼真，有身临其境的感觉。

2. 交互性

虚拟现实系统中的人机交互是一种近乎自然的交互，使用者不仅可以利用计算机键盘、鼠标进行交互，而且能够通过特殊头盔、数据手套等传感设备进行交互。计算机能根据使用者的头、手、眼、口及躯体的运动，来调整系统呈现的图像及声音。使用者通过自身的语言、身体运动或动作等自然技能，对虚拟环境中的任何对象进行观察或操作。

3. 想象力

由于虚拟现实系统中装有视、听、触、动觉的传感及反应装置，因此，使用者在虚拟环境中可获得视觉、听觉、触觉、动觉等多种感知，从而达到身临其境的感受。

1.1.4 虚拟现实系统组成

具有3“I”特性的虚拟现实系统，其系统基本组成主要包括观察者、传感器、效果产生器及实景仿真器。虚拟现实系统的基本组成如图1.2所示。

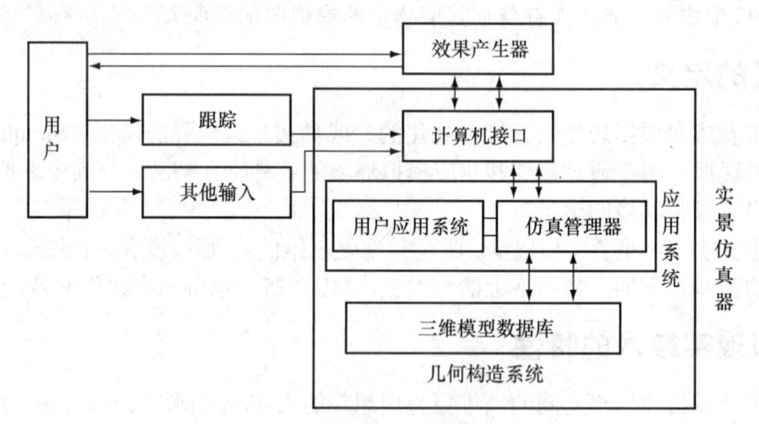

图1.2 虚拟现实系统的基本组成

1. 效果产生器

效果产生器是完成人与虚拟境界硬件交互的接口装置，包括能产生沉浸感受的各类输出装置以及能测定视线方向和手指动作的输入装置。

- 输入设备是虚拟现实系统的输入接口，其功能是检测用户输入信号，并通过传感器输入到计算机。基于不同的功能和目的，输入设备的类型也有所不同，以解决多个感觉通道的交互。
- 输出设备是虚拟现实系统的输出接口，是对输入的反馈，其功能是将计算机生成的信息通过传感器发送给输出设备。

2. 实景仿真器

它是虚拟现实系统的核心部分，是VR的引擎，由计算机软件、硬件系统、软件配套硬件（如图形加速卡和声卡等）组成，接收（发出）效果产生器产生（接受）的信号。

其工作原理是负责从输入设备中读取数据，访问与任务相关的数据库，执行任务要求的实时计算，从而更新虚拟世界的状态，并把结果反馈给输出显示设备。其软件系统是实现技术应用的关键，提供工具包和场景图，主要完成虚拟世界中对象的几何模型、物理模型、行为模型的建立和管理，三维立体声的生成、三维场景的实时绘制，数据库的建立和管理等。数据库用来存放整个虚拟世界中所有对象模型的相关信息。

在虚拟世界中，场景需要实时绘制，大量的虚拟对象需要保存、调用和更新，所以需要数据库对对象模型进行分类管理。

3．应用系统

应用系统是面向具体问题的软件部分，用来描述仿真的具体内容，包括仿真的动态逻辑、结构及仿真对象之间和仿真对象与用户之间的交互关系。应用系统的内容直接取决于虚拟现实系统的应用目的。

4．几何构造系统

该系统提供了描述仿真对象的物理特性（外形、颜色、位置）的信息。随后，虚拟现实系统中的应用系统在生成虚拟境界时，要使用和处理这些信息。

值得注意的是，不同类型的虚拟现实系统采用的设备是不一样的。如沉浸式系统，其主要设备包括PC、头盔显示器、数据手套、头部跟踪器、屏幕、三维立体声声音设备。实景仿真器是虚拟现实系统的核心部件，用于完成虚拟世界的产生和处理功能。

输入设备将用户输入的信息传递给虚拟现实系统，并允许用户在虚拟环境中改变自己的位置、视线方向和视野，也允许改变虚拟环境中虚拟物体的位置和方向，而输出设备是由虚拟系统把虚拟环境综合产生的各种感官信息输出给用户，使用户产生一种身临其境的逼真感。

1.1.5 虚拟现实的关键技术

从本质上说，虚拟现实就是一种先进的计算机用户接口，它通过给用户同时提供诸如视、听、触等各种直观而又自然的实时感知交互手段，最大限度地方便用户的操作，从而减轻用户的负担、提高整个系统的工作效率。实物虚化、虚物实化和高性能计算处理技术是VR技术的3个主要方面，其细化如下。

1．实物虚化

如何将真实世界中的物（特别是人）与事件（特别是人的动作）传入虚拟环境，是一个感知的问题。网络技术是通过分布式结构来解决让多个用户（特别是不在同一地理位置的多个用户）可以共同参与到同一个虚拟环境中的问题。

实物虚化是现实世界空间向多维信息化空间的一种映射，主要包括基本模型构建、空间跟踪、声音定位、视觉跟踪和视点感应等关键技术。这些技术使得真实感虚拟世界的生成、虚拟环境对用户操作的检测和操作数据的获取成为可能。

2．虚物实化

虚物实化涉及的是如何根据虚拟环境生成人可直接感受到的真实信号（声、光、电），是一个显示（输出）问题，也是确保用户从虚拟环境中获取同真实环境中一样或相似的视觉、听觉、力觉和触觉等感官认知的关键技术。能否让参与者产生沉浸感的关键因素除了视觉和听觉感知外，还有用户能否在操纵虚拟物体的同时，感受到虚拟物体的反作用力，从而产生触觉和力觉感知。

- 力觉感知主要由计算机通过力反馈手套、力反馈操纵杆对手指产生运动阻尼从而使用户感受到作用力的方向和大小。
- 触觉反馈主要是基于视觉、气压感、振动触感、电子触感和神经、肌肉模拟等方法来实现的，如图1.3所示。

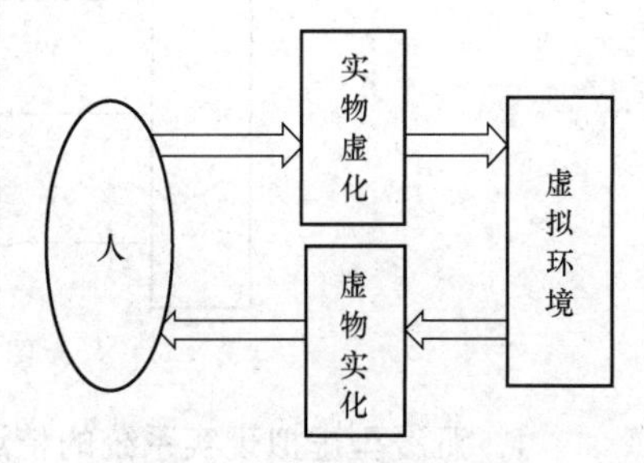

图1.3 实物虚化与虚物实化

3．高性能计算处理技术

虚拟现实主要基于以下几种技术实现。

(1) 基本模型构建技术：它是应用计算机技术生成虚拟世界的基础，它将真实世界的对象物体在相应的3D虚拟世界中重构，并根据系统需求保存部分物理属性。例如构建车辆在柏油地、草地、沙地和泥地上行驶时的不同情况，或对气象数据进行建模生成虚拟环境的气象情况（阴天、晴天、雨、雾）等。

（2）空间跟踪技术：主要是通过头盔显示器 HMD（Head Mounted Display）、数据手套（Data Glove）、数据衣（Data Suit）等常用的交互设备上的空间传感器，确定用户的头、手、躯体或其他操作物在 3D 虚拟环境中的位置和方向。

（3）声音跟踪技术：利用不同声源的声音到达某一特定地点的时间差、相位差、声压差等进行虚拟环境的声音跟踪。

（4）视觉跟踪与视点感应技术：使用从视频摄像机到 X-Y 平面阵列、周围光或者跟踪光在图像投影平面不同时刻和不同位置上的投影，计算被跟踪对象的位置和方向。

（5）高性能计算处理技术：主要包括数据转换和数据预处理技术；实时、逼真图形图像生成与显示技术；多种声音的合成与声音空间化技术；多维信息数据的融合、数据压缩以及数据库的生成；包括命令识别、语音识别以及手势和人的面部表情信息的检测等在内的模式识别；分布式与并行计算，以及高速、大规模的远程网络技术。

1.2 虚拟现实系统的分类

虚拟现实系统按其功能不同，可分成沉浸型虚拟现实系统、增强现实性虚拟现实系统、桌面型虚拟现实系统和分布式虚拟现实系统 4 种类型。

1.2.1 沉浸型虚拟现实系统

沉浸型虚拟现实系统（Immersive VR）是一套比较复杂的系统。使用者必须头戴头盔（HMD）、手戴数据手套等传感跟踪装置，才能与虚拟世界进行交互。由于这种系统可以将使用者的视觉、听觉与外界隔离，从而可以排除外界干扰，使使用者全身心地投入到虚拟现实中去。

这种系统的优点是用户可完全沉浸到虚拟世界中去，缺点是系统设备价格昂贵，难以普及和推广。常见的沉浸型系统有基于头盔式显示器的系统、投影式虚拟现实系统。沉浸型虚拟现实系统的体系结构如图 1.4 所示。

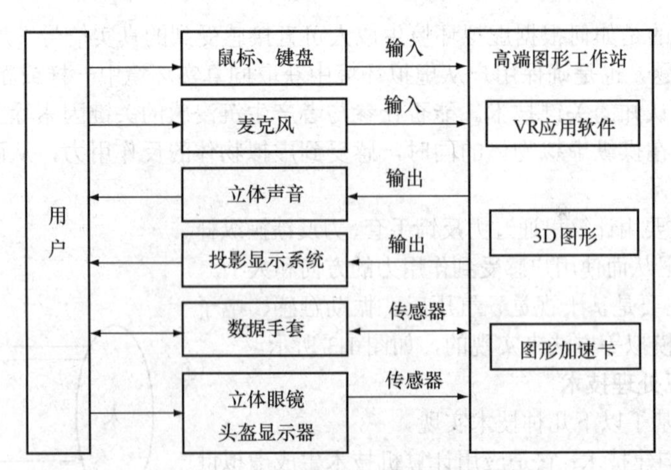

图 1.4 沉浸型虚拟现实系统的体系结构

1. 沉浸型虚拟现实系统的特点

（1）具有高度的实时性。用户改变头部位置时，跟踪器可即时监测并送入计算机处理，快速生成相应场景。为使场景能平滑地连续显示，系统必须具备较小延迟，包括传感器延迟和计算延迟等。

（2）高度沉浸感。该系统必须是用户和真实世界完全隔离，依据输入和输出设备，完全沉浸在虚拟环境里。

（3）具有强大的软硬件支持。

（4）并行处理能力。即用户的每一个行为都和多个设备综合有关。如手指指向一个方向，会同时激活 3 个设备，如头部跟踪器、数据手套及语音识别器，产生 3 个事件。

（5）良好的系统整合性。在虚拟环境中，硬件设备相互兼容，与软件协调一致的工作，互相作用，构成一个虚拟现实系统。

2．沉浸型虚拟现实系统的类型

（1）头盔式虚拟现实系统（HMD）。采用头盔显示器实现单用户的立体视觉、听觉输出，使其完全沉浸在场景中。

（2）洞穴式虚拟现实系统（CAVE）。该系统是基于多通道视景同步技术和立体显示技术的空间里的投影可视协同环境。该系统可供多人参与，而且所有参与者均沉浸在一个被立体投影画面包围的虚拟仿真环境中，并借助相应的虚拟现实交互设备，获得身临其境和 6 个自由度的交互感受。

（3）座舱式虚拟现实系统（COCKPIT）。该系统是一个安装在运动平台上的飞机模拟座舱，使用者坐在座舱内，通过操纵和显示仪表完成飞行、驾驶等操作。使用者可从“窗口”观察到外部景物的变化，感受到座舱的旋转和倾斜运动，置身于一个能产生真实感受的虚拟世界里。该系统目前主要用于飞行和车辆驾驶模拟。

（4）投影式虚拟现实系统（PROJECTION）。该系统采用一个或多个大屏幕投影来实现大画面的立体视觉和听觉效果。使多个用户同时产生完全投入的感觉。

（5）远程存在系统（REMOTE）。用户可以通过计算机和网络获得足够的现实感觉和交互反馈，尤如身临其境一般，并可以对现场进行遥操作。

1.2.2 增强现实性虚拟现实系统

对于增强现实性虚拟现实系统（Augmented VR），不仅是利用虚拟现实技术来模拟现实世界、仿真现实世界，而且要利用它来增强参与者对真实环境的感受，也就是现实中无法感知或不方便的感受。典型实例是战斗机飞行员的平视显示器，它可以将仪表读数和武器瞄准数据投放到安装在飞行员面前的穿透式屏幕上，使飞行员不必低头读座舱中仪表的数据，从而可集中精力盯着敌人的飞机。

常见的增强虚拟现实系统主要包括台式图形显示器系统、基于单眼显示器系统、基于光学透视式头盔显示器系统、基于视频透视式头盔显示器系统。

其主要特点是不需要把用户和真实世界隔离，而是将真实世界和虚拟世界融为一体，用户可以同时与两个世界进行交互。例如，工程技术人员在进行机械安装、维修、调试时，通过头盔显示器可将原来不能呈现的机器内部结构以及它的相关信息、数据完全呈现出来，并按照计算机提示进行操作。

增强现实系统是在虚拟环境与真实世界之间架起的一座桥梁，其应用潜力非常巨大。尤其在医疗研究与解剖训练和对远程手术中的机器人控制方面，该系统比其他 VR 技术具有明显的优势。

1.2.3 桌面型虚拟现实系统

桌面型虚拟现实系统（Desktop VR）是利用个人计算机和低级工作站进行仿真，将计算机的屏幕作为用户观察虚拟境界的窗口。使用者通过各种输入设备便可与虚拟环境进行交互，这些外部输入设备包括鼠标、追踪球和力矩球等。这种系统的特点是结构简单、价格低廉，易于普及和推广；缺点是缺乏真实的现实体验。桌面虚拟现实系统的体系结构如图 1.5 所示。

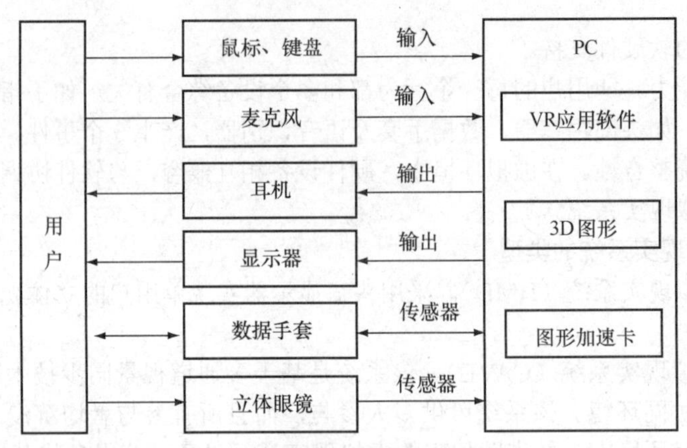

图 1.5　桌面虚拟现实系统的体系结构

常见桌面虚拟现实技术有：基于静态图像的虚拟现实 Quick Time VR（由苹果公司推出的快速虚拟系统，通过采用 360 度全景拍摄来生成逼真的虚拟情景，用户在普通的计算机上，利用鼠标和键盘，就能真实地感受到所虚拟的情景）、虚拟现实造型语言（VRML，Virtual Reality Modeling Language）等。图 1.6 所示为桌面虚拟现实技术示例。

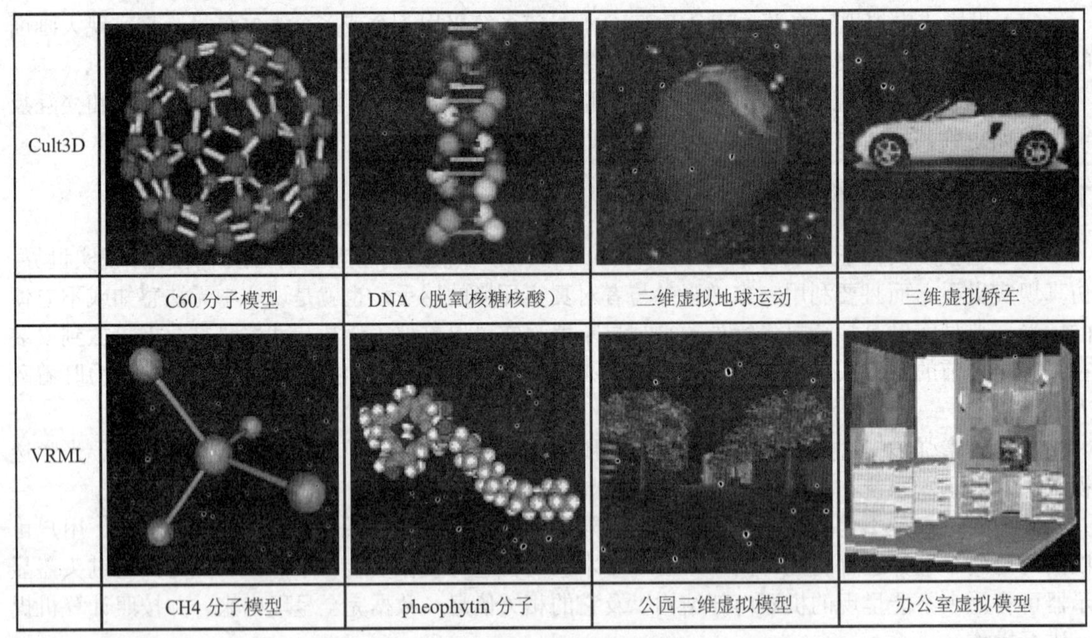

图 1.6　桌面虚拟现实技术示例

桌面虚拟现实系统虽然缺乏类似头盔显示器那样的沉浸效果，但它已经具备虚拟现实技术的要求，并兼有成本低、易于实现等特点，因此目前应用较为广泛。例如，高考结束的学子们足不出户，利用桌面虚拟现实系统便可参观和选择未来的大学，如虚拟实验室、虚拟教室、虚拟校园等。

1.2.4 分布式虚拟现实系统

分布式虚拟现实系统（Distributed VR）是基于网络，可供异地多用户同时参与的分布虚拟环境。即，它可将异地的不同用户联结起来，共享一个虚拟空间，多个用户通过网络对同一虚拟世界进行观察和操作，达到共享信息、协同工作的目的。例如，身处异地的医科学生，可以通过网络，对虚拟手术室中的病人进行外科手术。

1．分布式虚拟现实系统具有的特征

（1）共享的虚拟工作空间。

（2）伪实体的行为真实感。

（3）支持实时交互，共享时钟。

（4）多用户相互通信。

（5）资源共享并允许网络上的用户用自然的方式对环境中的对象进行操作和观察。

2．分布式虚拟现实系统的设计和实现应该考虑的因素

（1）网络宽带的发展和现状。当用户增加时，网络延迟就会出现，带宽的需求也随之增加。

（2）先进的硬件和软件设备。为了减少传输延迟、增加真实感，功能强大的硬件设备是必需的。

（3）分布机制。分布机制直接影响系统的可扩充性，常用的消息发布方法为广播、多播和单播。其中多播机制允许不同大小的组在网上通信，为远程会议系统提供一对多、多对多的消息发布服务。

（4）可靠性。在增加通信带宽和减少延迟这两个方面进行折中时，必须考虑通信的可靠性问题。但可靠性的提高往往造成传输速率的减慢，因此适可而止，才能既满足我们对可靠性的要求，又不影响传输速率。

利用分布式虚拟现实系统可以创建多媒体通信、设计协作系统、实景式电子商务、网络游戏和虚拟社区应用系统。

1.3 虚拟现实技术的主要研究对象

概括地说，虚拟现实的研究都是围绕以下6个基本问题展开的。随着其应用渗透到我们生活的各个层面，因此也注定了虚拟现实技术必将对人类社会的发展起到积极的推动作用。

1．虚拟环境表示的准确性

为使虚拟环境与客观世界相一致，需要对其中种类繁多、构形复杂的信息作出准确、完备的描述。同时，需要研究高效的建模方法，重建其演化规律以及虚拟对象之间的各种相互关系与相互作用。

2．虚拟环境感知信息合成的真实性

抽象的信息模型并不能直接为人类所感知，这就需要研究虚拟环境的视觉、听觉、力觉和触觉等感知信息的合成方法，重点解决合成信息的高保真性和实时性问题，以提高沉浸感。

3．人与虚拟环境交互的自然性

合成的感知信息实时地通过界面传递给用户，用户根据感知到的信息对虚拟环境中的事件和态势做出分析和判断，并以自然方式实现与虚拟环境的交互。这就需要研究基于非精确信息的多通道人机交互模式和个性化的自然交互技术等，以提高人机交互效率。

4．实时显示问题

尽管理论上能够建立起高度逼真的，实时漫游的 VR，但至少现在还达不到这样的水平。这种技术需要强有力的硬件条件的支撑，例如，速度极快的图形工作站和三维图形加速卡，但目前即使是最快的图形工作站也不能产生十分逼真，同时又是实时交互的 VR。其根本原因是因为引入了用户交互，需要动态生成新的图形时，就不能达到实时要求，从而不得不降低图形的逼真度以减少处理时间，这就是所谓的景物复杂度问题。

5．图形生成问题

图形生成是虚拟现实的一大瓶颈。虚拟现实最重要的特性是人可以在随意变化的交互控制下感受到场景的动态特性，换句话说，虚拟现实系统要求随着人的活动（位置、方向的变化）即时生成相应的图形画面。

6．人工智能技术

在 VR 中，计算机是从人的各种动作、语言等变化中获得信息，要正确理解这些信息，需要借助于人工智能技术（Artificial Intelligence，简称 AI）技术来解决，如语音识别、图像识别、自然语言理解等。这些智能接口领域的研究是 VR 技术的基础，同时也是 VR 技术的难点。

本质上，上述 6 个问题的解决使得用户能够身临其境地感知虚拟环境，从而达到探索、认识客观事物的目的。

1.4 虚拟现实技术的主要应用领域

VR 技术的应用范围很广，诸如国防、建筑设计、工业设计、医学领域等。例如，建筑设计师可以运用虚拟现实技术向客户提供三维虚拟模型，而外科医生还可以为三维虚拟的病人或远程真人实施外科手术。

Helsel 与 Doherty 早在 1993 年就对世界范围内已经进行的 805 项 VR 研究项目作了统计，结果表明：目前在娱乐、教育及艺术方面的应用占据主流，达 21.4%，其次是军事与航空达 12.7%，医学方面达 6.13%，机器人方面占 6.21%，商业方面占 4.96%，另外在可视化计算、制造业等方面也有相当的比重。这种格局至今未变，只是在医学领域略有提升。

下面简要介绍其部分应用。

1.4.1 医学领域

虚拟现实技术和现代医学的飞速发展以及两者之间的融合使得虚拟现实技术已开始对生物医学领域产生重大影响。目前的发展正处于应用虚拟现实的初级阶段，其应用范围包括从建立合成药物的分子结构模型到各种医学模拟，以及进行解剖和外科手术教育等。当前，计算机经常被用来设计各种合成药物，虚拟仿真器允许研究人员测试各种新药物的特性，如北卡罗来那大学使用的 Grope III 虚拟仿真器，它可以使研究人员看到或感受到一种药物分子是如何与其他生物化学物质相互作用的，这些先进的仪器和技术大大加速了用于各种疾病的药物开发过程。

用于医学方面的虚拟现实应用程序可以将由 CAT（计算机轴向层析 X 射线摄影）或 MRI（磁共振成像）生成的二维图像与体视图像组合起来，然后用立体眼镜观察。医生可以用这种技术进行诊断，而不必进行一些侵入性的医疗操作。

使用虚拟现实技术还可以进行人体解剖仿真，医学院的学生们不必局限于书本和真实的尸体，可以使用虚拟的病人，从而更全面地了解人体解剖学的复杂性。外科手术仿真类似于解剖仿真，但要了解更多的、有关各种器官和肌肉的性能与行为方面的知识，以便修补、移植或摘除某些组织和器官，外科医生必须与人体打交道，此时可将空间跟踪定位装置固定在虚拟手术刀或手术剪上，虚拟现实系统就可以监视和记录外科医生的位置和方向。该外科医生配戴一个虚拟头盔显示器就可以看到一个虚拟的人体立体视图，该虚拟人体具有正在工作的肌肉骨骼系统和完整的相互作用的器官系统，因而它能像真实的人体一样具有生命力，如图1.7所示。

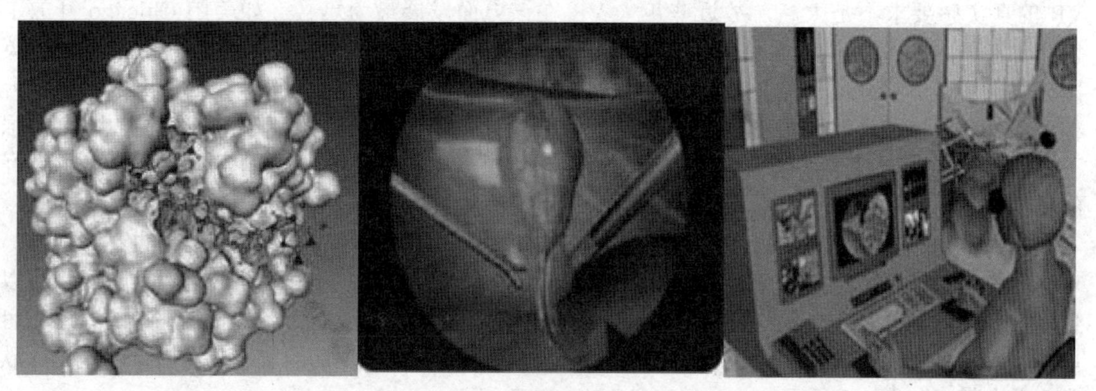

图1.7 VR在生物医学领域中的应用

外科手术仿真器使得外科医生在做一次比较复杂的外科手术之前可以先进行练习，然后将练习的成果应用于实际手术之中。他们可以对各种各样的病历进行演练，甚至可以使用根据某个病人的特点而形成的真实计算机三维人体模型。这种事先的演示病人为医生给病人进行成功的手术创造了更多的可能。

对病人实施外科手术之前，外科医生可以先用虚拟现实系统进行练习。如果将该病人的真实形象（利用计算机轴向层析X射线摄影、磁共振成像或其他成像技术获取）送入仿真系统，外科医生就可以对实际的外科手术作出相应的规划，因而使得医生可以发现难以预料到的某些复杂问题。利用虚拟现实技术进行虚拟外科手术还可以为那些刚走上工作岗位的医生或医学院的学生提供更多的机会去演练以前从未做过的手术。

Pieper及Satara等研究者在20世纪90年代初基于两个SGI（Silicon Graphics ）工作站建立了一个虚拟外科手术训练器，用于腿部及腹部外科手术模拟。这个虚拟的环境包括虚拟的手术台与手术灯、虚拟的外科工具（如手术刀、注射器、手术钳等）、虚拟的人体模型与器官等。借助于HMD及感觉手套，使用者可以对虚拟的人体模型进行手术。但该系统有待进一步改进，如需提高环境的真实感、增加网络功能（使其能同时培训多个使用者）或可在外地专家的指导下工作等。

在医学院校，学生可在虚拟实验室中，进行“尸体”解剖和各种手术练习。采用这项技术，由于不受标本、场地等的限制，所以培训费用大大降低。一些用于医学培训、实习和研究的虚拟现实系统，仿真程度非常高，其优越性和效果是不可估量和不可比拟的。

另外，虚拟现实技术目前已被广泛用于认知障碍的治疗。

- 对于记忆障碍，可让受试者置身于与真实世界功能接近的虚拟环境中进行记忆能力及学习能力训练；
- 对于注意力障碍，可使缺失患者在虚拟环境中接受长时间训练时，容易保持注意力集中；
- 对于空间认知障碍，可利用计算机构造三维虚拟建筑物等空间物体，传递与实际环境同样的刺激，从而促进空间能力提高；
- 对于心理治疗，可用于恐高症、飞行恐惧症和广场恐惧症、男性性功能障碍等。

- 在远距离遥控外科手术、复杂手术的计划安排、手术过程的信息指导、手术后果预测及改善残疾人生活状况，乃至新型药物的研制等方面，VR 技术都有十分重要的意义和应用前景。

1.4.2 娱乐和艺术领域

丰富的感觉能力与 3D 显示环境使得 VR 成为理想的视频游戏工具。由于在娱乐方面对 VR 的真实感要求不是太高，故近些年来 VR 在该方面发展最为迅猛。如美国 Chicago 开放了世界上第一台大型可供多人使用的 VR 娱乐系统，其主题是关于未来 3025 年的一场战争；英国开发的称为“Virtuality”的 VR 游戏系统，配有 HMD，大大增强了真实感；1992 年的一台称为“Legeal Qust”的系统由于增加了人工智能功能，使计算机具备了自学习功能，大大增强了趣味性及难度，使该系统获该年度 VR 产品奖。另外，在家庭娱乐方面 VR 也显示出了很好的前景。

作为传输和显示信息的媒体，VR 在未来艺术领域方面所具有的潜在应用能力也不可低估。VR 所具有的临场参与感与交互能力可以将静态的艺术（如油画、雕刻等）转化为动态的，可以使观赏者更好地欣赏作者的思想艺术。另外，VR 提高了艺术表现能力，如一个虚拟的音乐家可以演奏各种各样的乐器，手足不便的人或远在外地的人可以在其生活的居室中去虚拟的音乐厅欣赏音乐会等，如图 1.8 所示。

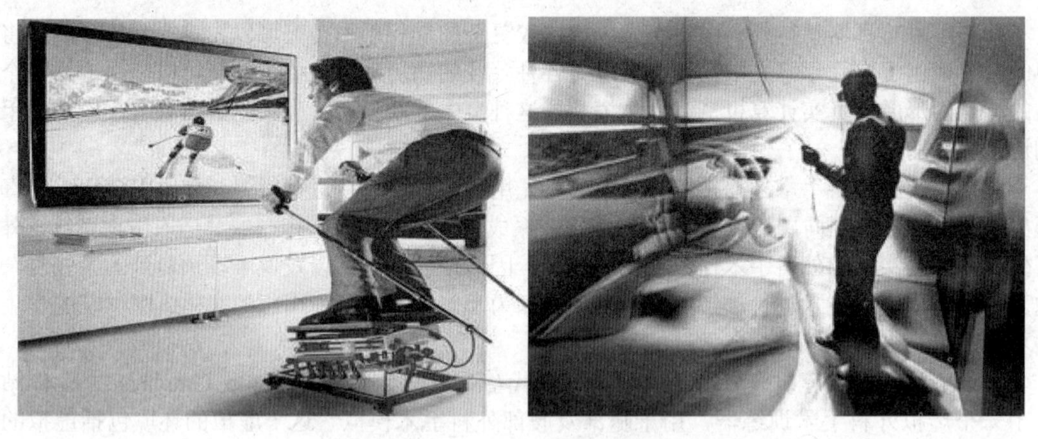

图 1.8 VR 在娱乐和艺术领域中的应用

1.4.3 军事与航天工业领域

模拟演练一直是军事与航天工业中的一个重要课题，这为 VR 提供了广阔的应用前景，如图 1.4 所示。美国国防部高级研究计划局 DARPA 自 20 世纪 80 年代起一直致力于研究称为 SIMNET 的虚拟战场系统，以提供坦克协同训练，该系统可联结 200 多台模拟器。

另外，利用 VR 技术，可模拟零重力环境，以代替现在非标准的水下训练宇航员的方法。其在军事与航天中的应用示例如图 1.9 所示。

1.4.4 管理工程领域

VR 在管理工程方面也显示出了无与伦比的优越性。如设计一座新型建筑物时，可以在动工之前用 VR 技术模拟显示；当财政发生危机时，VR 可以帮助分析大量的股票、债券等方面的数据以寻找对策等。这些方面的应用示例如图 1.10 所示。

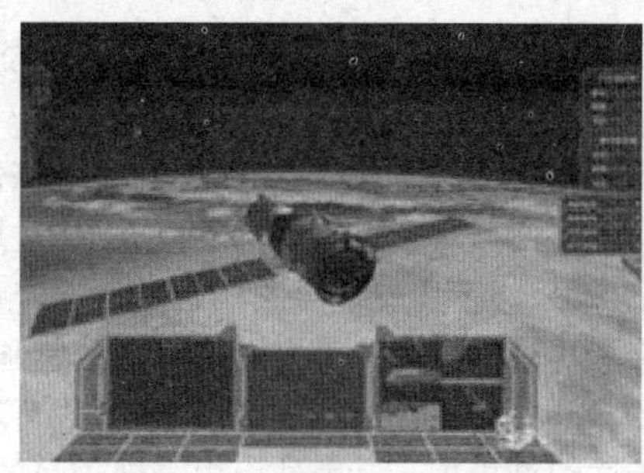
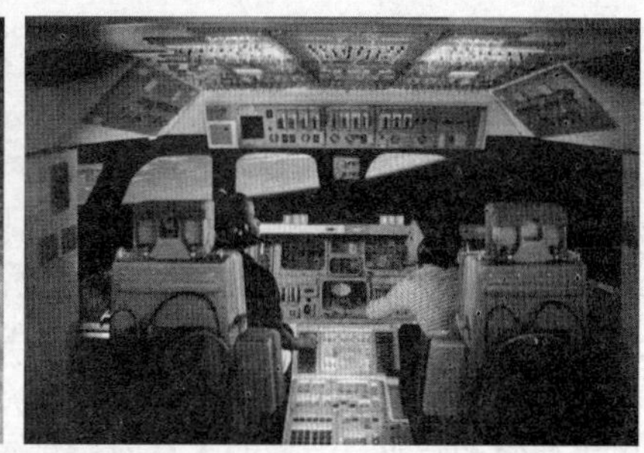

图 1.9 军事与航天中的 VR 应用

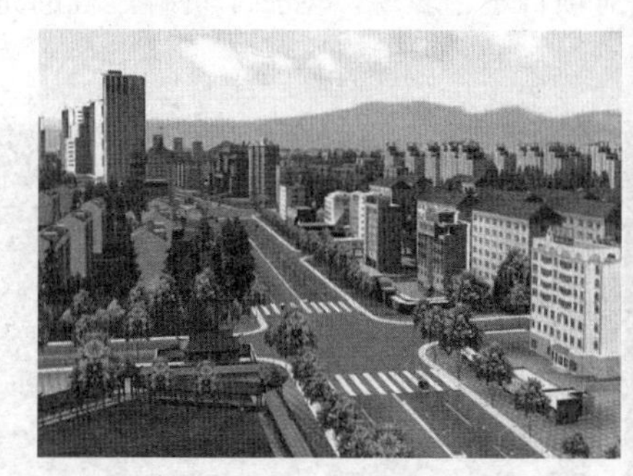
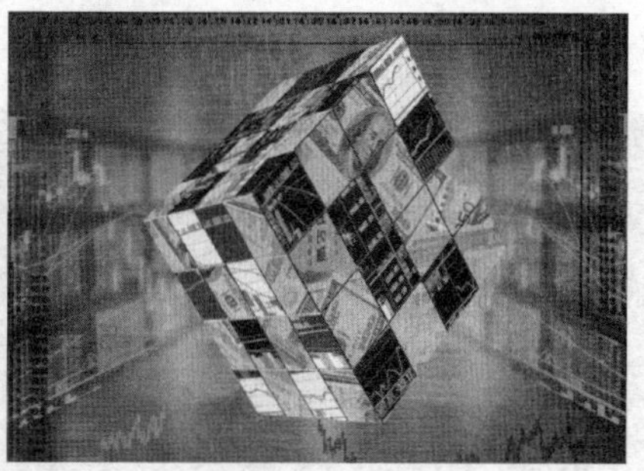

图 1.10 建筑物与金融管理中的 VR 应用

1.4.5 室内设计领域

虚拟现实不仅仅是一个演示媒体，而且还是一个设计工具，它以视觉形式反映了设计者的思想。比如装修房屋之前，首先要做的事是对房屋的结构、外形做细致的构思，为了使之定量化，还需设计许多图纸，当然这些图纸可能只有内行人能读懂，虚拟现实可以把这种构思变成看得见的虚拟物体和环境，如图 1.11 所示，使以往只能借助传统形式的设计模式提升到数字化的即看即所得的完美境界，大大提高了设计和规划的质量与效率。

运用虚拟现实技术，设计者可以完全按照自己的构思去构建和装饰"虚拟"的房间，并可以任意变换自己在房间中的位置，去观察设计的效果，直到满意为止。这样既节约了时间，又节省了做模型的费用。

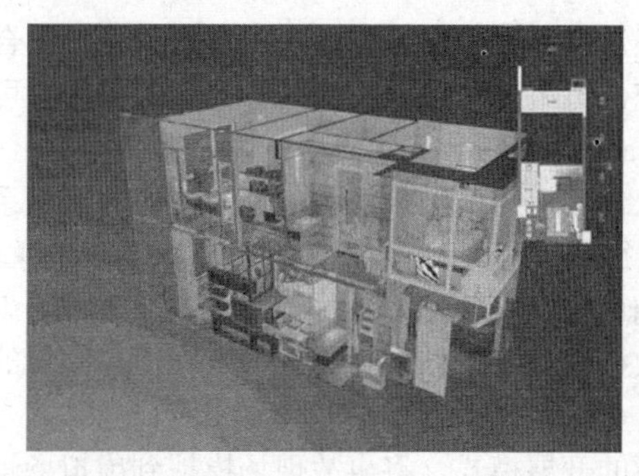
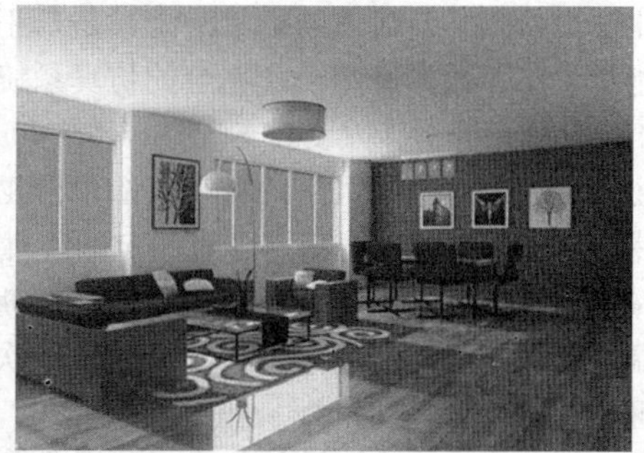

图 1.11 VR 室内表现效果

1.4.6 房产开发领域

随着房地产业竞争的加剧，传统的展示手段如平面图、表现图、沙盘、样板房等已经远远无法满足消费者的需要，因此敏锐把握市场动向，果断启用最新的技术并迅速转化为生产力，方可以领先一步，击溃竞争对手。

虚拟现实技术是集影视广告、动画、多媒体、网络科技于一身的最新型的房地产营销方式，这种方式在国内的广州、上海、北京等大城市，国外的加拿大、美国等经济和科技发达的国家都非常热门，是当今房地产行业一个综合实力的象征和标志。其最主要的核心是房地产销售，另外在房地产开发过程中的其他重要环节包括申报、审批、设计、宣传等方面都有着非常迫切的需求。

房地产项目的表现形式可大致分为实景模式、水晶沙盘两种。其中，实景模式可对项目周边配套、红线以内建筑和总平、内部业态分布等进行详细剖析展示，由外而内表现项目的整体风格，并可通过鸟瞰、内部漫游、自动动画播放等形式对项目逐一表现，增强了讲解过程的完整性和趣味性。图 1.12 所示为地产建筑虚拟表现。

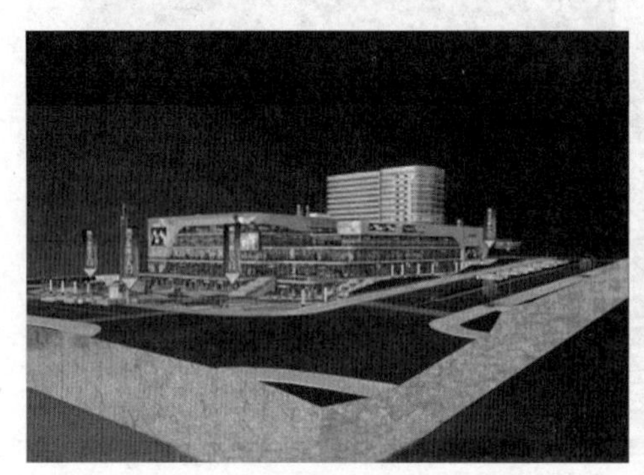
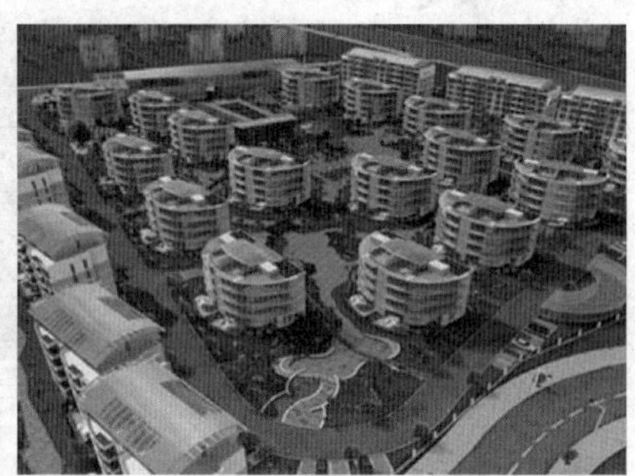

图 1.12　地产建筑虚拟表现

1.4.7　工业仿真领域

当今世界工业已经发生了巨大的变化，大规模人海战术早已不再适应工业的发展，先进科学技术的应用显现出巨大的威力，特别是虚拟现实技术的应用正对工业进行着一场前所未有的革命。虚拟现实已经被世界上一些大型企业广泛地应用到工业的各个环节，对企业提高开发效率，加强数据采集、分析、处理能力，减少决策失误，降低企业风险起到了重要的作用。虚拟现实技术的引入将使工业设计的手段和思想发生质的飞跃，更加符合社会发展的需要，可以说在工业设计中应用虚拟现实技术是可行且必要的。

工业仿真系统不是简单的场景漫游，是真正意义上用于指导生产的仿真系统。它结合用户业务层功能和数据库数据组建一套完全的仿真系统，可组建 B/S、C/S 两种架构的应用，可与企业 ERP、MIS 系统无缝对接，支持 SQL Server、Oracle、MySql 等主流数据库。

工业仿真涵盖的范围很广，从简单的单台工作站上的机械装配到多人在线协同演练系统。防患于未然，是各行各业，尤其是具有一定危险性行业（消防、电力、石油、矿产等）的关注重点，如何确保在事故来临之时做到最小的损失，定期地执行应急推演是传统并有效的一种防患方式，但其弊端也相当明显，例如投入成本高，每一次推演都要投入大量的人力、物力，大量的投入使得其不可能进行频繁性的执行。

虚拟现实的产生为应急演练提供了一种全新的开展模式，将事故现场模拟到虚拟场景中去，在这里人为地制造各种事故情况，组织参演人员做出正确响应。这样的推演大大降低了投入成本，提高了推演实训时间，从而保证了人们面对事故灾难时的应对技能，并且可以打破空间的限制，方便地组织各地人员进行推演。这样的案例已有实际应用，必将是今后应急推演的一个趋势。虚拟油气管道显示如图 1.13 所示。

虚拟演练有着如下优势。

- 仿真性：虚拟演练环境是以现实演练环境为基础进行搭建的，操作规则同样立足于现实中实际的操作规范，理想的虚拟环境甚至可以达到使受训者难辨真假的程度。
- 开放性：虚拟演练打破了演练空间上的限制，受训者可以在任意的地理环境中进行集中演练，无论身处何地的人员，只要通过相关网络通信设备即可进入相同的虚拟演练场所进行实时的集中化演练。
- 针对性：与现实中的真实演练相比，虚拟演练的一大优势就是可以方便地模拟任何培训科目。借助虚拟现实技术，受训者可以将自身置于各种复杂、突发环境中去，从而进行针对性训练，提高自身的应变能力与相关处理技能。
- 自主性：借助自身的虚拟演练系统，各单位可以根据自身实际需求在任何时间、任何地点组织相关培训，指导受训者等相关人员进行演练，并快速取得演练结果，进行演练评估和改进。受训人员亦可以自发地进行多次重复演练，使受训人员始终处于培训的主导地位，掌握受训主动权，大大增加演练时间并提高演练效果。
- 安全性：作为电力培训重中之重的安全性，虚拟的演练环境远比现实中安全，培训与受训人员可以大胆地在虚拟环境中尝试各种演练方案，即使创下“大祸”，也不会造成“恶果”，而是将这一切放入演练评定中去，作为最后演练考核的参考。这样，在确保受训人员人身安全万无一失的情况下，受训人员可以卸去事故隐患的包袱，尽可能极端地进行演练，从而大幅地提高自身的技能水平，确保在今后实际操作中的人身与事故安全。

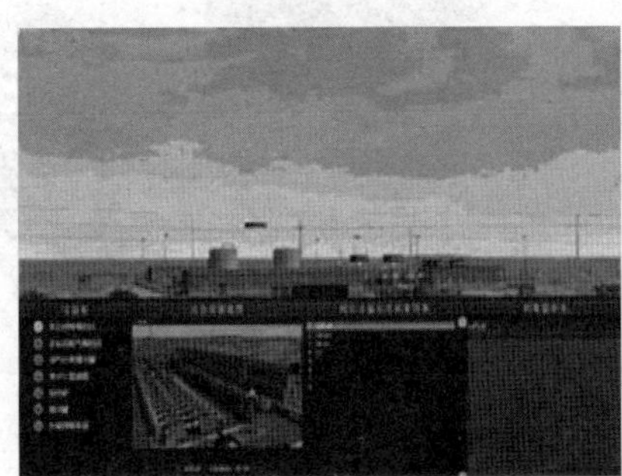
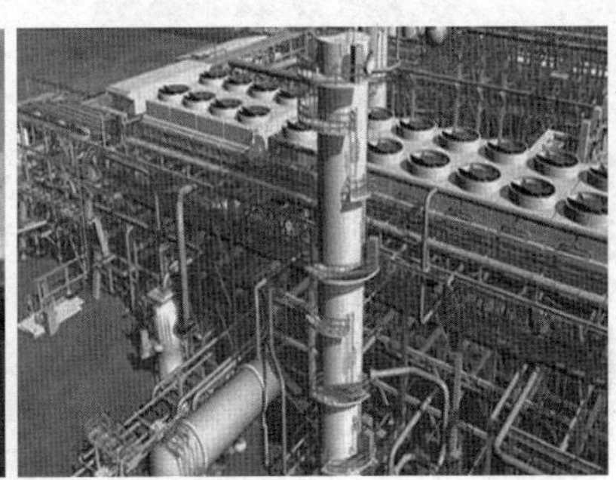

图 1.13 虚拟油气管道显示

1.4.8 文物古迹领域

利用虚拟现实技术，结合网络技术，可以将文物的展示、保护提高到一个崭新的阶段。

首先，表现在将文物实体通过影像数据采集手段，建立起实物三维或模型数据库，保存文物原有的各项型式数据和空间关系等重要资源，实现濒危文物资源的科学、高精度和永久的保存。虚拟文物再现如图 1.14 所示。

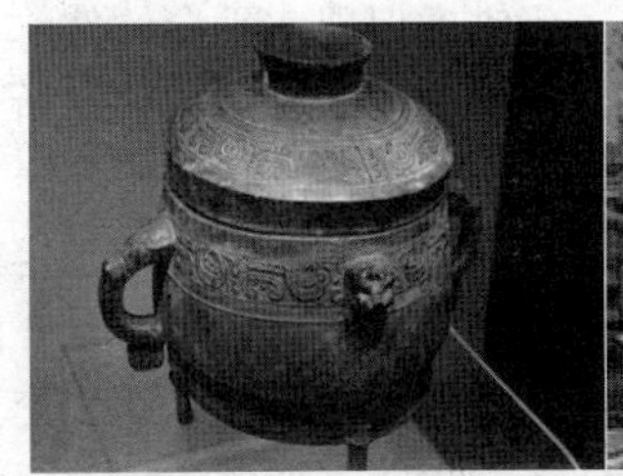
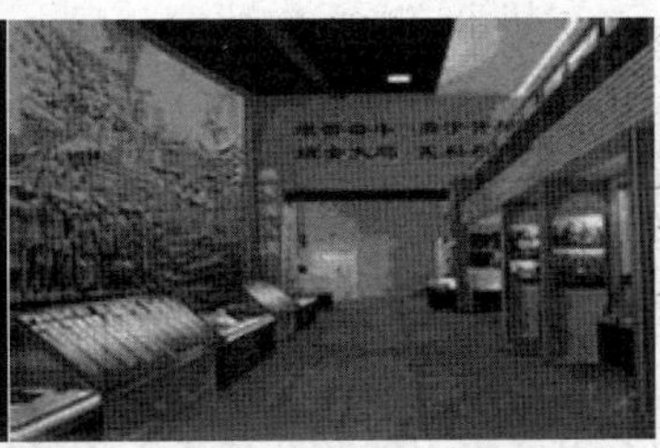
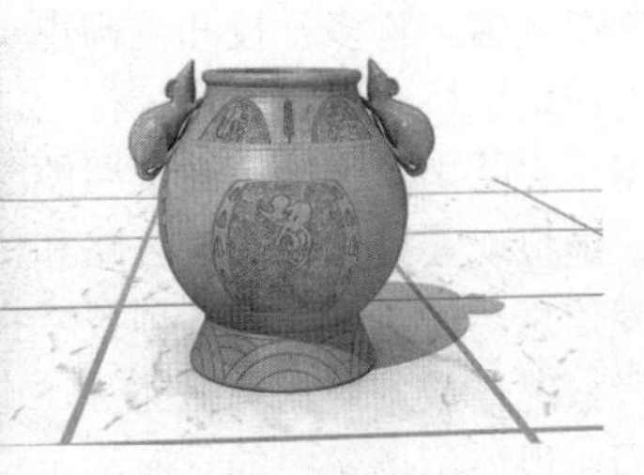

图 1.14 虚拟文物再现

其次，利用这些技术可以提高文物修复的精度并预先判断、选取将要采用的保护手段，同时可以缩短修复工期。通过计算机网络来统一整合大范围内的文物资源，并且通过网络在大范围内来利用虚拟技术更加全面、生动、逼真地展示文物，从而使文物脱离地域限制，实现资源共享，真正成为全人类"拥有"的文化遗产。使用虚拟现实技术可以推动文博行业更快地进入信息时代，实现文物展示和保护的现代化。

1.4.9 娱乐游戏领域

三维游戏既是虚拟现实技术的重要应用方向之一，也为虚拟现实技术的快速发展起了巨大的需求牵引作用。

尽管存在众多的技术难题，虚拟现实技术在竞争激烈的游戏市场中还是得到了越来越多的重视和应用。可以说，电脑游戏自产生以来，一直都在朝着虚拟现实的方向发展，虚拟现实技术发展的最终目标已经成为三维游戏工作者的崇高追求。从最初的文字 MUD 游戏，到二维游戏、三维游戏，再到网络三维游戏，游戏在保持其实时性和交互性的同时，逼真度和沉浸感正在一步步地得到提高和加强。

我们相信，随着三维技术的快速发展和软硬件技术的不断进步，在不远的将来，真正意义上的虚拟现实游戏必将为人类娱乐、教育和经济发展做出新的、更大的贡献。图 1.15 和图 1.16 所示为虚拟现实新硬件设备的使用。

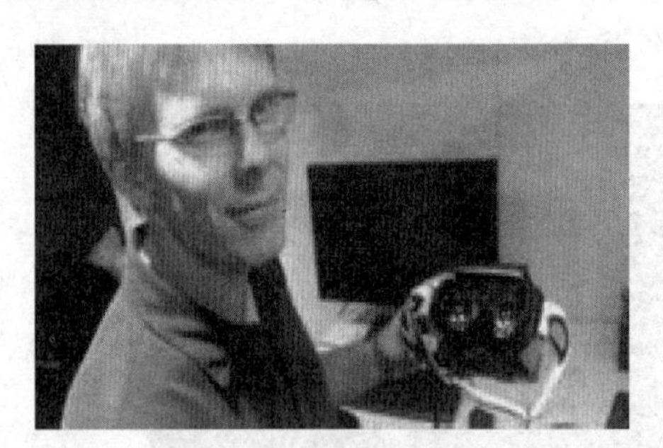

图 1.15 "毁灭战士"游戏设备

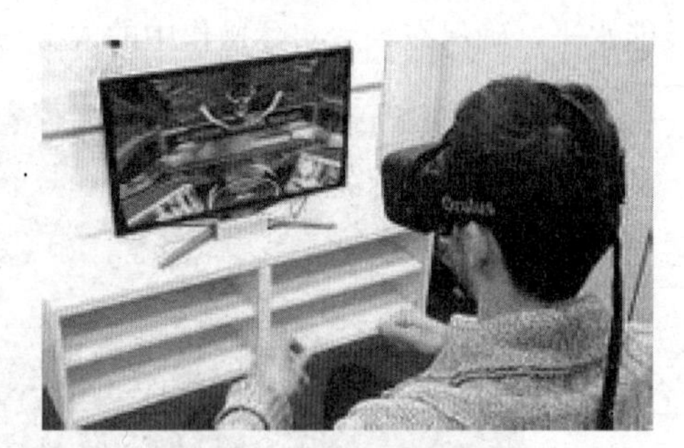

图 1.16 眼镜新技术应用

1.4.10 道路桥梁领域

城市规划一直是对全新的可视化技术需求最为迫切的领域之一，虚拟现实技术可以广泛地应用在城市规划的各个方面，并带来切实且可观的效益。

虚拟现实技术在高速公路与桥梁建设中得到了应用。道路桥梁的设计需要同时处理大量的三维模型与纹理数据，导致这种应用需要很高的计算机性能作为后台支持，随着近些年来计算机软硬件技术的提高，一些原有的技术瓶颈得到了解决，使虚拟现实在道路桥梁领域中的应用得到了前所未有的发展。

在我国，许多学校和机构也一直在从事这方面的研究与应用。三维虚拟现实平台软件，可广泛地应用于桥梁道路设计等行业。该软件适用性强、操作简单、功能强大、高度可视化、所见即所得，它的出现将给正在发展的 VR 产业注入了入新的活力。

虚拟现实技术在高速公路和桥梁建设方面有着非常广阔的应用前景，可由后台置入稳定的数据库信息，便于受众对各项技术指标进行实时的查询，再辅以多种媒体信息，如工程背景介绍，标段概况、技术数据和截面等，电子地图、声音、图像和动画，并与核心的虚拟技术产生交互，从而实现演示场景中的导航、定位与背景信息介绍等诸多实用、便捷的功能，如图 1.17 所示。

1.4.11　地理领域

应用虚拟现实技术，将三维地面模型、正射影像和城市街道、建筑物及市政设施的三维立体模型融合在一起，再现城市建筑及街区景观，使得用户在显示屏上可以很直观地看到生动逼真的城市街道景观，可以进行诸如查询、量测、漫游、飞行浏览等一系列操作，满足数字城市技术由二维 GIS 向三维虚拟现实的可视化发展需要，为城建规划、社区服务、物业管理、消防安全、旅游交通等提供可视化空间地理信息服务。

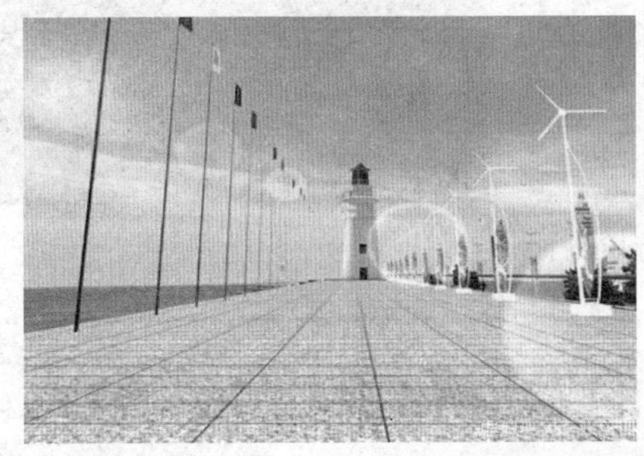
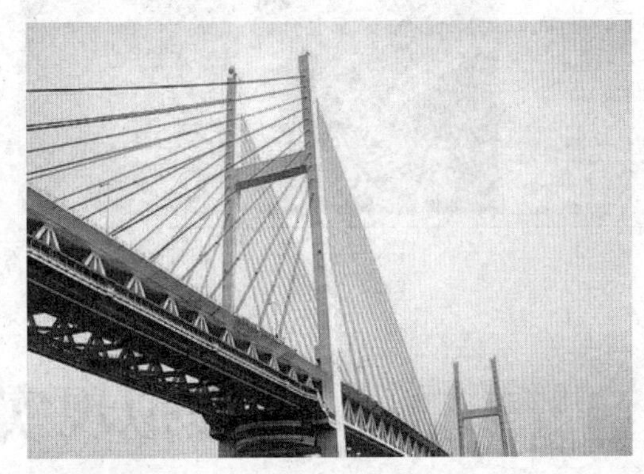

图 1.17　道路桥梁上的虚拟表现

电子地图技术是集地理信息系统技术、数字制图技术、多媒体技术和虚拟现实技术等多项现代技术为一体的综合技术。电子地图是一种以可视化的数字地图为背景，以文本、照片、图表、声音、动画、视频等为表现手段展示城市、企业、旅游景点等区域综合面貌的现代信息产品，它可以存贮于计算机外存，以只读光盘、网络应用等形式传播，以桌面计算机或触摸屏计算机等形式供大众使用。

由于电子地图产品结合了数字制图技术的可视化功能、数据查询与分析功能以及多媒体技术和虚拟现实技术的信息表现手段，加上现代电子传播技术的作用，因此，一出现就赢得了社会的广泛兴趣。

1.4.12　教育领域

虚拟现实技术应用于教育是教育技术发展的一个飞跃。它营造了“自主学习”的环境，将传统的“以教促学”的学习方式代之为学习者通过自身与信息环境的交互来得到知识、技能的新型学习方式。VR 的潜在应用价值同样适用于教育。如在解释一些复杂的、抽象的概念如量子物理等方面，VR 是非常有力的工具，Lofin 等人在 1993 年建立了一个“虚拟的物理实验室”，用于解释某些物理概念，如位置与速度、力量与位移等。

教育领域现今的教学方式，不再是单纯的依靠书本、教师授课的形式，计算机辅助教学（CAI）的引入，弥补了传统教学所不能达到的许多方面。在表现一些空间立体化的知识，如原子的结构、分子的结构、分子的结合过程、机械的运动时，三维的展现形式必然使学习过程形象化，使学生更容易接受和掌握。许多实际经验告诉我们，做比听和说更能接受更多的信息。使用具有交互功能的 3D 课件，学生可以在实际的动手操作中得到更深的体会，如图 1.18 所示。

总地来说，虚拟现实是一个充满活力、具有巨大应用前景的高新技术领域，但仍存在许多有待解决与突破的问题。为了提高 VR 系统的交互性、逼真性和沉浸感，在新型传感和感知机理、几何与物理建模新方法、高性能计算（特别是高速图形图像处理）以及人工智能、心理学、社会学等方面都有许多挑战性的问题有待解决。但是我们坚信，在这一高新技术领域我国一定会有所作为的。

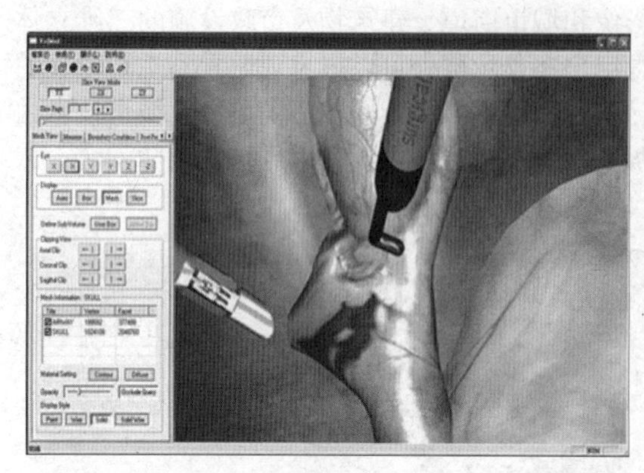
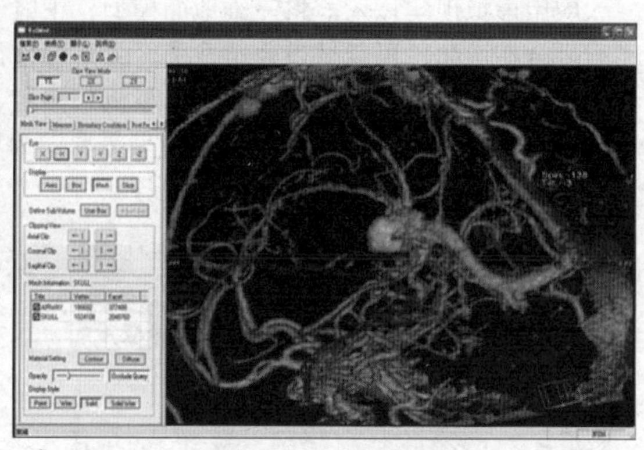

图 1.18 教育方面的虚拟表现

1.5 虚拟现实的发展和现状

1.5.1 虚拟现实技术发展历程

虚拟现实技术的发展和应用基本上可以分为如下 3 个阶段。

- 第一阶段是 20 世纪 50 年代到 70 年代，是准备阶段。
- 第二阶段是 20 世纪 80 年代初到 80 年代末，是虚拟现实技术走出实验室，进入实际应用的阶段。
- 第三阶段是从 20 世纪 90 年代初至今，是虚拟现实技术全面发展的时期。

1．虚拟现实技术的探索阶段，形成了虚拟现实技术的基本思想

美国是虚拟现实技术研究和应用的发源地，早在 1956 年 MortonHeileg 就开发出了一个叫作 Sensorama 的摩托车仿真器。Sensorama 具有三维显示及立体声效果，能产生振动和风吹的感觉。1965 年，Sutherland 在《终极的显示》一文中首次提出了包括具有交互图形显示、力反馈设备以及声音提示的虚拟现实系统的基本思想。从此，人们正式开始了对虚拟现实系统的研究探索历程。

在虚拟现实技术发展史上一个重要的里程碑是，1968 年美国计算机图形学之父 Ivan Sutherlan 在哈佛大学组织开发了第一个计算机图形驱动的头盔显示器（HelmetMounted Display，HMD）及头部位置跟踪系统。在一个完整的头盔显示系统中，用户不仅可以看到三维物体的线框图，还可以确定三维物体在空间的位置，并通过头部运动从不同视角观察三维场景的线框图。在当时的计算机图形技术水平下，IvanSutherlan 取得的成就是非凡的。

目前，在大多数虚拟现实系统中都能看到 HMD 的影子，因而，许多人认为 Ivan Sutherlan 不仅是“图形学之父”，而且还是 “虚拟现实技术之父”。

2．虚拟现实技术基本概念的逐步形成

基于 20 世纪 60 年代以来取得的一系列成就，美国的 Jaron Lanier 在 20 世纪 80 年代初正式提出了“Virtual Reality”一词。20 世纪 80 年代，美国宇航局（NASA）及美国国防部组织了一系列有关虚拟现实技术的研究，并取得了令人瞩目的研究成果，从而引起了人们对虚拟现实技术的广泛关注。这一时期出现了两个比较典型的虚拟现实系统，即 VIDEOPLACE 与 VIEW 系统。

- VIDEOPLACE 是由 M.W.Krueger 设计的，它是一个由计算机生成的图形环境。在该环境中，参与者可以看到自己的图像投影在一个屏幕上，通过协调计算机生成的静物属性及动体行为，可使它们实时地响应参与者的活动。
- VIEW 系统是 NASA Ames 实验中心研制的第一个进入实际应用阶段的虚拟现实系统。当 1985 年 VIEW 系统雏形在美国 NASA Ames 实验中心完成时，该系统以低廉的价格、让参与者有“真实体验”的效果引起有关专家的注意。

随后，VIEW 系统又装备了数据手套、头部跟踪器等硬件设备，还提供了语音、手势等交互手段，使之成为一个名副其实的虚拟现实系统。

目前，大多数虚拟现实系统的硬件体系结构大都由 VIEW 发展而来。由此可见，VIEW 在虚拟现实技术发展过程中的重要作用。VIEW 的成功对虚拟现实技术的研制者是一个很大的鼓舞，并引起了世人的极大关注。

3. 虚拟现实技术全面发展时期

这一阶段可以说是虚拟现实技术从研究转向应用的阶段。进入 20 世纪 90 年代，迅速发展的计算机硬件技术与不断改进的计算机软件系统相匹配，使得基于大型数据集合的声音和图像的实时动画制作成为可能。同时人机交互系统的设计不断创新，新颖、实用的输入输出设备不断地进入市场。而这些都为虚拟现实系统的发展打下了良好的基础。

可以看出，正是因为虚拟现实系统极其广泛的应用领域，如娱乐、军事、航天、信息管理、商贸、建筑、医疗保险、危险及恶劣环境下的遥操作、教育与培训以及远程通信等，人们对迅速发展中的虚拟现实系统的广阔应用前景充满了憧憬与兴趣。

1.5.2 虚拟现实系统研究现状

VR 技术领域几乎是所有发达国家都在大力研究的前沿领域，它的发展速度非常迅速。基于 VR 技术的研究主要有 VR 技术与 VR 应用两大类。在国外，VR 技术研究方面发展较好的有美国、德国、英国、日本、韩国等国家。在国内，浙江大学、北京航空航天大学等在 VR 方面的研究工作开展得比较早，成果也较多。

美国 VR 技术的研究水平基本上代表了国际 VR 技术发展的水平，它是全球研究 VR 最早，研究范围最广的国家，其研究内容几乎涉及从新概念发展（如 VR 的概念模型）、单项关键技术（如触觉反馈）到 VR 系统的实现及应用等有关 VR 技术的各个方面。

欧洲的 VR 技术研究主要由欧共体的计划支持，英国、德国、瑞典、荷兰、西班牙等国家都积极进行了 VR 技术的开发与应用。

英国在 VR 技术的研究与开发的某些方面，如分布式并行处理、辅助设备（触觉反馈设备等）设计、应用研究等方面，在欧洲是领先的。

在德国，VR 研究以德国 FhG-IGD 图形研究所和德国计算机技术中心（GMD）为代表。它们主要从事虚拟世界的感知、虚拟环境的控制和显示、机器人远程控制、VR 在空间领域的应用、宇航员的训练、分子结构的模拟研究等。德国的计算机图形研究所（IGD）测试平台，主要用于评估 VR 技术对未来系统和界面的影响，向用户和生产者提供通向先进的可视化、模拟技术和 VR 技术的途径。

在亚洲，日本的 VR 技术研究发展十分迅速，同时韩国、新加坡等国家也积极开展了 VR 技术方面的研究工作。在当前实用 VR 技术的研究与开发中，日本是居于领先位置的国家之一。它主要致力于建立大规模 VR 知识库的研究，另外在 VR 游戏方面的研究也做了很多工作，但日本大部分 VR 硬件是从美国进口的。

总之，VR 技术是一项投资大、具有高难度的科技领域。我国的 VR 技术研究始于 20 世纪 90

年代初，相对其他国家来说起步较晚，技术上有一定的差距，但这已引起我国政府有关部门和科学家们的高度重视，并及时根据我国的国情，制定了开展 VR 技术的研究计划。例如，“九五”和“十五”规划、国家 863 计划、国家自然科学基金会、国防科工委等都把 VR 列入了重点资助范围。在国家“973 项目”中 VR 技术的发展应用已列为重中之重，而且支持研究开发的力度也越来越大。与此同时，国内一些重点高等院校，已积极投入到这一领域的研究工作中，并先后建立起国家级和省级虚拟仿真实验教学中心。

1.5.3 虚拟现实技术的发展趋势

纵观 VR 的发展历程，未来 VR 技术的研究仍将延续“低成本、高性能”原则，从软件、硬件两方面展开，发展方向主要归纳如下。

1. 动态环境建模技术

虚拟环境的建立是 VR 技术的核心内容，动态环境建模技术的目的是获取实际环境的三维数据，并根据需要建立相应的虚拟环境模型。

2. 实时三维图形生成和显示技术

三维图形的生成技术已比较成熟，现在的关键是怎样“实时生成”，在不降低图形的质量和复杂程度的基础上，如何提高刷新频率将是今后重要的研究内容。此外，VR 还依赖于立体显示和传感器技术的发展，现有的虚拟设备还不能满足系统的需要，有必要开发新的三维图形生成和显示技术。

3. 新型交互设备的研制

虚拟现实技术使得人能够自由与虚拟世界对象进行交互，犹如身临其境，借助的输入输出设备主要有头盔显示器、数据手套、数据衣服、三维位置传感器和三维声音产生器等。因此，新型、便宜、稳定性（Robust）优良的数据手套和数据服将成为未来研究的重要方向。

4. 智能化语音虚拟现实建模

虚拟现实建模是一个比较繁复的过程，需要大量的时间和精力。如果将 VR 技术与智能技术、语音识别技术结合起来，可以很好地解决这个问题。

我们对模型的属性、方法和一般特点的描述可以通过语音识别技术转化成建模所需的数据，然后利用计算机的图形处理技术和人工智能技术进行设计、导航以及评价，将模型用对象表示出来，并且将各种基本模型静态或动态地连接起来，最终形成系统模型。

人工智能一直是业界的难题，人工智能在各个领域十分有用，在虚拟世界也大有用武之地，良好的人工智能系统对减少乏味的人工劳动具有非常积极的作用。

5. 分布式虚拟现实技术的展望

分布式虚拟现实是今后虚拟现实技术发展的重要方向。随着众多数字视频特效（Digital Video Effect，DVE）开发工具及其系统的出现，DVE 本身的应用也渗透到各行各业，包括医疗、工程、训练与教学以及协同设计。仿真训练和教学训练是 DVE 的又一个重要的应用领域，包括虚拟战场、辅助教学等。另外，研究人员还用 DVE 系统来支持协同设计工作。

近年来，随着 Internet 应用的普及，一些面向 Internet 的 DVE 应用使得位于世界各地多个用户可以进行协同工作。将分散的虚拟现实系统或仿真器通过网络联结起来，采用协调一致的结构、标准、协议和数据库，形成一个在时间和空间上互相耦合的虚拟合成环境，参与者可在其中自由地进行交互。特别是在航空航天中应用价值极为明显，因为国际空间站的参与国分布在世界不同区域，分布式 VR 训练环境不需要在各国重建仿真系统，这样不仅减少了研制费和设备费用，还减少了人员出差的费用并避免了异地生活的不适。

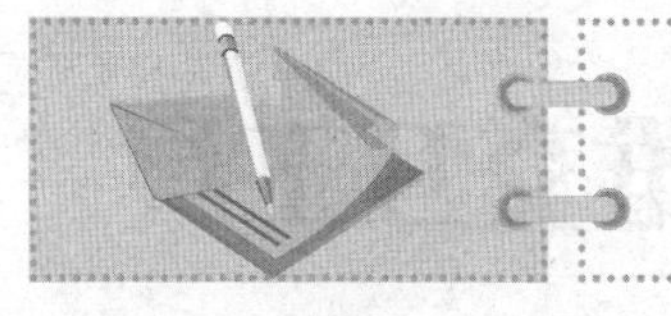

本章小结

虚拟现实目前已经成为计算机以及相关领域研究、开发和应用的焦点。本章主要介绍了虚拟现实的定义、虚拟现实的基本特征、虚拟显示系统组成、虚拟现实系统分类、研究对象和应用邻域等基础知识。

本章的知识点：虚拟现实的定义；虚拟现实的基本特征；虚拟现实系统的分类；虚拟现实技术的应用；虚拟现实的研究对象和虚拟现实技术的发展趋势。

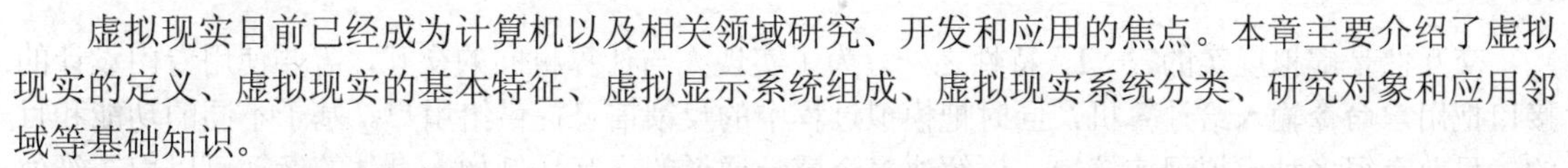

习　题

一、判断题

1．虚拟现实技术的3个最突出特征是3“I”。（　　）

A．正确　　　　　　　　B．错误

2．交互性是指参与者对虚拟环境内的物体的可操作程度和从环境中得到反馈的自然程度。（　　）

A．正确　　　　　　　　B．错误

3．沉浸感是指用户作为主角存在于模拟环境中的真实程度。（　　）

A．正确　　　　　　　　B．错误

二、填空题

1．虚拟现实技术的三大基本特征：交互性，沉浸感，＿＿＿＿＿＿＿＿＿＿＿＿＿。

2．虚拟现实系统的分类：桌面式VR系统、沉浸式VR系统、＿＿＿＿＿＿、VR系统、分布式VR系统。

3．虚拟现实技术：利用计算机生成一种＿＿＿＿＿环境，并通过多种专用设备使用户“投入”到该环境中，实现用户与该环境直接进行自然交互的技术。

4．虚拟现实系统通常由＿＿＿＿＿＿＿＿＿＿＿＿＿＿＿＿＿＿＿＿＿＿＿＿＿部分组成。

5．虚拟现实系统的分类有沉浸型、增强现实性、表面型、＿＿＿＿＿＿＿＿＿＿＿＿＿＿。

6．用计算机生产的虚拟环境包括＿＿＿＿＿＿、＿＿＿＿＿和＿＿＿＿＿＿。

三、问答题

1．举出6个以上的例子说明虚拟现实技术应用在哪些领域。

2．试述典型的虚拟现实系统的结构。

3．虚拟现实的定义是什么？

4．虚拟现实技术是如何为教育服务的？

5．简述虚拟现实系统的4种类型的特点及应用情况。

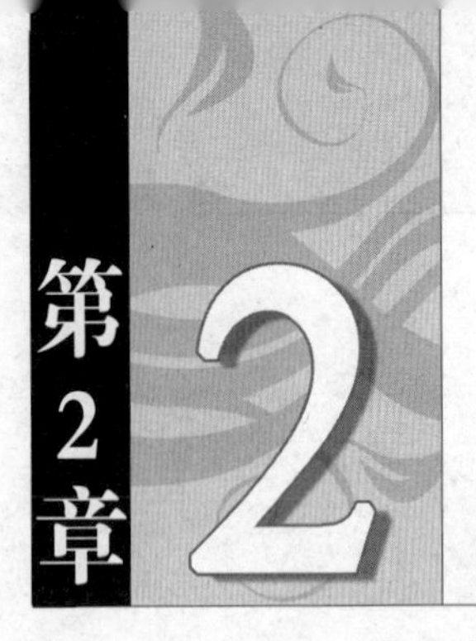

第2章 虚拟现实系统的三维交互工具

交互性是虚拟现实的三“I”特性之一。为了实现人与计算机间的交互，需要使用专门设计的接口把用户命令输入给计算机，同时把模拟过程中的反馈信息提供给用户。基于不同的功能和目的，目前有很多种虚拟现实接口，以解决多个感觉通道的交互。例如，身体的运动可以由三维位置跟踪器或传感衣测量，手势可以通过传感手套数字化，视觉反馈可以发送到立体 HMD 和大型显示设备中等。

虚拟现实系统和其他类型的计算机系统一样，包含输入输出设备。在虚拟现实系统中，首先离不开虚拟世界的建立，这需要有计算机等设备支持，同时，人与虚拟世界之间的自然交互，依靠传统的键盘与鼠标是达不到的，需要特殊设备的支持。

- 输入设备将用户输入的信息传递给虚拟现实系统，并允许用户在虚拟环境中改变自己的位置、视线方向和视野，也允许改变虚拟环境中虚拟物体的位置和方向。
- 输出设备是由虚拟系统把虚拟环境综合产生的各种感官信息输出给用户，使用户产生一种身临其境的逼真感。

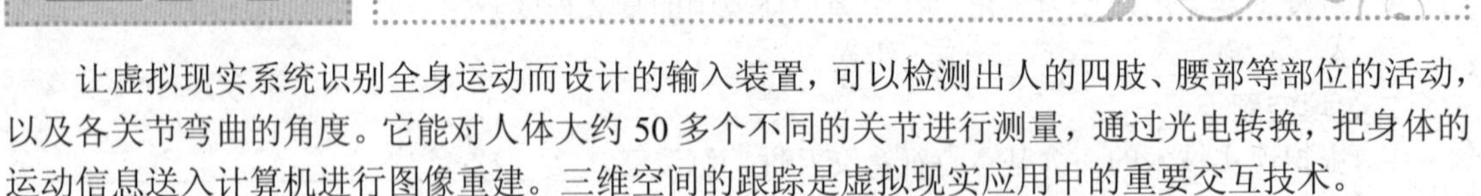

2.1 跟踪定位设备

让虚拟现实系统识别全身运动而设计的输入装置，可以检测出人的四肢、腰部等部位的活动，以及各关节弯曲的角度。它能对人体大约 50 多个不同的关节进行测量，通过光电转换，把身体的运动信息送入计算机进行图像重建。三维空间的跟踪是虚拟现实应用中的重要交互技术。

1. 维度

维度，又称维数，在数学中表示独立参数的数目。在物理学和哲学的领域内，维度指独立的时空坐标的数目。

- 零维度空间是一个点，无限小的点，不占任何空间，点就是零维空间。
- 当无数点集合排列之后，形成了线，直线就是一维空间，无数的线构成了一个平面，平面就是二维空间。
- 无数的平面并列构成了三维空间，也就是立体的空间。三维是指在平面二维系中又加入了一个方向向量构成的空间。

所谓三维，通俗地讲，只是人为规定的互相垂直的 3 个方向，用这个三维坐标，几乎可以把整个世界中的任意一点的位置确定下来。三维即是坐标系的 3 个轴，即 x 轴、y 轴、z 轴，其中 x 表示左右空间，y 表示上下空间，z 表示前后空间，这样就形成了人的视觉立体感。三维动画就是由三维制作软件制作出来的立体动画。

虚拟现实是三维动画技术的延伸和拓展，它们的不同是有无互动性。除此之外，虚拟现实需要确定位置和方向，所以是六度，而三维是三度。

2. 六自由度

在理论力学中，物体的自由度是指确定物体的位置所需要的独立坐标数，当物体受到某些限制时，自由度减少。

- 如果将质点限制在一条线上或一条曲线上运动，它的位置可以用一个参数表示。
- 当质点在一个平面或曲面上运动时，位置由两个独立坐标来确定，它有两个自由度。
- 假如质点在空间运动，位置由3个独立坐标来确定。

物体在三维空间运动时，其具有6个自由度，3个用于平移运动，3个用于旋转运动。物体上下左右运动，叫平移；物体可以围绕任何一个坐标轴旋转为旋转。

由于这几个运动都是相互正交的，并对应6个独立变量，即用于描述三维对象的*X*、*Y*、*Z*坐标值，3个参数俯仰角（Pitch）、横滚角（Roll）及航向角（Yaw），因此这6个变量通常为6个自由度（DOF），即3个平移自由度（即X、Y、Z）和3个旋转自由度（Pitch、Roll、Yaw）。因此虚拟现实是六度，而非三维动画的三度 ，如图2.1所示。

在虚拟现实系统中，除了运动物体的三自由度姿态信息外，在很多情况下还需要跟踪运动物体的空间方位信息。能够同时跟踪位置和姿态的跟踪器被称为六自由度跟踪器。

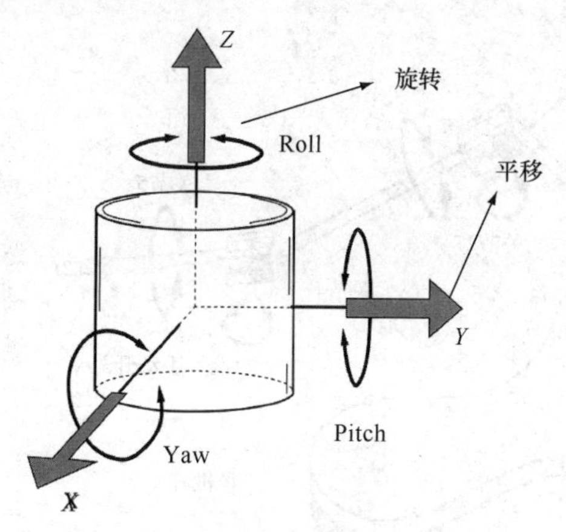

图2.1 六自由度示意图

位置跟踪器是虚拟现实和其他人机实时交互系统中最重要的输入设备之一，它能够实时地测量用户身体或其局部的位置和方向，并将其作为用户的输入信息传递给虚拟现实系统的主控计算机，从而根据用户当前的视点信息刷新虚拟场景的显示。位置跟踪器有许多种，常见的有机械跟踪器、电磁波跟踪器、光学式跟踪器、超声波跟踪器、惯性位置跟踪器、图像提取跟踪器。

2.1.1 机械跟踪器

机械式跟踪器是一种绝对位置传感器，通过机械关节的物理连接来测量运动物体的位置及方向。机械装置笨重、操作不便且易对操作者产生干扰，跟踪范围有限。

机械跟踪器的工作原理是通过机械连杆装置上的参考点与被测物体相接触的方法来检测其位置的变化。它通常采用钢体结构，一方面可以支撑观察的设备，另一方面可以测量跟踪物体的位置与方向。对于一个六自由度的机械跟踪系统，机械结构上必须有6个独立的机械连接部件，分别对应6个自由度，将任何一种复杂的运动用几个简单的平行移动和转动组合表示，如图2.2所示。

机械跟踪系统是一个精确而响应时间短的系统，而且它不受声、光、电磁波等外界的干扰。另外，它能够与力反馈装置组合在一起，因此在VR应用中更具应用前景。它的缺点是：比较笨重、不灵活而且有一定的惯性；由于机械连接的限制，对用户有一定的机械束缚，所以不可能应用到较大的工作空间；而且在不大的工作空间中还有一块中心地带是不能进入的（机械系统的死角）；几个用户同时工作时也会相互产生影响。

Gypsy5 是一种复杂的机械跟踪器，如图 2.3 所示，其关节位置可由众多单向导电塑料制成的精密电位计测量得到，还配备了陀螺仪用来提供与机械跟踪信息无关的身体方位数据。机械跟踪器的问题在于使用范围小，而且使用不方便。

2.1.2 电磁波跟踪器

电磁波跟踪器是一种较为常见的空间跟踪定位器，一般由一个控制部件、几个发射器和几个接收器组成，如图 2.4 所示。电磁波跟踪器的原理就是利用磁场的强度来进行位置和方向跟踪。由发射器发射电磁场，接收器接收到这个电磁场后，转换成电信号，并将此信号送到控制部件，控制部件经过计算后，得出跟踪目标的数据。多个信号综合后可得到被跟踪物体的 6 自由度数据。

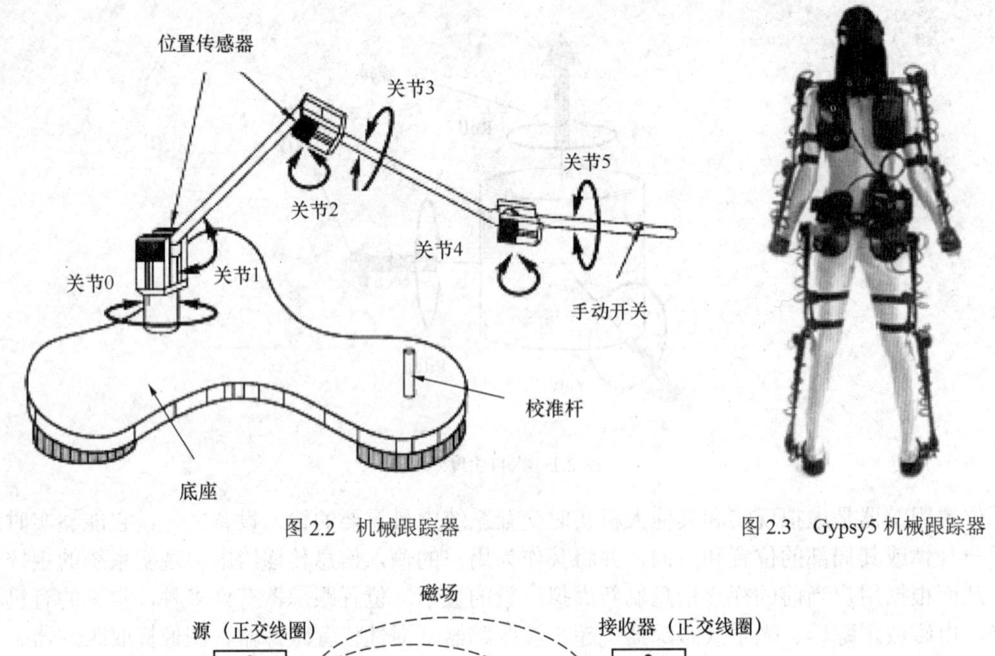

图 2.2 机械跟踪器　　图 2.3 Gypsy5 机械跟踪器

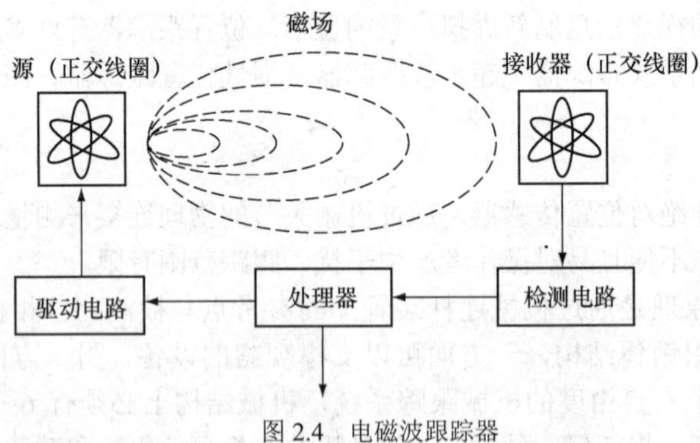

图 2.4 电磁波跟踪器

电磁波跟踪器根据磁发射信号和磁感应信号之间的耦合关系确定被测对象的方位。环境中的金属物体、电子设备、CRT 及环境磁场会对接收装置造成干扰。

磁传感器是一种将磁场或磁感应强度等物理量转换成电信号的磁电转换元器件或装置。大部分磁传感器是基于固定材料的磁电效应的传感器，其中主要是半导体材料。当给一个线圈中通上电流后，在线圈的周围将产生磁场。

根据发射磁场的不同，可分为直流式电磁跟踪器和交直流式电磁跟踪器，其中交流式电磁跟踪器使用较多。

1．直流式电磁跟踪器

直流式电磁跟踪器主要由发射源、接收器和控制系统构成，如图 2.5 所示。

直流式电磁跟踪器的不足有如下几点。

（1）在使用过程中的环境干扰大多为直流信号，采用常规的信号处理手段（如滤波）无法滤除。

（2）由于系统更新频率仅为 30Hz，无法迅速跟踪干扰的变化。

（3）功率谱密度与频率成反比的随机涨落现象在电子器件中普遍存在，因此低频噪声会影响放大及信号处理系统的性能。

（4）由于在接收端磁场的强度与接收器和发射线圈之间的距离的立方成反比，因此接收端的磁场强度随距离增大衰减很快。

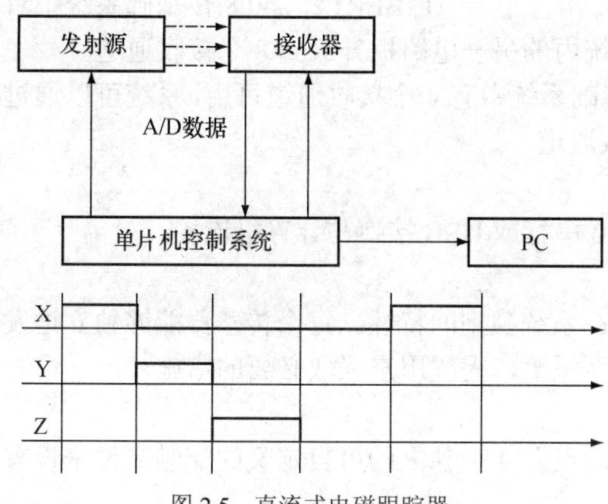

图 2.5 直流式电磁跟踪器

2．交流式电磁跟踪器

为了弥补直流式跟踪器的不足，提出了一种采用交流磁场作激励源的交流式电磁跟踪器方案，如图 2.6 所示。

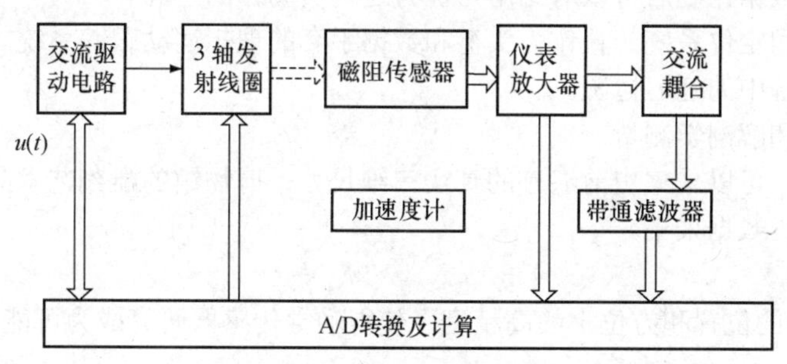

图 2.6 交流式电磁跟踪器

电磁波跟踪器的优点是其敏感性不依赖于跟踪方位，基本不受视线阻挡的限制，体积小、价格便宜，因此对于手部的跟踪大都采用此类跟踪器。缺点是其延迟较长，跟踪范围小，且容易受环境中大的金属物体或其他磁场的影响，从而导致信号发生畸变，跟踪精度降低。

目前，以 Polhemus（波尔希默斯）和 Asension Technology Corporation 两家公司的电磁跟踪器比较著名。例如，Polhemus 的 LIBERTY 电磁跟踪器，如图 2.7 所示。

LIBERTY 是较新型的电磁跟踪器，单个传感器刷新频率可以达到每秒 240Hz，最多可以支持 16 个传感器，精确度：X，Y，Z 轴为 0.03 英寸 RMS，方位角为 0.15° RMS。LIBERTY 能够非常

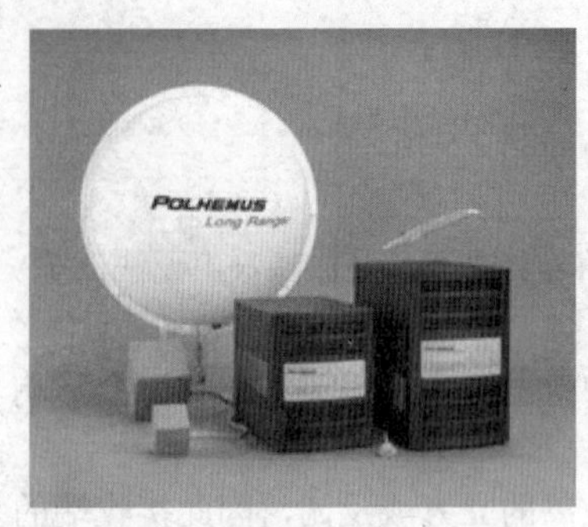

图 2.7 LIBERTY 电磁跟踪器

方便地追踪任何非金属物体的运动轨迹。其提供的软件开发工具包（SDK）和应用编程接口库（API）让用户可以方便地实现设备与用户自己的应用软件间的交互。简便的图形用户界面可以建立 4 个独立的用户定义文件，可对一系列的系统参数单独定义，例如滤波、输出格式、坐标旋转等，同时允许多个用户多个应用并行工作。新环境校准软件使标定工作在几分钟之内完成。其他功能包括数据的记录/重放以及数据通过 Microsoft 的“Named Pipe”快速输出。

LIBERTY 电磁跟踪器的特点有以下几点。

（1）可升级性。

LIBERTY 240/8 在基础系统中有 4 个接收通道可用，系统可以通过在同一基础上系统内的另一电路板升级到 8 个接收通道。

LIBERTY 240/16 在基础系统中有 4 个接收通道可用，系统可以通过在同一基础上增加电路板升级到 8、12 或 16 个接收通道。

（2）通信接口。

LIBERTY 通过 RS-232 串行或 USB 接口与计算机连接。

（3）失真检测。

失真检测是 LIBERTY 系统独到的特性。每个传感器能够独立地发现因环境的电磁干扰造成采集空间位置数据的失真而报警，提醒用户采取必要的措施。

（4）多用户定义。

可以通过图形用户界面设置 4 个独立的可自定义的配制文件来设置系统参数，如滤波、输出格式、坐标旋转等。

（5）多种输出格式。

用户可选择输出笛卡儿坐标位置、方位角余弦等数据格式。在每秒 240 次的高速采样率情况下，LIBERTY 能够实时地采集棒球或高尔夫运动员挥杆瞬间的步态和手臂摆动以及腰部旋转的运动状态。利用这些数据在赛后可以对比出与优秀运动员动作的差异。

虚拟现实的空间定位系统一直作为头盔和数据手套的理想运动跟踪系统。LIBERTY 的出现则消除了军事模拟训练中的延迟情况。

（6）考古记录和解剖学测量。

通过使用探笔，可以采集史前遗迹的真实三维尺寸、博物馆的雕刻艺术品尺寸，或做解剖学上的轮廓测量和三维数据采集。

（7）触觉研究。

LIBERTY 提供的位置和方位上的高精度，使得触觉传感器研究成为可能。

（8）组成部分。

LIBERTY 系统包括一个系统电子单元（SEU）、一个电源、一个传感器和一个发射器。

例如，Polhemus 的 G4 电磁式位置追踪器在许多应用中创造了新的可能性，包括训练和模拟、医疗保健和理疗，并特别适用于训练和模拟、医疗保健和理疗、康复和物理治疗、生物力学、体育动作分析、洞穴和圆顶环境、功率墙应用、人体工程学试验、人类因素工程等诸多领域。而 Polhemus G4 电磁式位置追踪器最令人印象深刻的特点之一是其适应性。当用户的需求变化或扩大时，用户可以添加组件进一步增强 G4 的性能。这种多功能性使得性价比极高的 G4 具备了长期的特殊价值。其轻巧的体积使用户可以做到一手在握，它就像一部手机，可以别在皮带上，也可放在衣袋里，如图 2.8 所示。

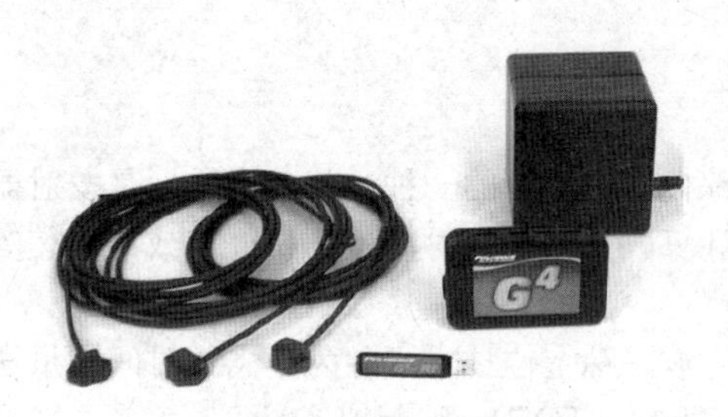

图2.8 G4电磁式位置追踪器

2.1.3 光学式跟踪器

光学跟踪器是一种较常见的空间位置跟踪定位设备。这种跟踪器可以使用多种感光设备，从普通摄像机到光敏二级管都有。光源也是多种多样的，如自然光、激光或红外线等，但为避免干扰用户的观察视线，目前多采用红外线方式。例如，头盔显示器上装有传感器（光电二极管），通过光电管产生电流的大小及光斑中心在传感器表面的位置来推算出头部的位置与方向。一般的光学跟踪器精度高、刷新快、滞后时间短，但用户的活动范围较小。

光学跟踪器使用的主要有 3 种技术：标志系统、模式识别系统和激光测距系统。

1．标志系统

通常是利用传感器（如照相机或摄像机）监测发射器（如红外线发光二极管）的位置进行追踪。

2．模式识别系统

该系统把发光器件按某一阵列排列，并将其固定在被跟踪对象身上，由摄像机记录运动阵列模式的变化，通过与已知的样本模式进行比较从而确定物体的位置。

3．激光测距系统

该系统将激光通过衍射光栅发射到被测对象，然后接收经物体表面反射的二维衍射图的传感器记录。

光学跟踪器采用摄像装置或光敏器接收具有一定几何分布的光源所发出的光，通过接收的图像及光源和传感器的空间位置来计算运动物体的 6 个自由度信息。光学追踪在近距离内非常精确且不受磁场和声场的干扰，但要求光源与探测器可视，跟踪的角度范围有限并且现场其他光源会造成影响。光学追踪的唯一缺点是需要与被追踪物体保持在无障碍的视线之中，同时很多光学追踪器需要校准。大范围空间内设立动作捕捉系统很复杂繁琐，很多追踪器都需要同步器或者外部的运算，重叠区域的空间被浪费了。光学跟踪器虽然受视线阻挡的限制且工作范围较小，但其数据处理速率、响应性都非常好，因而较适用于头部活动范围相当受限而要求具有较高刷新频率和精确率的实时应用。

PST IRIS 光学测量追踪系统如图 2.9 所示。PST IRIS 光学测量追踪系统是荷兰 PST 公司的光学跟踪设备，是一款完整而精确的 6 自由度光学跟踪器，支持即插即用，扩展性强，是目前虚拟现实、工业装配、虚拟维修及互动交互等领域极具性价比的光学追踪系统。

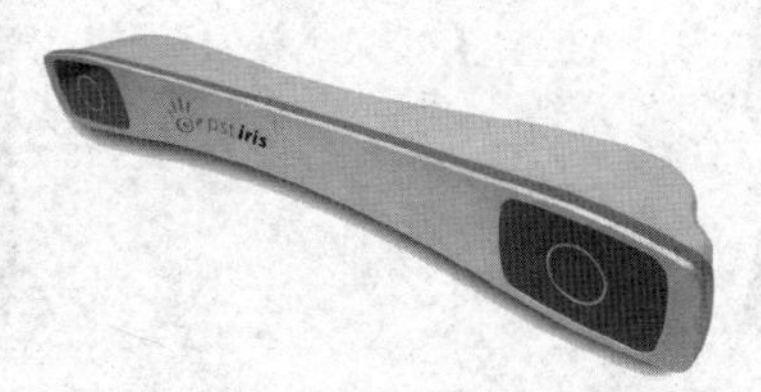

图 2.9 PST IRIS 光学测量追踪系统

2.1.4 超声波跟踪器

超声波跟踪器是声学跟踪技术最常用的一种，其工作原理是发射器发出高频超声波脉冲（频率 20kHz 以上），由接收器计算收到信号的时间差、相位差或声压差等，即可确定跟踪对象的距离和方位。

按测量方法的不同，超声波跟踪定位技术可分为：飞行时间测量法和相位相干测量法。

1. 飞行时间（Time Of Flight，TOF）测量法

该方法同时使用多个发射器和接收器，通过测量超声波从发出到反射回来的飞行时间计算出准确的位置和方向。

2. 相位相干（Phase Coherent，PC）测量法

该方法通过比较基准信号和发射出去后反射回来的信号之间的相位差来确定距离。

超声波跟踪器不受环境磁场及铁磁物体的影响，同时不产生电磁辐射，且价格便宜。但其跟踪范围有限、受环境声场干扰、与空气湿度有关并且要求发射器与接收器之间不能有物体遮挡，如图 2.10 所示。

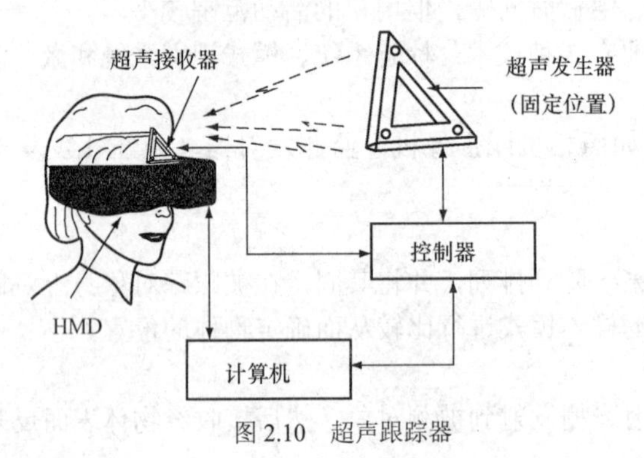

图 2.10 超声跟踪器

超声跟踪器的原理与电磁式跟踪器相仿。其头盔上安装有传感器，通过对超声波传输时间的三角测量来定位。其重量小，成本不高，已有商品出售（如 Logitech Tracker），但由于空气密度的改变及物体的遮挡等因素，因而其跟踪精度不够高。

Hexamite HX11 超声波位置跟踪定位系统如图 2.11 和图 2.12 所示。Hexamite HX11 是保加利亚 Hexamite 公司基于超声波技术研发的一款位置跟踪定位产品，通过调制信号交换提取精度位置。Hexamite HX11 超声波位置跟踪定位系统具有很高的性价比，具备高抗干扰性和精确性，采用模块化的结构设计，使安装、维护和扩展非常方便和简单。目前，其应用领域有机器位置定位、机器人技术指引和跟踪、高安全物体跟踪、高安全物体指引和室内定位系统。

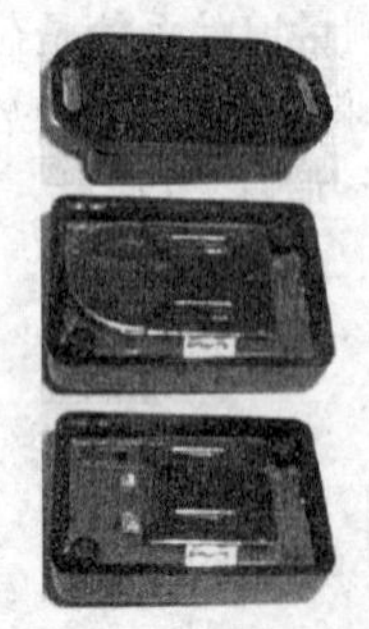

图 2.11 Hexamite HX11 超声波标签/发射机

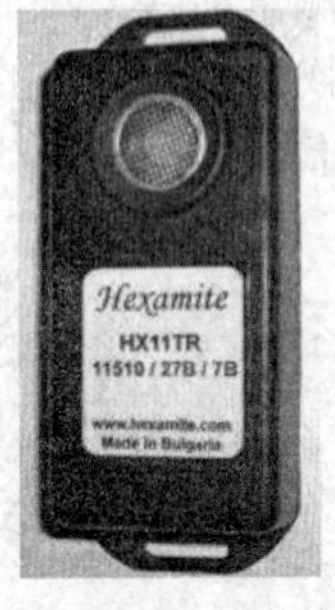

图 2.12 Hexamite HX11R 转发器

2.1.5 惯性位置跟踪器

惯性位置跟踪器采用的是机械方法，其原理是利用小型陀螺仪测量对象在其倾角、偏角和转角方面的数据。利用陀螺测量3个转动自由度的角度变化，利用加速度计测量3个平动自由度的位移，通过盲推的方法得出被跟踪物体的位置。它不是一个6自由度的设备，完全通过运动系统内部的推算而绝不通过外部环境得到位置信息，只适合于不需要位置信息的场合。

惯性位置跟踪器的优点是不存在发射源、不怕遮挡、没有外界干扰，有无限大的工作空间。缺点是快速积累误差，体积大，价格昂贵。由于角度和距离的测量分别通过对陀螺和加速度计的一次和两次积分得到，因此系统误差会随着时间推移而积累。

惯性位置跟踪器无论在虚拟现实应用领域，还是在控制模拟器的投影机运动时，还是在生物医学的研究中，都是测量运动范围和肢体旋转的理想选择。如今的惯性位置跟踪器内置低功耗信号处理器，可提供实时无位移3D方向、校准3D加速度、3D转弯速度以及3D地球磁场数据，在基于惯性传感器定位和导向的跟踪解决方案开发领域居于领先地位，其主要代表品牌有Xsens、Polhemus、InterSense、Ascension、Trivisio和VMSENS等。

iVM-w 惯性位置跟踪器如图2.13所示。iVM-w 是VMSENS公司提供的基于VMEMS技术的低成本、高性能的无线惯性三维运动姿态追踪测量系统。iVM-w可以实时地输出以四元数和欧拉角表示的零漂移、无累计误差的三维姿态数据以及三维空间内的加速度、角速度、地磁场强度等信息，是首个满足人体运动科学研究、虚拟现实等需要运动姿态追踪的无线运动姿态追踪与测量设备。目前其应用领域包括虚拟现实与仿真、生命科学研究、康复医疗、体育竞技训练、人体运动分析测量、3D虚拟互动体感交互感知和3D影视动作捕捉模拟仿真训练。

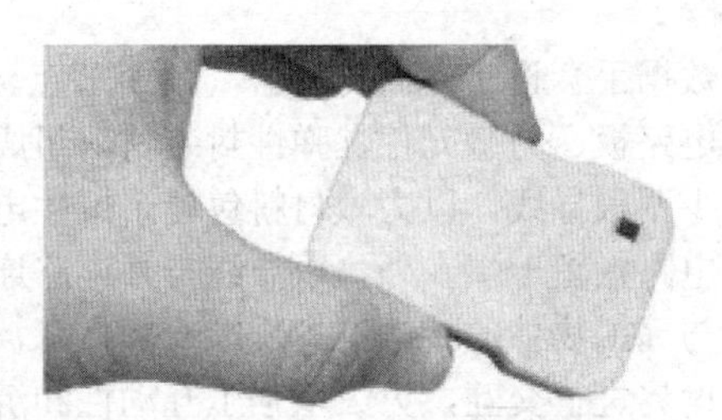

图2.13 iVM-w 惯性位置跟踪器

2.1.6 图像提取跟踪器

图像提取跟踪器的工作原理一般是由一组摄像机拍摄人及其动作，然后通过图像处理技术来确定人的位置及动作，这种方法最大的特点是对用户没有约束，也不像磁跟踪系统一样受附近的磁场或金属物质的影响，因而在使用上非常方便。

图像提取跟踪系统对被跟踪物体的距离和环境的背景等要求较高，通常远距离的物体或灯光的明暗都会影响其识别的精度。另外，采用较少的摄像机可能使被跟踪环境中的物体出现在拍摄视野之外，而较多的摄像机又会增加采样识别算法复杂度与系统冗余度，目前应用并不广泛。

我们通过计算机系统实现了与虚拟环境之间的交互，这是传统方式不能实现的。而虚拟现实技术在医学领域的作用更是不可忽视。在虚拟环境中，可以建立虚拟的人体模型，借助于跟踪球、HMD、感觉手套，学生可以很容易了解人体内部各器官结构，这比传统的采用教科书的方式要有效得多。Pieper及Satara等研究者在20世纪90年代初基于两个SGI工作站建立了一个虚拟外科手术训练器，用于腿部及腹部外科手术模拟。这个虚拟的环境包括虚拟的手术台与手术灯、虚拟的外科工具（如手术刀、注射器、手术钳等）、虚拟的人体模型与器官等。借助于HMD及感觉手套，使用者可以对虚拟的人体模型进行手术。另外，在远距离遥控外科手术、复杂手术的计划安排、手术过程的信息指导、手术术后预测及改善残疾人生活状况，乃至新型药物的研制等方面，虚拟现实技术都有十分重要的意义。虚拟现实技术在医学领域的广泛应用，大大降低了医生诊断的失误率，降低了手术风险，为医疗事业的进一步发展提供了必要的保障。

2.2 手数字化设备

在虚拟现实系统中，人置身于虚拟世界中，通过视觉、听觉和触觉等多种途径体会虚拟世界的沉浸感。例如，用户可以借助数据手套用手去直接抓取模拟环境中虚拟的物体，这时手有抓握感，并可以感觉物体的重量，模拟环境中被抓的物体也能立刻随着手的移动而移动。

2.2.1 数据手套

数据手套（Data Glove）是虚拟仿真应用中主要的交互设备，是虚拟现实系统的重要组成部分。数据手套可以实时获取人手的动作姿态，如进行物体抓取、移动、旋转、装配、操纵、控制等动作，能够在虚拟环境中再现人手动作，达到人机交互的目的，是一种通用的人机接口。

传感器技术是数据手套系统中的关键技术，数据手套的交互能力直接取决于传感器的性能。数据手套设有弯曲传感器，通过导线连接至信号处理电路，检测手指的伸屈，并把手指伸屈时的各种姿势转换成数字信号传送给计算机，计算机通过应用程序来识别并执行相应的操作，达到人机交互目的。

数据手套的基本原理是：数据手套设有弯曲传感器，有 5 节点、14 节点、18 节点、22 节点之分，这些弯曲传感器由柔性电路板、力敏元件、弹性封装材料组成，通过导线连接至信号处理电路；在柔性电路板上设有至少两根导线，以力敏材料包覆于柔性电路板大部，再在力敏材料上包覆一层弹性封装材料，柔性电路板留一端在外，以导线与外电路连接；把人手姿态准确实时地传递给虚拟环境，而且能够把与虚拟物体的接触信息反馈给操作者，使操作者以更加直接、更加自然、更加有效的方式与虚拟世界进行交互，大大增强了互动性和沉浸感。

数据手套可分为有线、无线、左手和右手等几种类型。手掌、手指、手腕各个有效部位弯曲等动作的测量及其姿态的反演是虚拟现实数据手套实现的关键。数据手套本身不提供与空间位置相关的信息，因此在实际应用中，数据手套需要与空间位置跟踪定位设备配合使用，以检测手的实际位置和方向。数据手套又可分为虚拟现实数据手套和力反馈数据手套。虚拟现实数据手套为操作者提供了一种通用、直接的人机交互方式，使操作者以更加直接、更加自然、更加有效的方式与虚拟世界进行交互，大大增强了互动性和沉浸感，特别适用于需要多自由度手模型对虚拟物体进行复杂操作的虚拟现实系统。力反馈数据手套可以借助数据手套的触觉反馈功能，用户能够用双手亲自“触碰”虚拟世界，并在与计算机制作的三维物体进行互动的过程中真实感受到物体的振动。触觉反馈能够营造出更为逼真的使用环境，让用户真实感触到物体的移动和反应。此外，系统也可用于数据可视化领域，能够探测出与地面密度、水含量、磁场强度、危害相似度或光照强度相对应的振动强度。

现在数据手套产品很多，下面简单介绍几种虚拟现实数据手套产品。

1．CyberGlove 数据手套

CyberGlove 是一种复杂的传感手套，它使用的是线性弯曲传感器，可以准确捕捉用户手指和手的动作，结合软件，还可以在计算机屏幕上标绘出图形手的动作，使用户能够感觉并操控数位物体，就好像操作真实物体一样。CyberGlove 集成了很薄的电子张力变形测量器，安装在弹性尼龙弯曲材料上。手套中有 18～22 个传感器，用于测量手指的弯曲、外展和拇指前置、手掌弧度、手腕的偏航角和俯仰角。关节角度是通过一对张力变形测量器电阻的变化间接侧量出的。来自传感器的手套数据通过 RS-232 串行线发送给主计算机。为了弥补用户手的大小差异带来的误差以及把张力变形测量器产生的电压转换成关节角度，需要对 CyberGlove 手套进行校正。

CyberGlove II 数据手套是 Immersion 公司推出的一款 VR 手套产品，有 18 传感器和 22 传感器两款，由弹性面料制成，手掌部采用网眼设计，具有良好的舒适性和透气性，如图 2.14 所示。CyberGlove II 无线数据手套可将测量出的手和手指的动作准确地转换为数字化的实时角度数据，且没有累赘的缆线，捕捉动作不受限制。CyberGlove II 使用抗弯曲感应技术，可测量多达 22 个关节角度，具有极高的精确度。CyberGlove II 系统的基本组件包括一只数据手套、两节电池、一个电池充电器和一个 USB/蓝牙技术适配器。

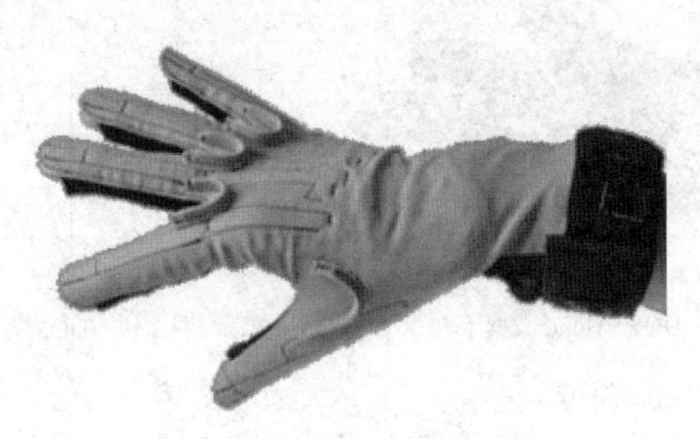

图 2.14 CyberGlove II 数据手套

2．5DT 数据手套

5DT 数据手套是虚拟现实等领域专业人士使用的虚拟交互产品，具有超高的数据质量、较低的交叉关联以及高数据频率的特点，如图 2.15 所示。

5DT 数据手套有 5 节点和 14 节点之分，还可配备 5DT 的无线模块或串口模块。5DT 数据手套可以测量用户手指的弯曲程度以及手指的外围轮廓，可以用来替代鼠标和操作杆，系统通过一个 RS-232 接口与计算机相连接。

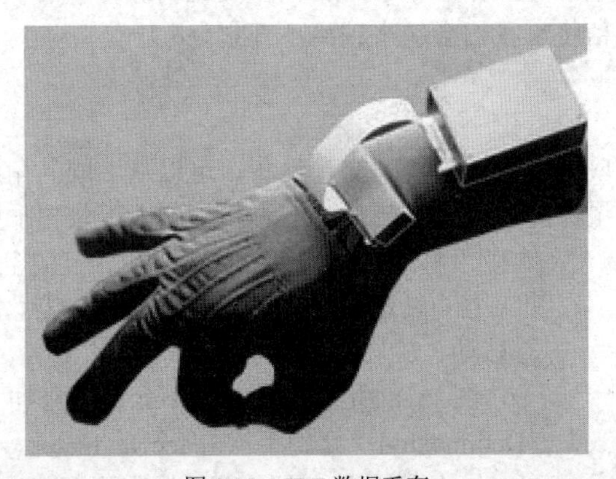

图 2.15 5DT 数据手套

3．DGTech 虚拟现实手套

DG5 VHand 数据手套是 DGTech Engineering Solution 公司推出的全新的 VHand 数据手套版本。经过完全重新设计的数据手套内部嵌入一块采集板。在同一电路板上已经安装了一个完整的

3 轴加速度计，可精确测量手的动作和方向，极大增强了该完整传感器的应用领域。手指的动作仍使用 Flexpoint 弯曲传感器进行测量。手套可用 3.3V～5V 电源供电，无漏电，十分安全，耗电量低于 20mA。该产品可无线运行和独立运行，由一节电池供电即可维持相当长的运行时间，保证长期手术期。该数据手套可用于不同的应用领域，包括机器人技术、动作捕捉、虚拟现实、创新游戏、复原以及对残障人士的辅助等，如图 2.16 所示。

另外，我们需要考虑下面两个要点。

（1）手部运动测量。

加速度轴参考坐标：该数据手套集成了 3 轴加速度计，能够在 3 个主轴上测量出手的加速度。从这些数据中能够获得配戴者手的动向数据（转动和倾斜度），图 2.17 所示为数据手套的轴参考坐标图解。

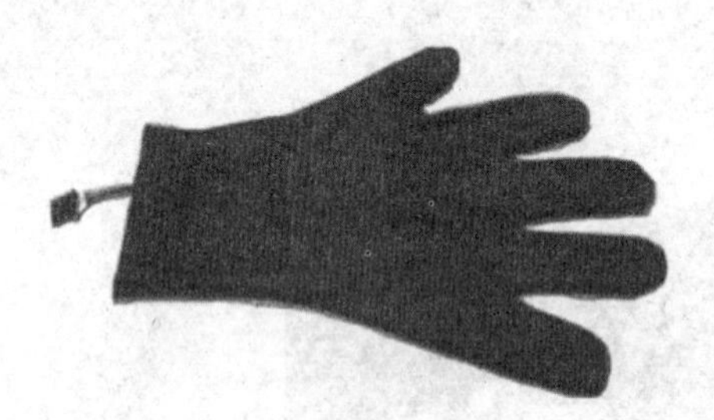

图 2.16 DG5 VHand 数据手套

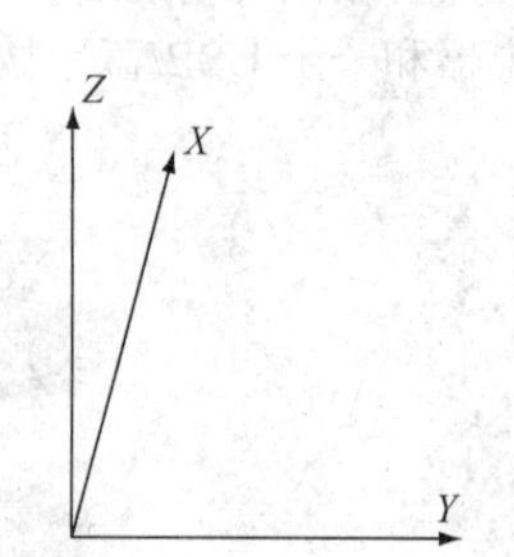

图 2.17 DG5 VHand 数据手套轴参考坐标

（2）手的动向（转动和倾斜度）。

加速度可分为两类，即动态和静态。可以根据 3 轴加速度计对这两种加速度进行测量。动态加速度是对手部瞬间动作的测量，可采用三轴坐标测量的方法实现。而静态加速度取决于重力。如，手部沿 Y 轴转动将会改变 X 轴和 Z 轴测量出的加速度值，因为这些坐标轴的重力发生了改变。而倾斜角度可通过推算得出。如，通过得到 X 加速度的静态测量值的方法，手部沿 X 轴倾斜将会改变 Y 轴的加速度值，这样便可测出倾斜角度的数值，即手部位置的改变。

数据手套的设计原则是为了满足那些从事运动捕捉和动画工作的专家们的严格需求。但是数据手套使用简单、操作舒适、驱动范围广以及高数据质量使得它成为虚拟仿真用户的理想工具。现在，数据手套在机器人系统、操作外科手术、虚拟装配训练、手语识别系统、教育娱乐等诸多领域发挥着重要作用，相信将来我们会越来越离不开它。

2.2.2 三维鼠标

三维鼠标是虚拟现实应用中比较重要的交互设备，可以从不同的角度和方位对三维物体进行观察、浏览和操纵。三维鼠标能够为每个想体验三维乐趣的人提供更加强大而便利的操作，为三维应用程序提供自然而灵敏的三维环境和物体的操控方式。通过推、拉、转动或倾斜三维鼠标的控制器，能够对三维物体和环境进行移动、旋转、缩放等操作。

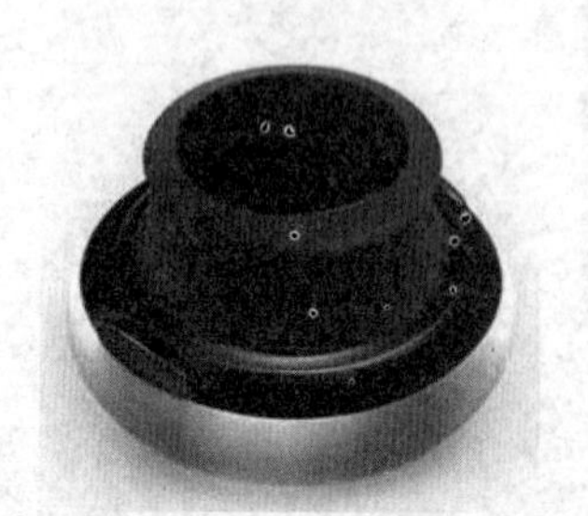

图 2.18 “魔幻手”SpaceNavigator

图 2.18 所示为由 Logitech 的子公司 3Dconnexion 研发制造的 3Dconnexion“魔幻手”SpaceNavigator。SpaceNavigator 采用先进的 6 方位光学传感器，可根据需要调节设备速度，带有 2 个可调节的功能键及 USB 接口，体积小方便使用及携带。该款鼠标在开发中得到了 Google 的支持，所以鼠标可以和 Google Earth 软件很好地配合。

2.3 立体视觉设备

眼睛是人的主要感觉器官，人类从外界获得的大部分信息主要来自于人的视觉。在虚拟现实系统中，三维视觉显示设备有头盔显示器、三维展示系统及沉浸式立体投影系统等。

2.3.1 头盔显示器

头盔显示器（HMD，Head Mounted Display）是常见的立体显示设备，利用头盔显示器将人对外界的视觉、听觉封闭，引导用户产生一种身在虚拟环境中的感觉。

- 头盔显示器通常由两个 LCD 或 CRT 显示器分别显示左右眼的图像，这两个图像由计算机分别驱动，两个图像间存在着微小的差别，人眼获取这种带有差异的信息后在脑海中产生立体感。
- 头盔显示器主要由显示器和光学透镜组成，辅以 3 个自由度的空间跟踪定位器，可进行虚拟输出效果观察，同时观察者可以做空间上的自由移动，如行走、旋转等。

下面简单介绍几种头盔显示器。

1．Virtual Research 数字头盔

Virtual Research VR1280 是一款双路输入 SXGA（1280×1024）分辨率反射 FLCOS 头戴式显示器，适用于高级虚拟现实应用领域。

该产品将高亮度、高分辨率彩色微型显示器与量身设计的光学设备相结合，带给用户 60° 宽视域的无与伦比的视觉灵敏度体验。

VR1280 有三维立体声和单声道两种操作模式，如图 2.19 所示。

Virtual Research VR1280 虚拟现实头戴显示器（HMD）使用简便，且比以往的显示系统更加结实耐用。

该产品的佩戴过程只需短短几秒，后部和顶部的棘齿和前额弹簧垫确保佩戴更加牢固和舒适，用户还可进行快捷精确的调整。

通过调整瞳距还可同时调整良视距离，以适应镜片需求。

高性能的 Sennheiser 耳机可自由旋转，不使用时还可将其轻松拆除。

该头盔可用于医疗、游戏产业以及建筑专案的设计规划、虚拟现实模拟训练等领域。

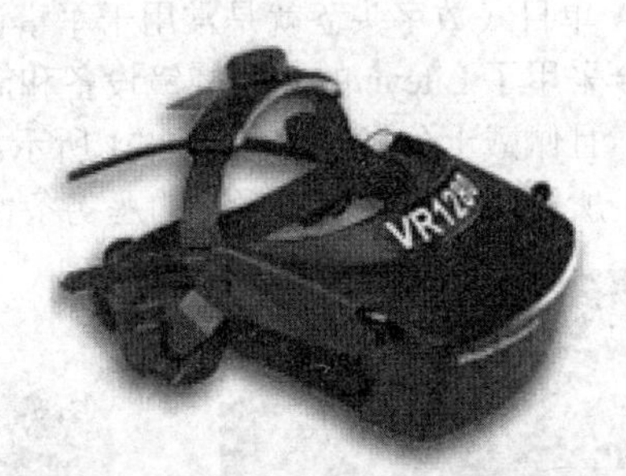

图 2.19 VR1280 数字头盔

2．eMagin 数字头盔

eMagin 公司是 OLED 微型显示器和虚拟图像技术的引领者。eMagin 公司的头盔产品集成高分辨率的 OLED 微型显示器、光学放大镜及其系统技术，适用于 3D 游戏、模拟训练、工业仿真

及商业应用领域。

eMagin Z800 3D Visor 虚拟现实数字头盔，其重量不到 225g。

eMagin OLED 显示器的大小仅为 0.59 英寸（1 英寸=2.54cm），但其图像显示效果却能达到相当于在 3.65m 外观看 105 英寸（1 英寸=2.54cm）的电影屏幕。

eMagin Z800 3D Visor 虚拟现实数字头盔配备两部 eMagin SVGA 3D OLED 高对比度微型显示器，能够流畅地传输 1670 万种色彩的全动态视频图像，并且其搭配高灵敏度头部追踪装置，可为用户提供 360° 图像追踪，如图 2.20（a）所示。

eMagin Z800 3D Visor 虚拟现实数字头盔使用户摆脱了传统头戴式显示器的束缚，游戏用户可体验身临其境的虚拟现实环境；PC 用户则可以在不受限制的环境中工作和体验虚拟现实环境。

eMagin OLED 显示器可提供绚丽色彩且不会有屏幕闪烁或模糊的 3D 图像。eMagin“硅基 OLED”专利技术通过在各个像素部位进行芯片信号处理和数据缓冲，极大地提高了 OLED 材料的固有刷新率，从而确保每个像素连续发射程序预设的颜色。全彩数据在每个显示像素下进行缓冲，确保屏幕的无闪烁立体视觉功能，如图 2.20（b）所示。

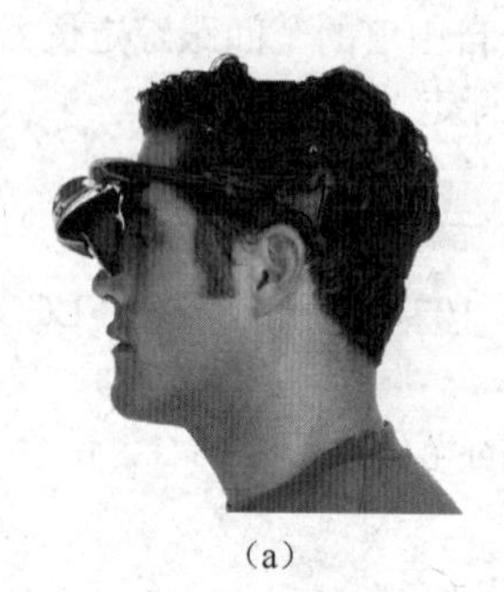

（a）

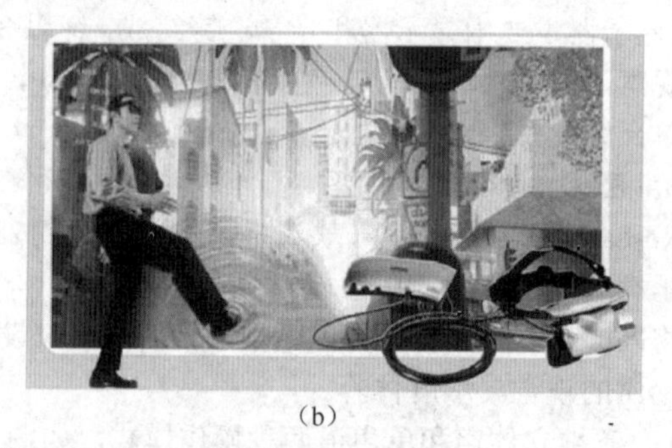

（b）

图 2.20　eMagin Z800 3D Visor

3．Liteye 单目穿透式头盔

数字头盔从外型上主要分为单目式数字头盔和双目式数字头盔，类似“能量探测器”的就是单目式数字头盔。

- 双目式的 2 个 2D 显示器可以形成立体影像，因此常用于虚拟现实领域。

单目式虽然不能产生立体效果，但是因为更加轻巧的重量和可透视显示器常被应用于增强现实和军事领域。

例如，Liteye LE-750A VGA 单目式数字头盔就是常用于军事训练的优秀产品。

其透视型头戴式显示器结合采用了 Liteye 的专利棱镜设备和简便易用的通用支架，使用户能够准确定位安装头戴式显示器，且佩戴十分舒适，如图 2.21 所示。其使用了 OLED 微型显示器，降低了耗电量且操作更加便捷，所以即使在极热和极冷的恶劣条件下同样能正常运行。

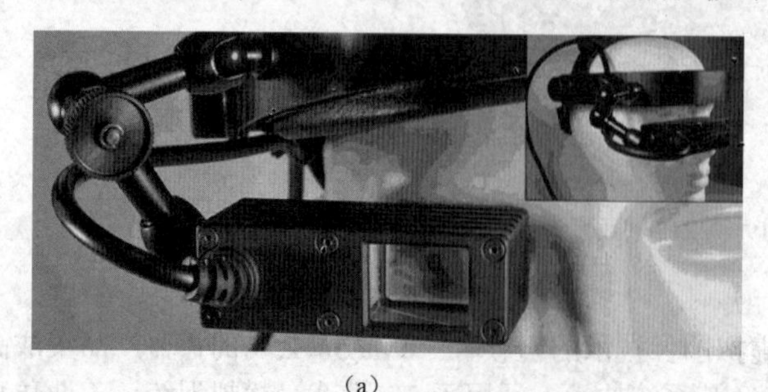

（a）

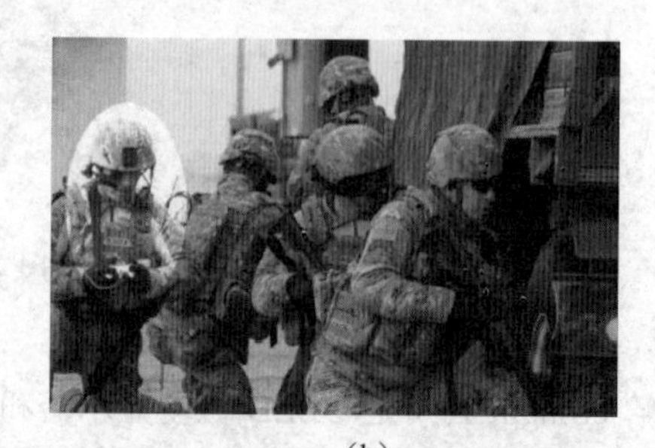

（b）

图 2.21　Liteye LE-750A VGA

4．Cybermind 双目式数字头盔

Cybermind hi-Res800_PC 3D 是一款全彩的 SVGA 沉浸式头戴式显示器，它集高品质和卓越设计于一身，可满足用户的不同需求，且具有超高的性价比。

Cybermind hi-Res800_PC 3D 机身重小于 600g，即插即用，可同几乎任何类型的计算机相兼容，为用户提供最佳的 3D 立体影像，适用于娱乐、仿真、游戏、医疗等诸多领域，如图 2.22 所示。

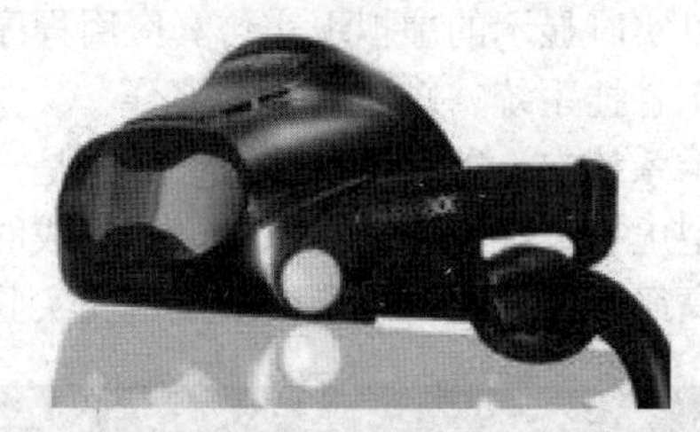

图 2.22 Cybermind hi-Res800_PC 3D 双目式 HMD

5．5DT 数字头盔

5DT 头盔显示器具有超高分辨率，可提供清晰的图像和优质的音响效果，产品外形设计简约流畅，便于携带，如图 2.23 所示。

用户可根据自己对沉浸感的需求进行不同层级的调节，另外还有可进行大小调节的顶部旋钮、背部旋钮、穿戴式的头部跟踪器以及便于检测的翻盖式设计。

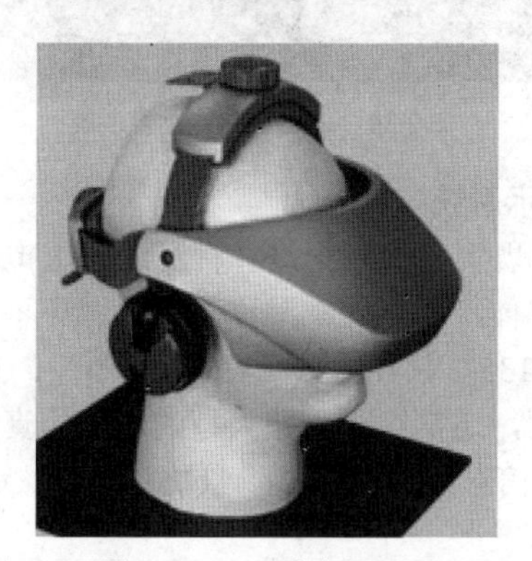

图 2.23 5DT 头盔显示器

2.3.2 沉浸式立体投影系统

沉浸感是虚拟现实技术的本质特征之一，所以，沉浸式显示系统也是虚拟现实系统建设中的重要内容。在虚拟现实实验室建设过程中，沉浸感的实现手段有很多，其中显示部分主要通过具有沉浸感的大屏幕立体投影系统来实现。

目前，大屏幕三维立体投影显示系统是一种最典型、最实用、高级别的沉浸式虚拟现实显示系统，根据沉浸程度的不同，通常可以分为单通道立体投影系统、多通道环幕立体投影显示系统、CAVE 投影系统、球面投影系统等。

这类沉浸式显示系统非常适合于军事模拟训练、CAD/CAM（虚拟制造、虚拟装配）、建筑设计与城市规划、虚拟生物医学工程、3D GIS 科学可视化、教学演示等诸多领域的虚拟现实应用。

1．单通道立体投影系统

单通道立体投影显示系统是一套基于高端 PC 虚拟现实工作站平台的入门级虚拟现实三维投影显示系统。该系统通常以一台图形计算机为实时驱动平台，两台叠加的立体版专业 LCD 或 DLP

投影机作为投影主体显示一幅高分辨率的立体投影影像，所以通常又称为单通道立体投影显示系统，如图 2.24 所示。

与传统的投影相比，该系统最大的优点是能够显示优质的高分辨率三维立体投影影像，为虚拟仿真用户提供一个有立体感的半沉浸式虚拟三维显示和交互环境，同时也可以显示非立体影像。而由于虚拟仿真应用的特性和要求，通常情况下均使用其立体模式。

对于在虚拟现实应用中用以实时显示的虚拟现实仿真应用程序，单通道立体投影显示系统通常主要包括专业投影显示系统、悬挂系统、成像装置 3 部分。

在众多的虚拟现实三维显示系统中，单通道立体投影系统是一种低成本、操作简便、占用空间较小、具有极好性价比的小型虚拟三维投影显示系统，其集成的显示系统使安装、操作使用更加容易且方便，被广泛应用于高等院校和科研院所的虚拟现实实验室中。

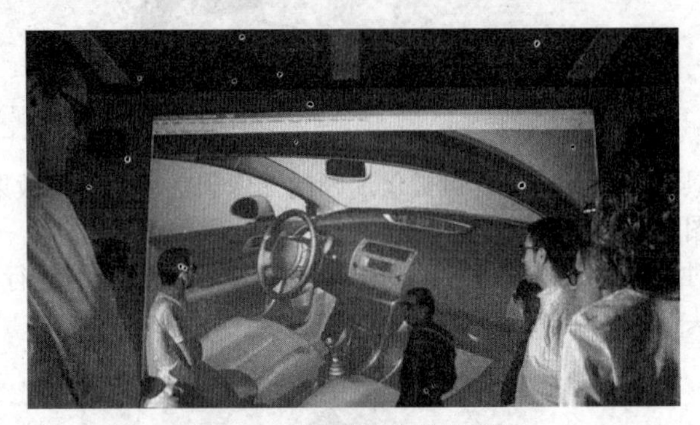

图 2.24　单通道立体投影系统

2．多通道环幕立体投影显示系统

PowerWall 柱面沉浸式虚拟现实显示系统是一种沉浸式虚拟仿真显示环境，系统采用环形的投影屏幕作为仿真应用的投射载体，所以通常又称为多通道环幕立体投影显示系统。根据环形幕半径的大小，通常分为 120°、135°、180°、240°、270°、360°弧度不等。

由于其屏幕的显示半径巨大，通常用于一些大型的虚拟仿真应用，比如虚拟战场仿真、虚拟样机、数字城市规划、三维地理信息系统等大型场景仿真环境，近来开始向展览展示、工业设计、教育培训、会议中心等专业领域发展。

环幕投影系统是目前非常流行的一种具有高度沉浸感的虚拟现实投影显示系统，该系统以多通道视景同步技术、数字图像边缘融合技术为支撑，采用多通道亮度、色彩平衡技术和多通道视景同步技术，将三维图形计算机生成的三维数字图像实时地输出并显示在一个超大幅面的环形投影幕墙上，并以立体成像的方式呈现在观看者的眼前，使观看者和参与者获得一种身临其境的虚拟仿真视觉感受。它是整个虚拟现实系统的重要的组成部分，如图 2.25 所示。

3．CAVE 沉浸式虚拟现实显示系统

CAVE 沉浸式虚拟现实显示系统是一种基于多通道视景同步技术、三维空间整形校正算法、立体显示技术的房间式可视协同环境。

如图 2.26 所示，该系统可提供一个同房间大小的四面（或六面）立方体投影显示空间，供多人参与，所有参与者均完全沉浸在一个被三维立体投影画面包围的高级虚拟仿真环境中，借助相应虚拟现实交互设备（如数据手套、力反馈装置、位置跟踪器等），从而获得一种身临其境的高分辨率三维立体视听影像和 6 自由度交互感受。由于投影面积能够覆盖用户的所有视野，所以 CAVE 系统能提供给使用者一种前所未有的带有震撼性的身临其境的沉浸感。这种完全沉浸式的立体显示环境，为科学家带来了空前创新的思考模式。

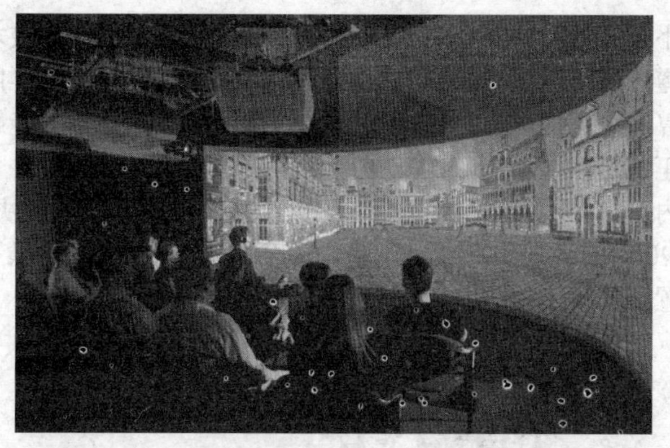

图 2.25 多通道环幕立体投影显示系统

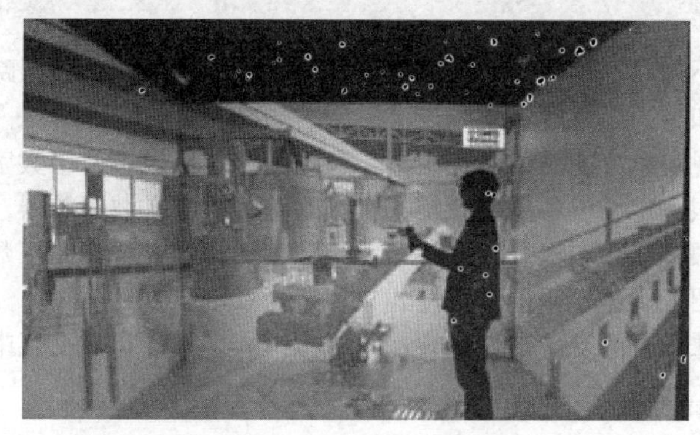

图 2.26 CAVE 沉浸式虚拟现实显示系统

科学家能直接看到他们的可视化研究对象。例如，大气学家能“钻进”飓风的中心观看空气复杂而混乱无序的结构；生物学家能检查 DNA 规则排列的染色体链对结构，并虚拟地拆开基因染色体进行科学研究；理化学家能深入到物质的微细结构或广袤环境中进行试验探索。

可以说，CAVE 可以应用于任何具有沉浸感需求的虚拟仿真应用领域，是一种全新的、高级的、完全沉浸式的科学数据可视化手段。

4. 球面投影显示系统

球面投影显示系统也是近年来最新出现的沉浸式虚拟现实显示方式，也是采用三维投影显示的方式予以实现，其最大的特点是视野非常广阔，覆盖了观察者的所有视野，从而令使用者完全置身于飞行场景中，给人身临其境的沉浸感，如图 2.27 所示。

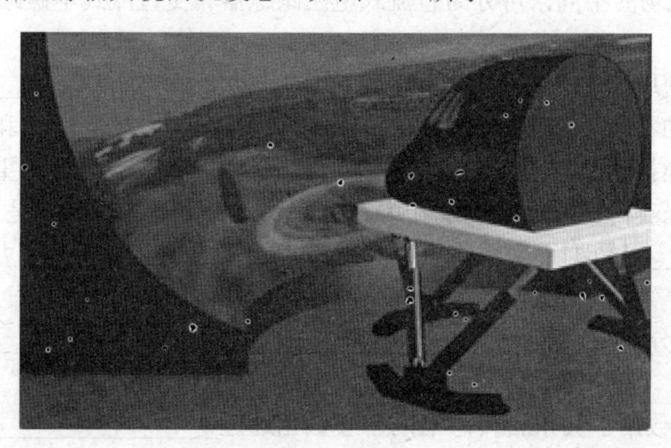

图 2.27 球面投影显示系统

球面投影系统绝不是普通科研工作者想象得那样简单，其所包括的技术模块有：球面视锥的科学设计算法、多通道图像边缘融合曲面几何矫正、PC-Cluster 并行集群同步渲染技术。其中，球面视锥的科学设计算法是球面显示系统的最关键的技术门槛，如果不能解决这个问题，即使做好边缘融合和几何校正，最后显示出来的三维效果也是错误的。

目前在全球范围内，只有为数不多的厂商能够提供球面显示系统的解决方案，例如 3DP、Barco 等。其中，3DP 有近 20 年的视景仿真项目经验，为全球 50 多个国家提供了数百套球面显示系统解决方案，具有勿庸置疑的技术领导地位。

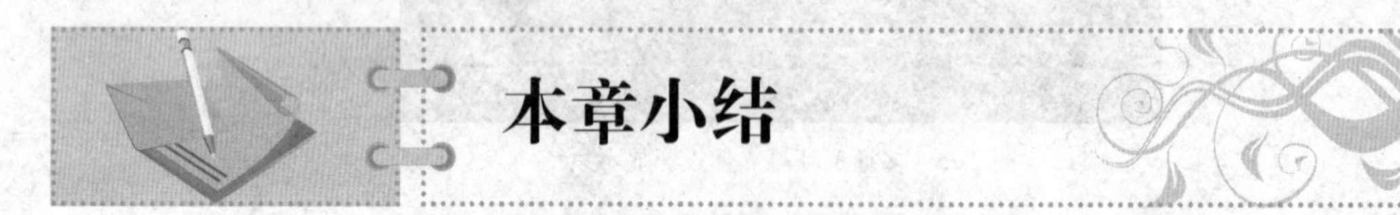

本章小结

根据应用和目的不同，虚拟现实系统所需要的硬件设备也不同，如跟踪定位设备、三维显示设备、手数字化设备和感知设备等。

本章介绍了虚拟现实系统的三维交互工具，包括跟踪定位设备、手数字化设备和立体视觉设备。虚拟现实系统的跟踪定位设备主要介绍了机械跟踪器、电磁波跟踪器、光学式跟踪器、超声波跟踪器、惯性位置跟踪器和图像提取跟踪器。手数字化设备主要介绍了数据手套和三维鼠标。立体视觉设备主要介绍了头盔显示器和沉浸式立体投影系统。

正是依靠这些特殊设备的支持，使用户在与虚拟世界之间的自然交互中产生了一种身临其境的逼真感。

习　题

一、填空题

1. 虚拟现实系统的方位跟踪器至少需要获得 6 个自由度信息，即 3 个____________________和 3 个____________________。

2. 位置跟踪器有许多种，常见的有____。

3. 机械跟踪系统是一个精确且响应时间短的系统，而且它不受__________________的干扰。

4. 根据所发射磁场的不同，可分为直流式电磁跟踪器和交直流式电磁跟踪器，其中________使用较多。

5. 光学跟踪器使用的主要有 3 种技术：_____________、_____________和_____________。

6. 按测量方法的不同，超声波跟踪定位技术可分为：_____________和_____________。

7. 数据手套是虚拟仿真应用中主要的交互设备，是_____________的重要组成部分。

8. 数据手套可以实时获取人手的动作姿态，达到人机交互的目的，是一种通用的________。

9. _____________是数据手套系统中的关键技术，数据手套的交互能力直接取决于传感器的性能。

10. 数据手套可分为_____________、_____________、_____________和_____________几种类型。

11. CyberGlove 数据手套来自传感器的手套数据通过___________________发送给主计算机。

12. CyberGlove II 系统的基本组件包括_________、_________、_________和_________。

13．5DT数据手套有5节点和14节点之分，还可配备5DT的________。

14．头盔显示器将人对外界的________、________封闭，引导用户产生一种身在虚拟环境中的感觉。

15．头盔显示器通常由两个________显示器分别显示左右眼的图像，人眼获取这种带有差异的信息后在脑海中产生立体感。

16．头盔显示器主要由________和________组成。

17．5DT头盔显示器可根据用________进行不同层级的调节。

18．沉浸式立体投影系统有________、________、________、________等。

19．DG5 VHand数据手套内部嵌入________。

20．DG5 VHand数据手套集成了三轴加速度表，能够在________测量出手的加速度。

21．通过推、拉、转动或倾斜三维鼠标的控制器，能够对三维物体和环境进行________等操作。

二、简答题

1．电磁波跟踪器的原理是什么？

2．直流式电磁跟踪器的不足是什么？

3．超声波跟踪器的工作原理是什么？

4．惯性位置跟踪器的优缺点是什么？

5．常见的数据手套有哪几种，各有何特点？

6．简述头盔显示器的工作原理。

三、综述题

1．查找分析目前国内国外应用跟踪器的先进设备有哪些？并比较它们的优缺点。

2．查找分析目前国内国外数据手套的先进设备有哪些？并比较它们的优缺点。

3．查找分析目前国内国外先进的立体视觉设备有哪些？并比较它们的优缺点。

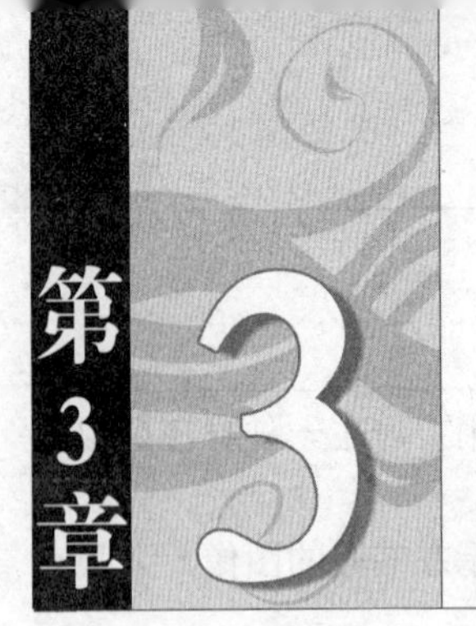

第3章 虚拟现实系统的相关技术

虚拟现实系统的目标是由计算机生成虚拟世界，使用户能与之进行视觉、听觉、触觉、嗅觉等全方位交互。现阶段在计算机的运行速度达不到虚拟现实系统所需要的情况下，相关技术就显得尤为重要。要生成一个三维场景，并使场景图像能随视角不同实时地显示变化，只有设备是远远不够的，还必须有相应的技术理论支持。

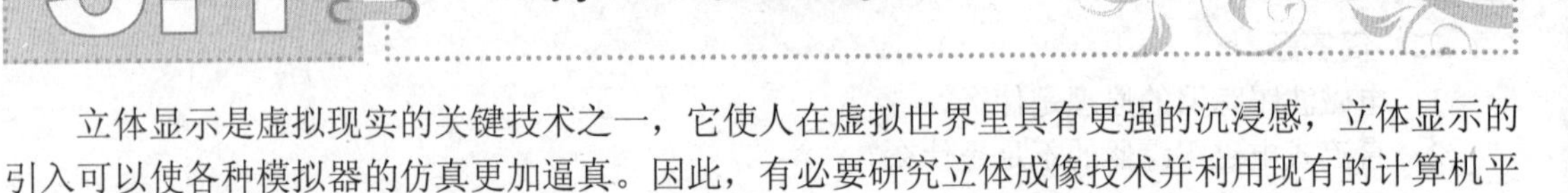

3.1 立体显示技术

立体显示是虚拟现实的关键技术之一，它使人在虚拟世界里具有更强的沉浸感，立体显示的引入可以使各种模拟器的仿真更加逼真。因此，有必要研究立体成像技术并利用现有的计算机平台，结合相应的软硬件系统在平面显示器上显示立体视景。

3.1.1 立体显示原理

由于人的两眼有 4～6cm 的距离，所以实际上看物体时两只眼睛中的图像是有差别的，如图 3.1 所示。两幅不同的图像输送到大脑后，得到的是有景深的图像。这就是计算机和投影系统的立体成像原理。依据这个原理，结合不同的技术水平有不同的立体技术手段。只要符合常规的观察角度，即产生合适的图像偏移，形成立体图像并不困难。从计算机和投影系统角度看，根本问题是图像的显示刷新率问题，即立体带宽指标问题。如果立体带宽足够，用任何显示器和投影机显示立体图像都没有问题。

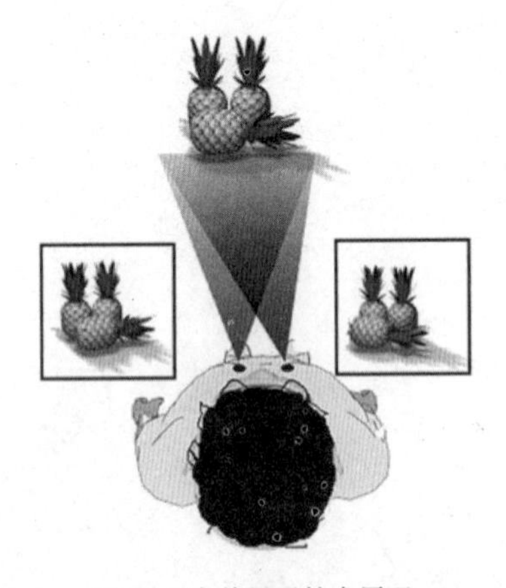

图 3.1　立体显示技术原理

3.1.2 4 种立体显示技术

立体显示技术主要有分色技术、分光技术、分时技术以及光栅技术。下面就介绍 4 种技术如何将片源输送给双眼。其中前 3 种（分色技术、分光技术、分时技术）的流程很相似，都是需要经过两次过滤，第一次是在显示器端，第二次是在眼睛端。

1．分色技术

分色技术的基本原理是让某些颜色的光只进入左眼，另一部分只进入右眼。人眼睛中的感光细胞共有4种，其中数量最多的是感觉亮度的细胞，另外3种用于感知颜色，分别可以感知红、绿、蓝3种波长的光，感知其他颜色是根据这3种颜色推理出来的，因此红、绿、蓝被称为光的三原色。要注意这和美术上讲的红、黄、蓝三原色是不同的，后者是颜料的调和，而前者是光的调和。

显示器就是通过组合三原色来显示上亿种颜色的，计算机内的图像资料也大多是用三原色的方式储存的。分色技术在第一次过滤时要把左眼画面中的蓝色、绿色去除，右眼画面中的红色去除，再将处理过的这两套画面叠合起来，但不完全重叠，左眼画面要稍微偏左边一些，这样就完成了第一次过滤。第二次过滤是观众带上专用的滤色眼镜，眼镜的左边镜片为红色，右边的镜片是蓝色或绿色，由于右眼画面同时保留了蓝色和绿色的信息，因此右边的镜片不管是蓝色还是绿色都是一样的。分色技术原理如图3.2所示。

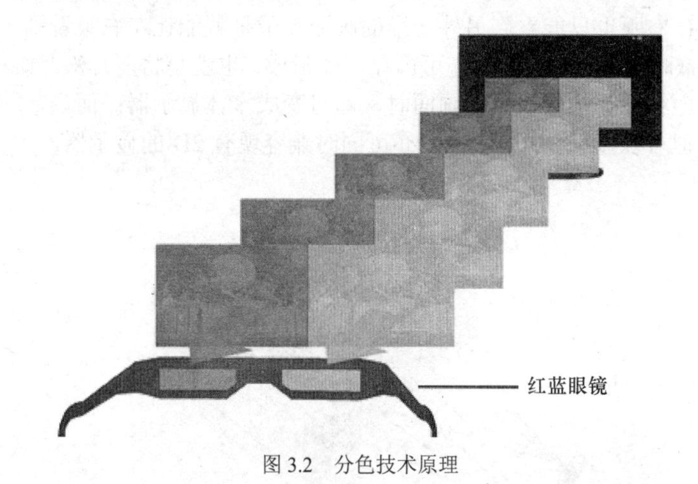

图3.2　分色技术原理

注意，也有一些眼镜是右边为红色，这样第一次过滤时也要对调过来，购买产品时一般都会附赠配套的滤色眼镜，因此标准不统一也不用在意。以红、绿眼镜为例，红、绿两色互补，红色镜片会削弱画面中的绿色，绿色镜片削弱画面中的红色，这样就确保了两套画面只被相应的眼睛看到。其实准确地说是红、青两色互补，青介于绿和蓝之间，因此戴红、蓝眼镜也是一样的道理，如图3.3所示。目前，分色技术的第一次滤色已经开始用计算机来完成了，按上述方法滤色后的片源可直接制作成DVD等音像制品，在任何彩色显示器上都可以播放。

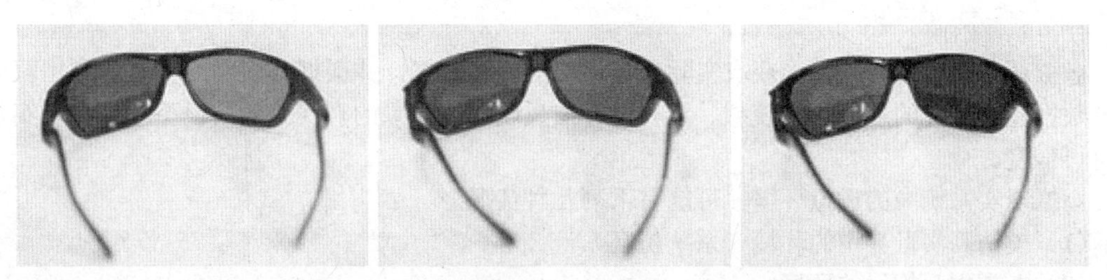

图3.3　红蓝立体眼镜、红绿立体眼镜、棕蓝立体眼镜

2．分光技术

常见的光源都会随机发出自然光和偏振光，分光技术是用偏光滤镜或偏光片滤除特定角度

偏振光以外的所有光，让 0° 的偏振光只进入右眼，90° 的偏振光只进入左眼（也可用 45° 和 135° 的偏振光搭配）。两种偏振光分别搭载着两套画面，观众须带上专用的偏光眼镜，眼镜的两片镜片由偏光滤镜或偏光片制成，分别可以让 0° 和 90° 的偏振光通过，这样就完成了第二次过滤。

目前，分光技术的应用还主要停留在投影机上，早期必须使用双投影机加偏振光滤镜的方案，现在已经可以用单投影机来实现，不过都必须配合不破坏偏振光的金属投影幕才能使用。

3. 分时技术

分时技术是将两套画面在不同的时间播放，显示器在第一次刷新时播放左眼画面，同时用专用的眼镜遮住观看者的右眼，下一次刷新时播放右眼画面，并遮住观看者的左眼。按照上述方法将两套画面以极快的速率切换，在人眼视觉暂留特性的作用下就合成了连续的画面。目前，用于遮住左右眼的眼镜用的都是液晶板，因此也被称为液晶快门眼镜，早期曾用过机械眼镜。

4. 光栅技术

如图 3.4 所示，若在显示器前端加上光栅（Barrier），光栅的功能是挡光，让左眼透过光栅只能看到部分的画面；右眼也只能看到另外一半的画面，于是就能让左右眼看到不同的影像并形成立体，此时无需佩戴眼镜。而光栅本身亦可由显示器形成，也就是将两片液晶画板重叠组合而成，当位于前端的液晶面板显示条纹状黑白画面时，即可变成立体显示器；而当前端的液晶面板显示全白的画面时，不但可以显示 3D 的影像，亦可同时兼容现有 2D 的显示器。

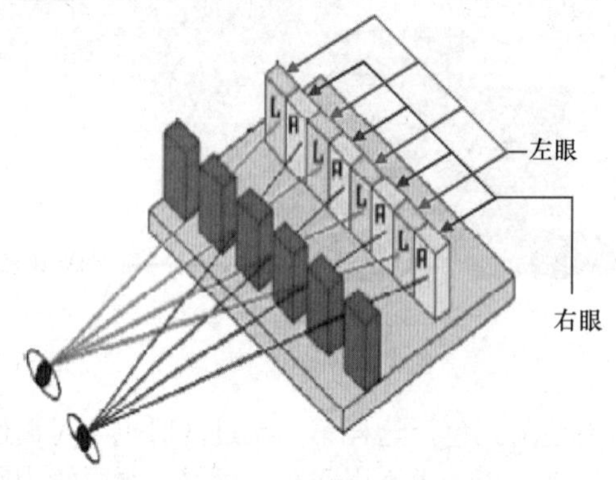

图 3.4 光栅 3D 显示技术原理

3.2 三维建模技术

虚拟环境建模的目的在于获取实际三维环境的三维数据，并根据其应用的需要，利用获取的三维数据建立相应的虚拟环境模型。只有设计出反映研究对象的真实有效的模型，虚拟现实系统才有可信度。

虚拟现实系统中的虚拟环境，可能有下列几种情况。

（1）模仿真实世界中的环境（系统仿真）。

（2）人类主观构造的环境。

（3）模仿真实世界中人类不可见的环境（科学可视化）。

基于目前的技术水平，常见的是三维视觉建模和三维听觉建模。而在当前应用中，三维建模一般主要是三维视觉建模。三维视觉建模可分为几何建模、物理建模、行为建模。

3.2.1 几何建模技术

几何建模是开发虚拟现实系统过程中最基本、最重要的工作之一。虚拟环境中的几何模型是物体几何信息的表示，设计表示几何信息的数据结构、相关的构造与操纵该数据结构的算法。虚拟环境中的每个物体包含形状和外观两个方面。物体的形状由构造物体的各个多边形、三角形和顶点等来确定，物体的外观则由表面纹理、颜色、光照系数等来确定。因此，用于存储虚拟环境中几何模型的模型文件应该提供上述信息。同时，还要满足虚拟建模技术的常用指标，例如交互显示能力、交互式操纵能力和易于构造的能力对虚拟对象模型的要求。

1．几何建模的内容

对象的几何建模是生成高质量视景图像的先决条件。它是用来表述对象内部固有的几何性质的抽象模型，所表达的内容包括以下几点。

（1）对象中基元的轮廓和形状，以及反映基元表面特点的属性，例如颜色。

（2）基元间的连续性，即基元结构或对象的拓扑特性。连接性的描述可以用矩阵、树、网络等。

（3）应用中要求的数值和说明信息。这些信息不一定是与几何形状有关的，例如基元的名称、基元的物理特性等。

从体系和结构的角度看，几何建模技术分为体素和结构两个方面。体素用来构造物体的原子单位，体素的选取决定了建模系统所能构造的对象范围。结构用来决定体素如何组合以构成新的对象。

2．几何建模的方法

几何建模通常可分为层次建模法和属主建模法。

（1）层次建模法。层次建模方法利用树形结构来表示物体的各个组成部分，对描述运动继承关系比较有利。例如，手臂可以描述成由肩关节、大臂、肘关节、小臂、腕关节、手掌、手指构成的层次机构，而手指又可以进一步细分。在层次模型中较高层次构件的运动势必改变较低层次构件的空间位置，例如肘关节转动势必改变小臂手掌的位置，而肩关节的转动又影响到大臂、小臂等。

（2）属主建模法。属主建模方法的思想是让同一个对象拥有同一个属主，属主包含了该类对象的详细结构。当要建立某个属主的一个实例时，只要复制指向属主的指针即可。每一个对象实例是一个独立的节点，拥有自己独立的方位变换矩阵。以汽车建模为例，汽车的4个轮子有相同的结构，可以为之建立一个轮子属主，每次需要轮子实例时，只要创建一个指向轮子属主的指针即可。通过独立的方位交换矩阵，便可以得到各个轮子的方位。这样做的好处是简单、高效、易于修改、一致性好。

3．几何建模的实现方式

几何建模可通过以下两种方式实现。

（1）人工的几何建模方法。利用虚拟现实工具软件来进行建模，如OpenGL、Java3D、VRML等。这些工具软件主要针对虚拟现实技术的特点而编写，编程容易，效率较高。直接从某些商品图形库中选购所需的几何图形，可以避免直接用多边形拼构某个对象外形时繁琐的过程，也可节省大量的时间。利用常用建模软件来进行建模，如AutoCAD、3d Max、Maya等，用户可交互式地创建某个对象的几何图形，但并非所有要求的数据都以虚拟现实要求的形式提供，实际使用时必须要通过相关程序或手工导入自制的工具软件。

（2）自动的几何建模方法。采用三维扫描仪对实际物体进行三维扫描，是指基于图片的建模技术，是指对建模对象实地拍摄两张以上的照片，根据透视学和摄影测量学原理、根据标志和定位对象上的关键控制点，建立三维网格模型。用于人体外形建模的大型激光扫描系统如图 3.5 所示，三维立体扫描仪如图 3.6 所示。

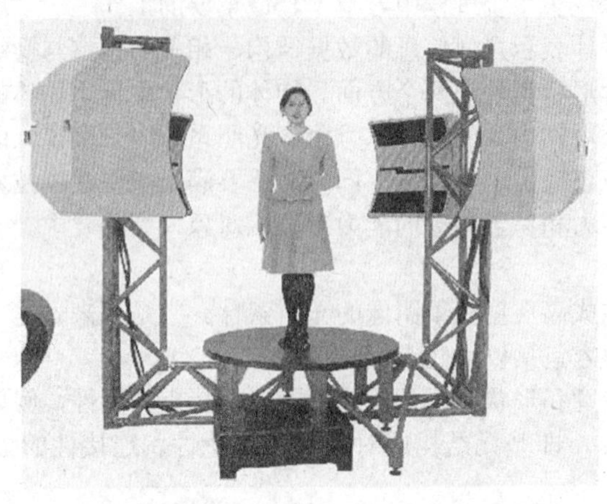

图 3.5　用于人体外形建模的大型激光扫描系统

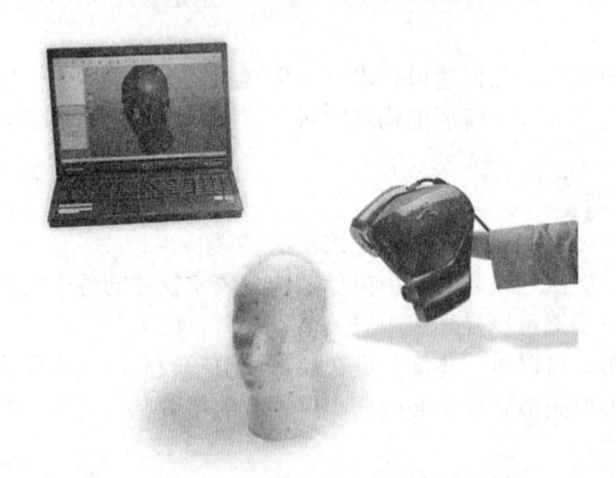

图 3.6　三维立体扫描仪

3.2.2　物理建模技术

物理建模指的是对虚拟对象的质量、重量、惯性、表面纹理（光滑或粗糙）、硬度、变形模式（弹性或可塑性）等特征的建模。

物理建模是虚拟现实系统中比较高层次的建模，它需要物理学与计算机图形学配合，涉及到力的反馈问题，主要是重量建模、表面变形和软硬度等物理属性的体现。分形技术和粒子系统就是典型的物理建模方法。

1. 分形技术

分形技术是指可以描述具有自相似特征的数据集。自相似的典型例子是“树”。若不考虑树叶的区别，当靠近树梢时，树的树梢看起来也像一棵大树，由相关的一组树梢构成的一根树枝，从一定的距离观察也像一棵大树。当然，由树枝构成的树从适当的距离看时自然也是棵树。与此类似的有蕨类植物，如图 3.7 所示。虽然，这种分析并不十分精确，但比较接近。

这种结构上的自相似称为统计意义上的自相似。自相似结构可用于复杂的不规则外形物体的建模。该技术首先被用于河流和山体的地理特征建模。

举一个简单的例子来说，可利用三角形来生成一个随机高度的地形模型。取三角形三边的中点并按顺序连接起来，将三角形分割成4个三角形，在每个中点随机地赋予一个高度值，然后，递归上述过程，就可产生相当真实的山体。

分形技术的优点是用简单的操作就可以完成复杂的不规则物体建模，缺点是计算量太大，不利于实时性。因此，在虚拟现实系统中分形技术一般仅用于静态远景的建模。

2. 粒子系统

粒子系统是一种典型的物理建模系统，粒子系统是用简单的体素完成复杂的运动建模。

所谓体素，是用来构造物体的原子单位，体素的选取决定了建模系统所能构造的对象范围。粒子系统由大量称为粒子的简单体素构成，每个粒子具有位置、速度、颜色和生命期等属性，这些属性可根据动力学计算和随机过程得到。

在虚拟现实系统中，粒子系统常用于描述火焰、水流、雨雪、旋风、喷泉等现象及动态运动过程的物体建模。

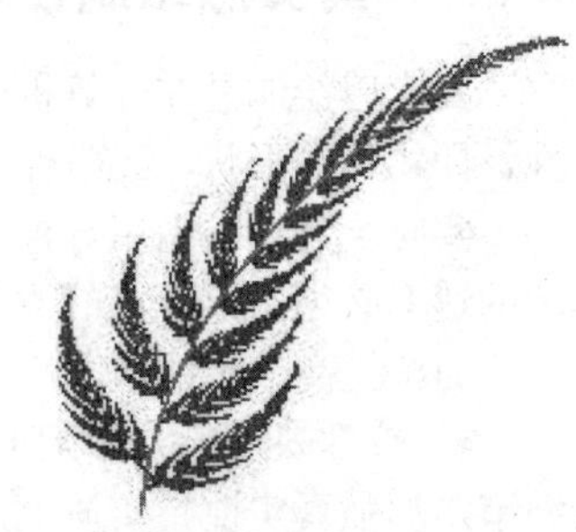

图3.7 蕨类植物形态

3.2.3 行为建模技术

虚拟现实的本质就是客观世界的仿真或折射，虚拟现实的模型则是客观世界中物体或对象的代表。而客观世界中的物体或对象除了具有表观特征如外形、质感以外，还具有一定的行为能力，并且服从一定的客观规律。例如，把桌子上的重物移出桌面，重物不会悬浮在空中，而会做自由落体运动。因为重物不仅具有一定外形，而且具有一定的质量并受到地球引力的作用。

作为虚拟现实的自主性的特性的体现，除了对象运动和物理特性对用户行为直接反应的数学建模外，还可以建立与用户输入无关的对象行为模型。虚拟现实的自主性特性，简单地说是指动态实体的活动、变化以及与周围环境和其他动态实体之间的动态关系，它们不受用户的输入控制（即用户不与之交互）。例如在战场仿真虚拟环境中，直升飞机螺旋桨的不停旋转；虚拟场景中的鸟在空中自由地飞翔，当人接近它们时，它们要飞远等行为。

在虚拟环境行为建模中，建模方法主要有基于数值插值的运动学方法与基于物理的动力学仿真方法。

（1）运动学方法：通过几何变换（平移和旋转等）来描述运动。

（2）动力学仿真：运用物理定律而非几何变换来描述物体的行为。在该方法中，运动是通过物体的质量和惯性、力和力矩以及其他的物理作用计算出来的。

3.3 真实感实时绘制技术

要实现虚拟现实系统中的虚拟世界，仅有立体显示技术是远远不够的，虚拟现实中还有真实感与实时性的要求，即虚拟世界的产生不仅需要真实的立体感，而且虚拟世界还必须实时生成，这就必须要采用真实感实时绘制技术。

真实感实时绘制是在当前图形算法和硬件条件限制下提出的在一定时间内完成真实感绘制的技术。"真实感"的涵义包括几何真实感、行为真实感和光照真实感。几何真实感指与描述的真实世界中对象具有十分相似的几何外观；行为真实感指建立的对象对于观察者而言在某些意义上是完全真实的；光照真实感指模型对象与光源相互作用产生的与真实世界中亮度和明暗一致的图像。而“实时”的涵义则包括对运动对象位置和姿态的实时计算与动态绘制，画面更新达到人眼观察不到闪烁的程度，并且系统对用户的输入能立即做出反应并产生相应场景以及事件的同步。它要求当用户的视点改变时，图形显示速率也必须跟上视点的改变速率，否则就会产生迟滞现象。

3.3.1 真实感绘制技术

真实感绘制是在计算机中重现真实世界场景的过程。其主要任务是要模拟真实物体的物理属性，即物体的形状、光学性质、表面纹理和粗糙程度以及物体间的相对位置、遮挡关系等。

实时绘制要求当用户视点发生变化时，所看到的场景需要及时更新，这就要保证图形显示更新的速率必须跟上视点的改变速率。

为了提高显示的逼真度，加强真实性，常采用下列方法。

- 纹理映射：纹理映射是将纹理图像贴在简单物体的几何表面，以近似描述物体表面的纹理细节，加强真实性。实质上，它是用二维的平面图像代替三维模型的局部。图 3.8 所示为纹理映射前后的对比。

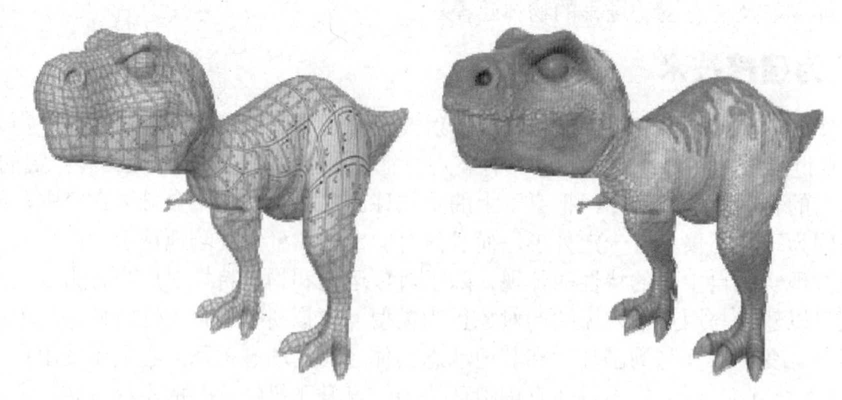

图 3.8 纹理映射前后对比图

- 环境映射：采用纹理图像来表示物体表面的镜面反射和规则透视效果。
- 反走样：走样是由图像的像素性质造成的失真现象。反走样方法的实质是提高像素的密度。

3.3.2 基于图形的实时绘制技术

传统的虚拟场景基本上都是基于几何的，就是用数学意义上的曲线、曲面等数学模型预先定义好虚拟场景的几何轮廓，再采用纹理映射、光照等数学模型加以渲染。大多数虚拟现实系统的主要部分是构造一个虚拟环境，并从不同的方向进行漫游。

要达到这个目标，首先要构造几何模型，其次模拟虚拟摄像机在 6 个自由度运动，并得到相应的输出画面。除了在硬件方面采用高性能的计算机，提高计算机的运行速度以提高图形显示能力外，还可以降低场景的复杂度，即降低图形系统需处理的多边形数目。

有下面几种用来降低场景复杂度的方法。

（1）预测计算：根据各种运动的方向、速率和加速度等运动规律，可在下一帧画面绘制之前用预测、外推法的方法推算出手的跟踪系统及其他设备的输入，从而减少由输入设备带来的延迟。

（2）脱机计算：在实际应用中有必要尽可能将一些可预先计算好的数据进行预先计算并存储在系统中，这样可加快运行时的速度。

（3）3D剪切：将一个复杂的场景划分成若干个子场景，系统针对可视空间剪切。虚拟环境在可视空间以外的部分被剪掉，这样就能有效地减少在某一时刻所需要显示的多边形数目，以减少计算工作量，从而有效降低场景的复杂度。

（4）可见消隐：系统仅显示用户当前能“看见”的场景，当用户仅能看到整个场景很小部分时，由于系统仅显示相应场景，可大大减少所需显示的多边形的数目。

（5）细节层次模型（Level Of Detail，LOD）：对同一个场景或场景中的物体，使用具有不同细节的描述方法得到的一组模型。在实时绘制时，对场景中不同的物体或物体的不同部分，采用不同的细节描述方法，同时建立几个具有不同细节水平的几何模型，如图3.9所示。LOD模型是一种全新的模型表示方法，这种方法改变了传统图形绘制中的“图像质量越精细越好”的观点，而是依据用户视点的主方向、视线在景物表面的停留时间、景物离视点的远近和景物在画面上投影区域的大小等因素来决定景物应选择的细节层次，以达到实时显示图形的目的。通过对场景中每个图形对象的重要性进行分析，对最重要的图形对象进行较高质量的绘制，而不重要的图形对象采用较低质量的绘制，在保证实时图形显示的前提下，最大程度地提高视觉效果。

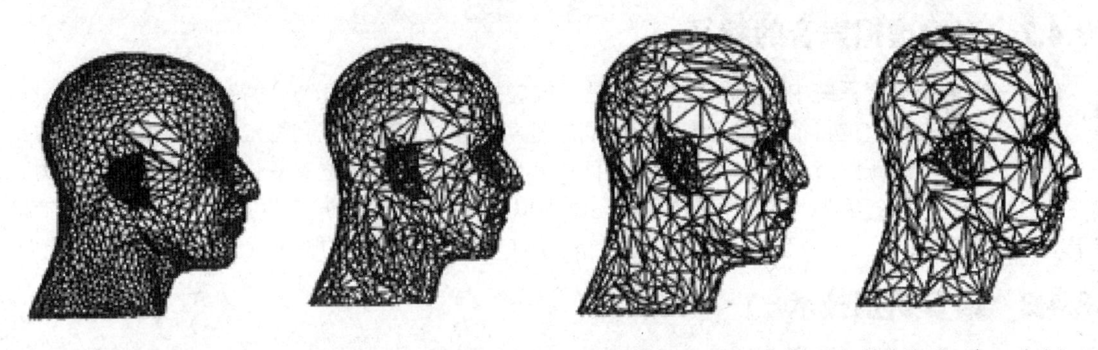

（a）原始模型（2732个点）（b）简化模型1（2055个点）（c）简化模型2（1088个点）（d）简化模型3（600个点）

图3.9　LOD模型示意图

3.3.3 基于图像的实时绘制技术

当前真实感图形实时绘制的其中一个热点问题就是基于图像的绘制（Image Based Rendering，IBR）。IBR完全摒弃传统的先建模、后确定光源的绘制方法，它直接从一系列已知的图像中生成未知视角的图像。

与传统的基于模型的绘制方法相比，IBR方法有以下优点。

（1）计算量适中。IBR方法所需的计算量相对较小，因此适合于工作站以及个人计算机上的虚拟现实应用。

（2）独立于场景复杂度。交互显示的开销与场景的复杂度无关，只与分辨率有关。因此IBR能用于表现非常复杂的场景。

（3）满意的绘制质量。作为已知的源图像不仅可来自于绘制系统，也可从真实环境中捕获，因此可以反映更加丰富的明暗、颜色、纹理等信息，并且计算开销都是一样的。

目前基于图像的绘制的相关技术主要有以下两种。

（1）硬件技术：实现复杂图像实时绘制的硬件途径主要有专用计算机图像生成设备CIG和针对虚拟现实应用而设计的通用图形工作站。

（2）软件技术：包括基于全景函数的方法、基于图像拼合的方法、视图插值技术、基于图像变形的方法、基于立体视觉的视图合成方法。

3.4 三维虚拟声音的实现技术

虚拟现实系统中的三维声音，使听者能感觉到声音是来自围绕听者双耳的一个球形中的任何地方。在虚拟场景中能使用户准确地判断出声源的精确位置、符合人们在真实境界中听觉方式的声音系统称为三维虚拟声音。

3.4.1 三维虚拟声音的作用

声音在虚拟现实系统中的作用，主要有以下几点。

（1）声音是用户和虚拟环境的另一种交互方法，人们可以通过语音与虚拟世界进行双向交流。

（2）数据驱动的声音能传递对象的属性信息。

（3）增强空间信息，尤其是当空间超出了视域范围。

3.4.2 三维虚拟声音的特征

在三维虚拟声音系统中，最核心的技术是三维虚拟声音定位技术，它的特征主要有以下几点。

（1）全向三维定位特征：在三维虚拟空间中把实际声音信号定位到特定虚拟专用源的能力。

（2）三维实时跟踪特性：在三维虚拟空间中实时跟踪虚拟声源位置变化或景象变化的能力。

（3）沉浸感与交互性：沉浸感是指加入三维虚拟声音后，能使用户产生身临其境的感觉，有助于增强临场效果；而三维声音的交互特性则是指随用户的运动而产生的临场反应和实时响应的能力。

3.4.3 语音识别技术

与虚拟世界进行语音交互是实现虚拟现实系统的一个高级目标。语音技术在虚拟现实中的关键是语音识别技术和语音合成技术。语音识别技术（Automatic Speech Recognition，ASR）是指将人说话的语音信号转换为可被计算机程序所识别的文字信息，从而识别说话人的语音指令以及文字内容的技术，包括参数提取、参考模式建立和模式识别等过程。

3.4.4 语音合成技术

语音合成技术（Test to Speech，TTS）：用人工的方法生成语音的技术，当计算机合成语音时，使听话人能理解其意图并感知其情感。一般对“语音”的要求是清晰、可听懂、自然、具有表现力。

实现语音输出有两种方法。

（1）录音/重放：首先要把模拟语音信号转换成数字序列，编码后暂存于存储设备中（录音），需要时再经解码，重建声音信号（重放）。

（2）文-语转换：把计算机内的文本转换成连续自然的语声流。应预先建立语音参数数据库、发音规则库等。需要输出语音时，系统按需求先合成语音单元，再按语音学规则或语言学规则连接成自然的语流。

3.5 人机自然交互技术

在计算机系统提供的虚拟空间中，人可以使用眼睛、耳朵、皮肤、手势和语音等各种感觉方式直接与之发生交互，这就是虚拟环境下的人机自然交互技术。在虚拟现实领域中，较为常用的交互技术主要有手势识别、面部表情的识别以及眼动跟踪等。

3.5.1 手势识别

手势识别系统的输入设备主要分为基于数据手套的识别和基于视觉（图像）的手语识别系统两种。基于数据手套的手势识别系统，就是利用数据手套和位置跟踪器来捕捉手势在空间运动的轨迹和时序信息，对较为复杂的手的动作进行检测，包括手的位置、方向和手指弯曲度等，并可根据这些信息对手势进行分析。基于视觉的手势识别是从视觉通道获得信号，通常用摄像机采集手势信息，由摄像机连续拍下手部的运动图像后，先采用轮廓的办法识别出手上的每一根手指，进而再用边界特征识别的方法区分出较小的、集中的各种手势。手势识别技术主要有模板匹配、人工神经网络和统计分析技术。

3.5.2 面部表情识别

人可以通过脸部的表情表达自己的各种情绪，传递必要的信息。人脸图像的分割、主要特征（如眼睛、鼻子等）定位以及识别是这个技术的主要难点。

一般人脸检测问题可以描述为：给定一幅静止图像或一段动态图像序列，从未知的图像背景中分割、提取并确认可能存在的人脸，如果检测到人脸，提取人脸特征。在某些可以控制拍摄条件的场合，将人脸限定在标尺内，此时人脸的检测与定位相对容易。在另一些情况下，人脸在图像中的位置预先是未知的，这时人脸的检测与定位将受以下因素的影响：人脸在图像中的位置、角度和不固定尺度以及光照的影响；发型、眼镜、胡须以及人脸的表情变化等；图像中的噪声等。

人脸检测的基本思想是建立人脸模型，比较所有可能的待检测区域与人脸模型的匹配程度，从而得到可能存在人脸的区域。根据对人脸知识的利用方法，可以将人脸检测方法分为两大类：基于特征的人脸检测方法和基于图像的人脸检测方法。

（1）基于特征的人脸检测，直接利用人脸信息，比如人脸肤色、人脸的几何结构等。该方法包括轮廓规则；器官分布规则；肤色、纹理规则；对称性规则；运动规则。

（2）基于图像的人脸检测方法可被看作一般的模式识别问题，包括神经网络方法、特征脸方法、模板匹配方法。

3.5.3 眼动跟踪

人们可能经常在不转动头部的情况下，仅仅通过移动视线来观察一定范围内的环境或物体。为了模拟人眼的功能，在虚拟现实系统中引入眼动跟踪技术。

眼动跟踪技术的基本工作原理是利用图像处理技术，使用能锁定眼睛的特殊摄像机，通过摄入从人的眼角膜和瞳孔反射的红外线连续地记录视线变化，从而达到记录、分析视线追踪过程的目的。表 3-1 所示为目前几种主要的视线追踪技术及特点。

表 3–1 人眼动跟踪技术

视觉追踪方法	技术特点
眼电图	高带宽，精度低，对人干扰大
虹膜-巩膜边缘	高带宽，垂直精度低，对人干扰大，误差大
角膜反射	高带宽，误差大
瞳孔-角膜反射	低带宽，精度高，对人无干扰，误差小
接触镜	高带宽，精度最高，对人干扰大，不舒适

3.6 碰撞检测技术

碰撞检测经常用来检测对象甲是否与对象乙相互作用。在虚拟世界中，由于用户与虚拟世界的交互及虚拟世界中物体的相互运动，物体之间经常会出现发生相碰的情况。为了保证虚拟世界的真实性，就需要虚拟现实系统能够及时检测出这些碰撞，产生相应的碰撞反应，并及时更新场景输出，否则就会发生穿透现象。正是有了碰撞检测，才可以避免诸如人穿墙而过等不真实情况的发生，影响虚拟世界的真实感。

在虚拟世界中关于碰撞，首先要检测到有碰撞的发生及发生碰撞的位置，其次是计算出发生碰撞后的反应，所以说碰撞检测是虚拟现实系统中不可缺少的部分。在虚拟世界中通常有大量的物体，并且这些物体的形状复杂，要检测这些物体之间的碰撞是一个十分复杂的事情，其检测工作量较大。同时，由于虚拟现实系统中有较高实时性的要求，要求碰撞检测必须在很短的时间（如 30 ms～50 ms）完成，因而碰撞检测成了虚拟现实系统与其他实时仿真系统的瓶颈。碰撞检测是虚拟现实系统研究的一个重要技术。

（1）碰撞检测的要求。

为了保证虚拟世界的真实性，碰撞检测要有较高的实时性和精确性。所谓实时性，基于视觉显示的要求，碰撞检测的速度一般至少要达到 24Hz；而基于触觉要求，速度至少要达到 300Hz 才能维持触觉交互系统的稳定性，只有达到 1000Hz 才能获得平滑的效果。精确性的要求取决于虚拟现实系统在实际应用中的要求。

（2）碰撞检测的实现方法。

最简单的碰撞检测方法是对两个几何模型中的所有几何元素进行两两相交测试。这种方法可以得到正确的结果，但当模型的复杂度增大时，计算量过大，计算过程十分缓慢。根据对两个物体间的精确碰撞检测的加速实现，现有的碰撞检测算法主要可划分为两大类：层次包围盒法和空间分解法。

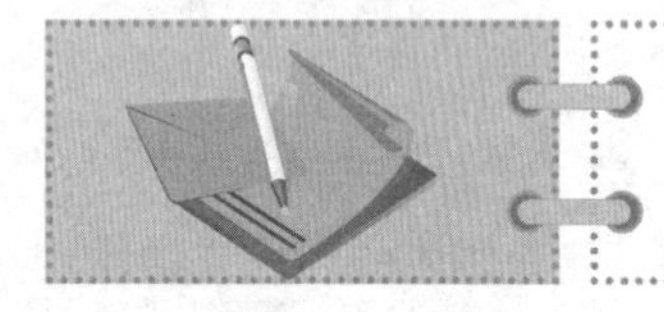

本章小结

虚拟现实技术是由计算机产生，通过视、听、触觉等作用，使用户产生身临其境感觉的交互式视景仿真，具有多感知性、存在感、交互性和自主性等特征。本章阐述了虚拟现实技术理论和体系结构，重点介绍了立体显示、三维建模、真实感实时绘制、三维虚拟声音的实现、人机自然交互技术以及碰撞检测技术。本章的学习要点是各种技术的原理和实现方法。

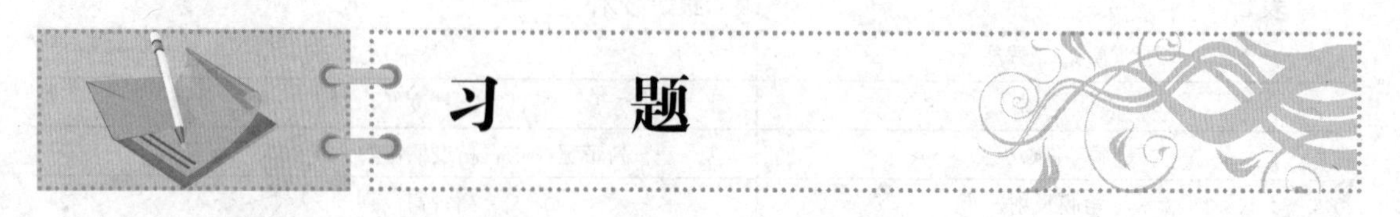

习　题

一、填空题

1．三维视觉建模又可细分为__________、__________、__________，分别是基于物体的几何信息来描述物体模型的建模方法、涉及到物体的物理属性，行为建模反映研究对象的物理本质及其内在的工作原理。

2．在真实感实时绘制技术中，为了提高显示的逼真度，加强真实性，常利用的方法有__________、__________、__________。

3．碰撞检测技术的主要实现方法有__________和空间分解法。

4. 正是由于人类两眼的__________，使人的大脑能将两眼所得到的细微差别的图像进行融合，从而在大脑中产生有空间感的立体物体视觉。

5．目前基于图像的绘制的软件技术主要有：__________。

6．根据对人脸知识的利用方法，可以将人脸检测方法分为两大类：__________、__________。

7．虚拟声音技术存在的问题：__________、__________、__________。

二、简答题

1．简述几何建模常用方法。

2．简述什么是细节层次模型？

3．简述三维虚拟声音定位技术的特征主要有哪些？

4．简述眼动跟踪技术的基本工作原理？

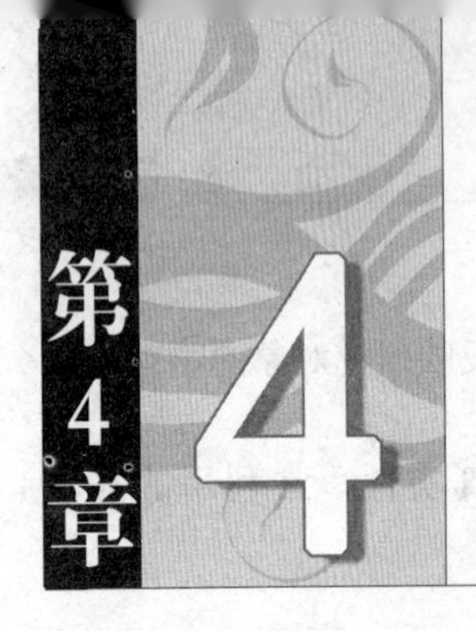

第4章 虚拟现实的计算体系结构

我们通常将支持实时交互的计算机硬件称为“VR 引擎”。这个术语是一种抽象，指的是 VR 系统中最关键的部分，它从输入设备中读取数据，访问与任务相关的数据库，执行任务要求的实时计算，从而实时更新虚拟世界的状态，并把结果反馈给输出显示设备。

在 VR 仿真过程中，很难预测所有用户的动作，也很难在内存中存储所有相应状态。因此，虚拟世界是实时创建和删除的。“人的因素”研究给出了为用户显示世界画面（或帧）的最小刷新率。实现平滑的仿真至少要求以 24 FPS（电影的帧速）到 30 FPS 的速率显示。因此，VR 引擎每隔 33ms 就要重新计算一次虚拟世界。这个过程导致需要与其他任务（例如 I/O 通信和存储）并行处理的计算负载非常大。

对 VR 交互性来说，最重要的是整个仿真的延迟，即用户输入与相关系统反馈之间的时间间隔大小。整个系统的延迟是传感器延迟、传送延迟和计算显示一个新的世界状态的时间的延迟之和。

低延迟和快速的图形、触觉、听觉刷新率都要求 VR 引擎具有强健的计算机体系结构。VR 系统结构的设计通常围绕着绘制流水线进行。绘制流水线是本章首先要讨论的一个概念。接着，本章详细介绍了基于 PC 和基于工作站的 VR 引擎，特别是图形引擎，最后给出了分布式 VR 体系结构。

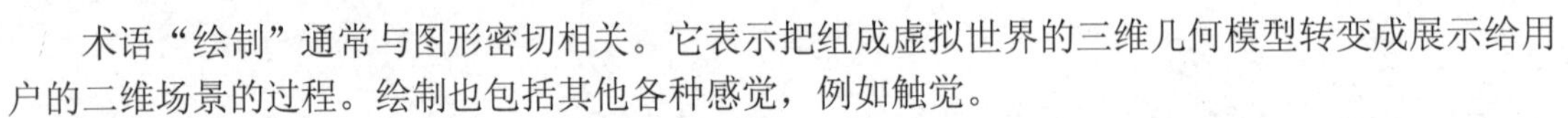

4.1 绘制流水线

术语“绘制”通常与图形密切相关。它表示把组成虚拟世界的三维几何模型转变成展示给用户的二维场景的过程。绘制也包括其他各种感觉，例如触觉。

流水线结构是一种通过并行执行多个任务的部件来加速过程处理的方法。绘制流水线指的是把绘制过程划分成几个阶段，并把它们指派给不同的硬件资源，采用的是类似计算机的分布式原理。

4.1.1 图形绘制流水线

图形绘制分为 3 个阶段，如图 4.1 所示。第一阶段是应用程序阶段，它是用软件编程通过计算机 CPU 完成的。为了响应用户的输入，应用程序在执行过程中应具备改变仿真视角，或者改变虚拟对象（例如虚拟手）方向的功能。在后面讨论触觉绘制流水线时还会介绍应用程序阶段的其他一些任务。

第二阶段是几何处理阶段，几何处理阶段通过软件和硬件一同实现。该阶段包括模型变换（平移、旋转和缩放等）、光照计算、场景投影、剪裁和映射。光照子阶段根据场景中的模拟光源的类型和数目、光照模型、表面材质属性、大气效果（如雾等）计算表面颜色。光照计算的结果使场景具有明暗效果，看上去会更加真实。

最后一个阶段是光栅化。它是通过硬件实现的，目的是提高处理速度。这一阶段把几何处理阶段输出的顶点信息（例如颜色和纹理）转换成视频显示器需要的像素信息。光栅化阶段的一个重要功能是执行反走样，以达到平滑多边形的边缘锯齿的目的。反走样处理是把像素细分成子像素区域并指定颜色。子像素的颜色被累加起来，以确定在显示像素的最终颜色中R、G和B所占的百分比。因此使用的子像素越多，光栅化阶段的计算量就越大，得到的图像质量就越好，但计算时间相对要长，或出现瓶颈，因此只要达到要求的精度就可以了。

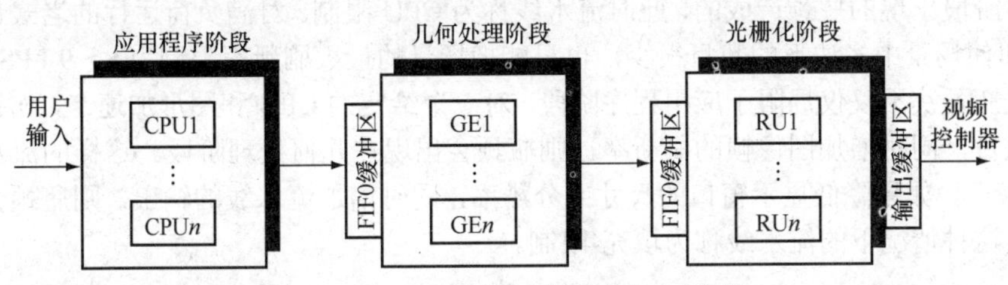

图4.1 OpenGL图形绘制流水线的3个阶段

1．绘制流水线的一个例子

HP Visualize fx卡是用硬件实现几何处理阶段和光栅化阶段的一个典型例子，如图4.2所示。接口芯片接收CPU输出的数据，然后把它们发送到几何处理主板和纹理加速器中。然后由几何处理主板上最空闲的几何处理引擎开始处理三维数据，处理完毕后将它们发送回接口芯片，接口芯片再将接收到的浮点数据转换成光栅化处理要求的整数。两个纹理芯片计算透视结果，并把经过校正、放大后的纹理数据传送给光栅化设备，或存储在纹理高速缓冲存储器中。纹理高速缓冲存储器可以被其他对象重用，以加速流水线处理速度。RU（Rasterizer Unitis，光栅化单元）从接口芯片和纹理芯片中读取数据，把它们转换成像素格式，然后发送到帧缓冲区。最后，视频芯片把像素颜色映射成24位真彩色，完成数/模转换，并进行视频的同步处理。

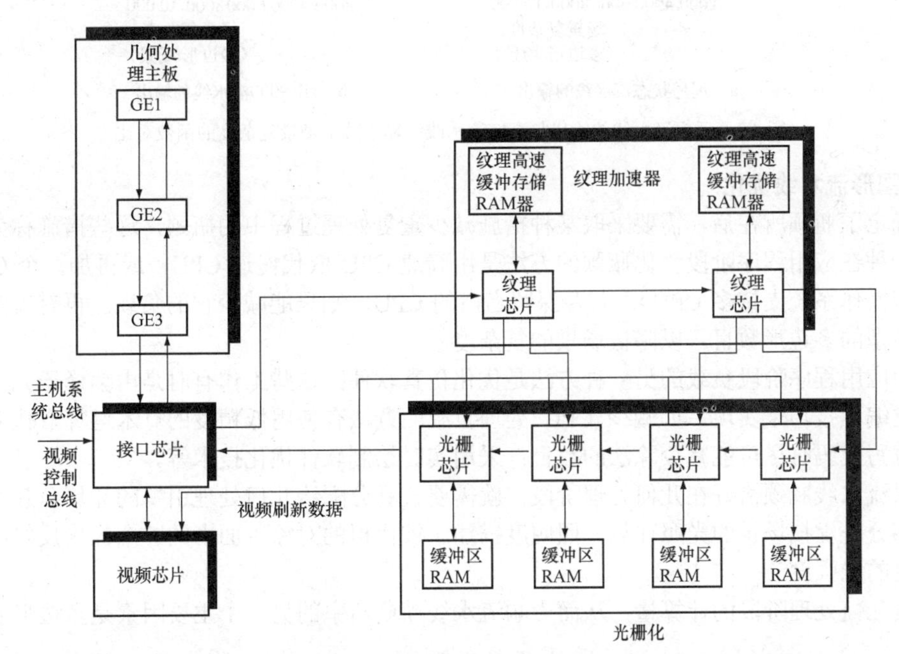

图4.2 HP Visualize fx流水线体系结构

2．图形流水线瓶颈

在讨论如何查找瓶颈阶段之前，首先了解理想流水线输出与真实流水线输出之间的差别。在理想情况下，如图4.3（a）所示，帧刷新率总是与场景的复杂度成反比的。例如，假设有一中等复杂程度的虚拟世界，如果场景的复杂度降低，则刷新率呈指数增长。如果使用同样的流水线绘制立体场景，性能会降低一半。

下面讨论真实的情况，以提供一条图形流水线的 HP 9000 图形工作站为例。如图 4.3（b）所示，可以看出当场景复杂度低于 3000 个多边形时，两种模式下的曲线都处于水平状态。这是由于在应用程序阶段出现的瓶颈造成的，此时流水线称为 CPU 限制。对满负荷运行的老式计算机的慢速 CPU，即使场景中多边形的数目很少，也只能把场景的最大刷新率限制为 8～9 FPS。

流水线瓶颈决不仅仅局限于应用程序阶段。对一个给定的 CPU 和图形加速卡，如果减少场景中光源的数目，同时增加图像帧的刷新率，则瓶颈会出现在几何处理阶段。这样的流水线称为变换-限制。最后，如果降低显示窗口的尺寸或分辨率，同时增加流水线的输出，则瓶颈会出现在光栅化阶段。这种情况下的流水线称为填充-限制。

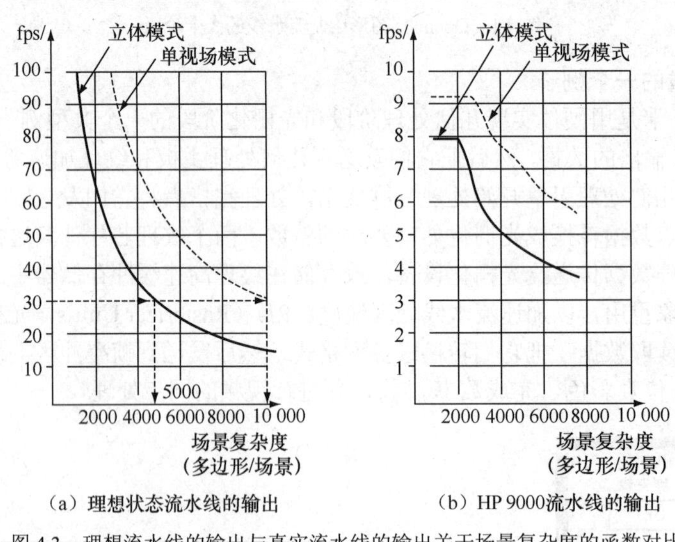

图 4.3 理想流水线的输出与真实流水线的输出关于场景复杂度的函数对比

3. 图形流水线优化

当确定了瓶颈所在后，需要采取某种措施减少重复处理过程中的瓶颈，这些措施称为流水线优化。一种在应用程序阶段优化瓶颈的方法是用高速 CPU 取代慢速 CPU，或再加一个 CPU（假设硬件和操作系统支持多 CPU）。若要保留当前的 CPU，则只能减少它的负载。再有就是尽量减少三维模型的多边形数目，以降低场景的复杂度。

减少应用程序阶段负载的另一种方法是优化仿真软件。这些工作有时是由编译器完成的，也可以通过编程技巧来实现。如减少 CPU 处理负载的方法有使用低精度的算术运算取代双精度运算；在编写代码时尽可能减少除法的数目；采用实时绘制软件优化技术等。

如果流水线瓶颈恰好在几何处理阶段，就需要查看分配给几何处理引擎的计算负载。其中一个重要部分是虚拟场景的光照计算。照明度描述了被模拟的对象表面上的一个像素反射出来被观察者看见的光强度。

影响几何处理阶段的计算量，从而影响流水线帧刷新率的另一个主要因素是多边形明暗处理模式。

如果流水线是填充-限制的（瓶颈出现在光栅化阶段），那么可以通过减少显示窗口的尺寸或窗口的分辨率进行优化。

4.1.2 触觉绘制流水线

现代 VR 仿真系统在满足实时约束条件下需要实现另一些感觉模态，如触觉。这一要求可以通过多阶段的触觉绘制流水线来完成，如图 4.4 所示。

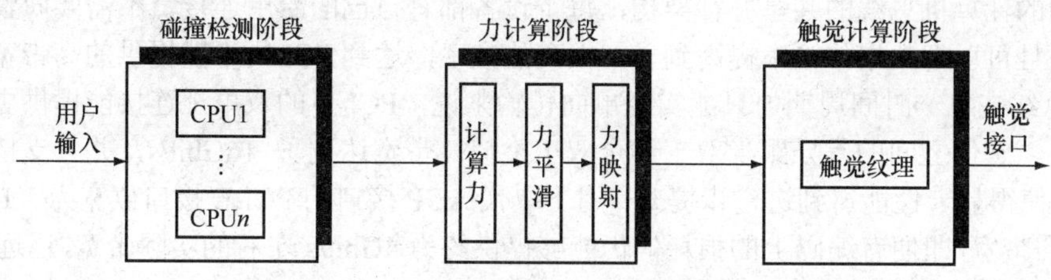

图 4.4 触觉绘制流水线的阶段

触觉绘制流水线的第一阶段，主要是从数据库中加载三维对象的物理特性，包括表面柔性、光滑度、重量和表面温度等。流水线的第一阶段还要执行碰撞检测，以确定是否有虚拟对象发生碰撞。与图形流水线不同，在触觉绘制流水线中，只有在场景中发生碰撞的结构才被传送到流水线的下一阶段。

触觉绘制流水线的第二阶段主要是基于各种物理仿真模型计算触点压力。最简单的仿真模型基于胡克定律，即触点压力的大小与表面变形的程度相关。还有一些包括阻尼力和摩擦力的模型，它们的计算结果较真实，但计算量也相应较大。另外，对象碰撞的次数越多，力的渐变处理情况就越复杂，流水线出现力计算以及限制的概率就越大。在这种情况下，可以通过使用比较简单的力学模型来进行优化。触觉绘制流水线的第二阶段还包括力平滑和力映射。力平滑指调整力向量的方向，以避免相邻多边形表面的受力情况出现剧烈变化，而力映射是指把计算好的力映射成触觉显示系统的某个特性。

触觉绘制流水线的第三个也是最后一个阶段是触觉纹理，主要绘制仿真过程的接触反馈分量。这一阶段计算出来的效果，如振动或表面温度，将附加在力向量上，发送给触觉输出设备。触觉接口特性的映射非常重要，例如可以使用振动代替触点压力（就像 CyberTouch 手套那样）。总而言之，触觉绘制流水线与图形绘制流水线相比，缺少标准的体系结构，也反映出当今触觉技术正处于快速发展的状态。

4.2 基于 PC 的图形体系结构

现有计算机的 CPU 速度和图形卡绘制能力一般都能满足 VR 仿真中的大多数实时性要求。CPU 的速度从 Intel 486 的 66 MHz 发展到了酷睿 i7 的 3.9GHz 级。图形加速卡，从只有每秒绘制 7000 个 Gouraud 明暗处理多边形的能力，到每秒能绘制过亿的 Gouraud 明暗处理三角形。

20 世纪 90 年代末，PC 体系结构造成的通信瓶颈直接影响着实时图形绘制的性能。其主要原因源于连接图形卡和其他 I/0 设备的外围设备接口（PCI）总线。PCI 总线的带宽只有 132 MB/s，不足以处理它所连接的所有设备产生的通信量。特别地，从系统 RAM 到图形存储器的数据传送必须与硬盘、局域网和其他 I/O 通信争用总线带宽。

21 世纪初期，基于 PC 的 VR 系统，通过引入加速图形接口（Accelerated Graphics Port，AGP）总线来解决 PCI（Pedpherd Component Interconnect）总线的带宽问题。与 PCI 总线相比，AGP 总线能支持更高的带宽，能直接把纹理和其他图形数据从系统 RAM 传送到图形卡上的视频存储器（帧缓冲器）。这一过程是通过存储器控制芯片完成的，它允许同时进行 CPU 到 RAM 的传送。使用 AGP 8x 总线，AGP 的传送速率可超过 2Gbit/s。

在当前 PC 上，PCI-Express（简写 PCI-E）采用了目前业内流行的点对点串行连接，比起 PCI 以及更早期的计算机总线的共享并行架构，每个设备都有自己的专用连接，不需要向整个总线请求带宽，而且可以把数据传输率提高到一个很高的频率，达到 PCI 所不能提供的高带宽。相对于传统 PCI 总线在单一时间周期内只能实现单向传输来说，PCI-E 的双单工连接能提供更高的传输速率和质量，它们之间的差异跟半双工和全双工类似。带宽达到了 16Gbit/s，并且支持两张显卡同时使用，使得显卡性能得到进一步提升。用于取代 AGP 接口的 PCI-E 接口位宽为 X16，能够提供 5Gbit/s 的带宽，即便有编码上的损耗但仍能够提供约为 4Gbit/s 左右的实际带宽，远远超过 AGP 8X 的 2.1Gbit/s 的带宽。

为了使 PC 成为 VR 引擎，需要将其与仿真中使用的 I/O 专门设备集成在一起。图 4.5 所示为用户通过一个头部三维跟踪器和操纵杆提供输入，通过 HMD 接收视频反馈操纵杆接收触觉反馈，用带有三维声卡的耳机接收音频反馈，再把跟踪器连接到一个串行端口，操纵杆通过 USB 端口与系统通信，HMD 连接到图形卡 RGB 输出端口，而三维声卡直接插在 PCI 总线上。

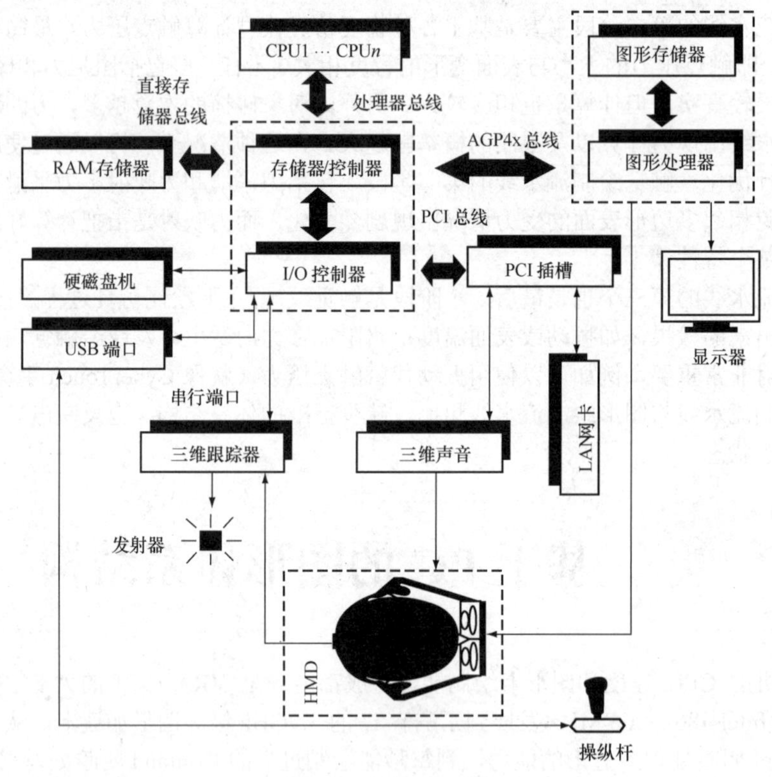

图 4.5　PC 的 VR 引擎

4.3 基于工作站的图形体系结构

工作站是继 PC 之后用得最多的计算设备。与 PC 相比，工作站使用了超级（多处理器）体系结构，具有更强大的计算能力、更大的磁盘空间和更快的通信形式。工作站的主要市场仍然是通用计算而不是 VR，制造商们更倾向于用高端图形加速器来改造现有的模型，修改 OpenGL 使其适用于工作站使用的 UNIX 操作系统。由于 UNIX 是多任务环境，因此工作站适合于实现 VR 的实时性特性。例如，一个 CPU 运行用户 I/O，另一个 CPU 同时运行图形流水线的应用程序，它们可以通过网络互联。SGI 公司创建了 OpenGL 标准，创建了高度并行图形流水线体系结构，作为对 CPU 和 UNIX 操作系统级并行性的补充。

4.3.1 Sun Blade 1000 的体系结构

Sun Blade 1000 工作站，带有 Expert 3D 图形卡，每秒能绘制 600 万个三角形。如图 4.6 所示，Blade 1000 有两个 900 MHz 的 Ultra-Spark III 64 位处理器，每个处理器的速度都是上一代 Ultra-Spark II CPU 的两倍。主、辅高速缓存的出现减少了访问慢速主存的需求，有助于进一步提高性能和降低延迟。数据总线宽达 576 位，并且完全独立于控制 / 地址总线。这是通过新型的，由 6 个处理器组合在一起的处理器存储器开关辅助实现的。这种设计使得多存储器调用可以同时得到服务。

Blade 1000 仍然有两个 64 位 UPA 总线，用于支持老式的 Elite 3D 图形卡。可采用 Sun 的高端 Expert 3D 图形卡对这种工作站进行改造。Expert 3D 图形卡通过专用集成电路（Application-Specific Integrated Circuit，ASIC）总线接口与 PCI 总线进行通信。ASIC 使用一个 8 MB 的板载直流脉冲存储器。三维变换、明暗处理（最多 24 个光源）和几何剪裁操作通过几何处理引擎 ASIC 完成。该芯片把结果输送给流水线最后阶段的光栅化引擎 ASIC。像素操作通过 64 MB 的纹理内存进行加速，以每秒 143 M 个像素的填充速度存储在 64 MB 的帧缓冲器中。

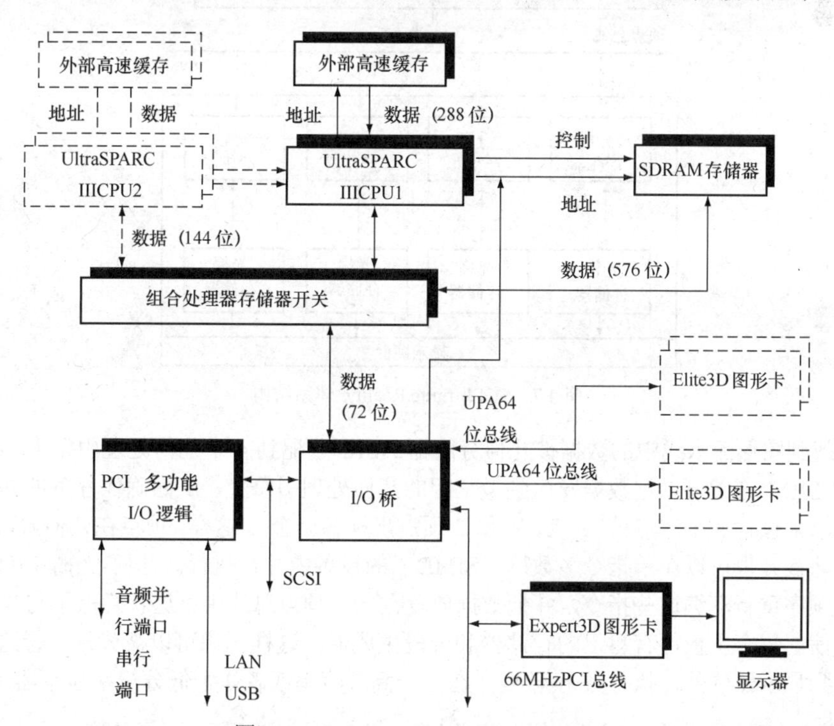

图 4.6 Sun Blade 1000 工作站系统结构

4.3.2 SGI Infinite Reality 体系结构

在 PC 图形硬件取得巨大进步之前，SGI 占据了大部分 VR 市场。1992 年，SGI 公司推出了 Reality Engine 图形体系结构，每秒绘制 240000 个 Gouraud 明暗处理纹理多边形。随后进一步发展成为高级并行 Infinite Reality 图形系统，如图 4.7 所示。Infinite Reality 每秒可以绘制 860 000 个 Gouraud 明暗处理纹理多边形。它与主要系统总线的通信是通过主机接口处理器（Host Interface

Processor，HIP）连接 ASIC 来完成。高速缓存中保存着场景数据库的显示列表部分，可以减少通信量来提高计算速度。显示列表是在遍历场景时为了优化绘制速度而产生的。显示列表也可以存储在系统 RAM 中，这样即可被 HIP 以快速直接存储器存取（DMA）方式得到。

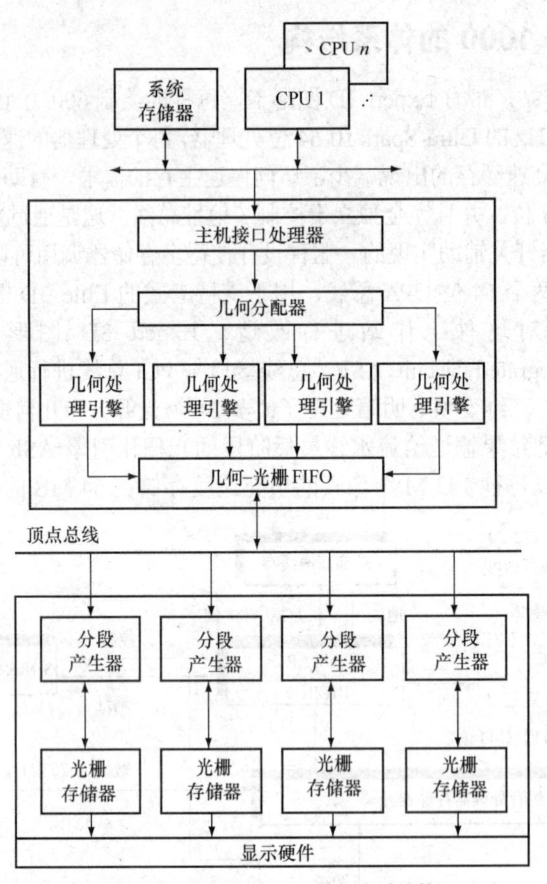

图 4.7 SGI Infinite Reality 体系结构

HIP 加载到图形流水线中的数据被几何分配器 ASIC 分配到 4 个几何处理引擎上。这种多指令多数据（MLMD）方案可以把数据发送到最空闲的几何处理引擎上，从而确保任务的并行性。每个几何处理引擎都包含 3 个浮点核心（X、Y 和 Z 顶点坐标各一个）。这样，顶点在几何阶段的计算（变换、光照、剪裁）也可以在单指令多数据（SIMD）的设备中并行执行。几何-光栅 FIFO 缓冲器继而以正确的顺序重新汇编这些指令，并把数据放置在一个顶点总线中。这就确保了与 4 个光栅存储器主板的通信。每个主板都有自己的存储器和分段生成器，这样图像可以被分片并行绘制。最后，把像素发送到显示器硬件，执行数/模转换，在一个高分辨率或者 4 个低分辨率显示器上显示出来。

4.4 分布式 VR 体系结构

工作站优于 PC 的一个好处是，只有 UNIX 操作系统支持多显示器。目前，多视景显示设备的应用范围越来越广，VR 引擎需要有多个图形流水线协同工作，以提供仿真所要求的视觉反馈，即分布式 VR 引擎指使用两个或多个绘制流水线的 VR 引擎。这些流水线可以执行图形或触觉计算，可以位于一台计算机中，也可以位于多台协作的计算机中，或者位于集成在一个仿真系统中的多台远程计算机中。

4.4.1 多流水线同步

无论多条图形流水线位于一台计算机中，还是多台协作的计算机中，输出的图像都需要同步。对于平铺式显示器来说更是如此，如果不进行同步，就会导致图像视觉扭曲。如果并排放置的是 CRT 显示器，若缺少垂直扫描方向上的同步，磁场互相干扰，会导致图像闪烁。同步对于减少系统整体延迟、建立一致的帧刷新率，从而减少仿真带来的人体不舒适现象也很重要。

多流水线同步有多种解决方法，如图 4.8 所示。第一种方法称为软件同步法，它要求并行流水线的应用程序阶段在同一时刻开始处理新的一帧。但是，仅使用这种方法是不够的，因为它没有考虑每条流水线的负载不对称的情况。如果图 4.8（a）中流水线 1 的负载较小，那么它就会在流水线 2 之前结束，填充帧缓冲器，并在 CRT 中显示出来。

另一种方法如图 4.8（b）所示，对两条流水线进行软件同步和帧缓冲器交换同步，然后系统会给两个缓冲器发送一条交换命令。注意，缓冲器交换命令并不能保证实际交换，因为它可能只在显示的垂直消隐阶段发生。垂直消隐阶段是 CRT 的电子枪从屏幕底端返回屏幕顶端的时间间隔。由于在这种方法中两个显示器并不同步，所以一个缓冲器或两个缓冲器都必须等待它们各自的显示器允许交换。最坏的情况是，一幅图像（例如，流水线 1 的输出）会和另一幅图像相差 1/72s。

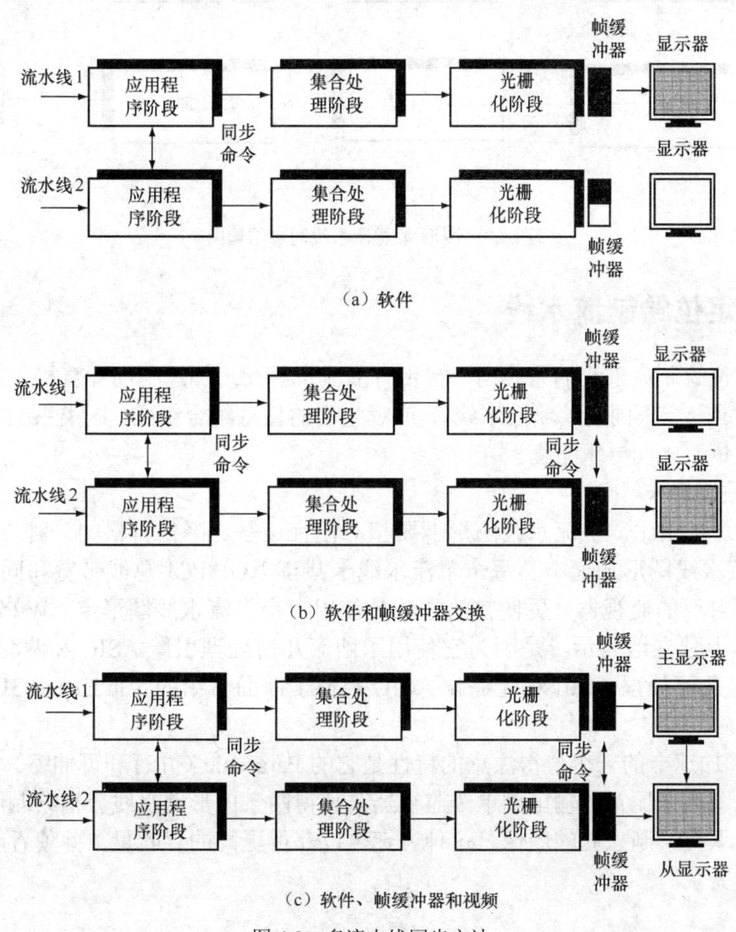

图 4.8 多流水线同步方法

第三种也是最优的方法，增加两个（或多个）监视器的视频同步。视频同步意味着其中一个显示器为主显示器，而其他显示器为从显示器。主显示器图形卡和从显示器图形卡之间的内部连接，可确保从显示器的垂直线和水平线与主显示器保持一致。这是通过同步主、从显示器的内部视频逻辑电路实现的。

VR 中需要给跟踪器接口和监视器提供外部同步信号。这种外部信号称为同步锁相(Genlock)，对场序立体模式下的图形绘制同步也非常有用。

绘制的含义包括视觉和触觉两种感觉模态，VR 需要能够对这两条异构的流水线进行同步，如图 4.9 所示。这种情况下的同步是在应用程序级实现的，CPU 需要为图形流水线遍历数据库，为触觉绘制流水线进行碰撞检测。有两种实现方法：（1）在主计算机上计算受力情况（通常由第二个 CPU 完成）。这种方法只需要给接口控制器处理器传送力向量数据。（2）由触觉接口控制器中的处理器计算受力情况。在这种方法中需要给接口控制器提供碰撞检测信息，信息的提供由专门的接口控制器完成的。

由于图形绘制流水线和触觉绘制流水线的输出速率不同，因此需要对它们进行去耦。

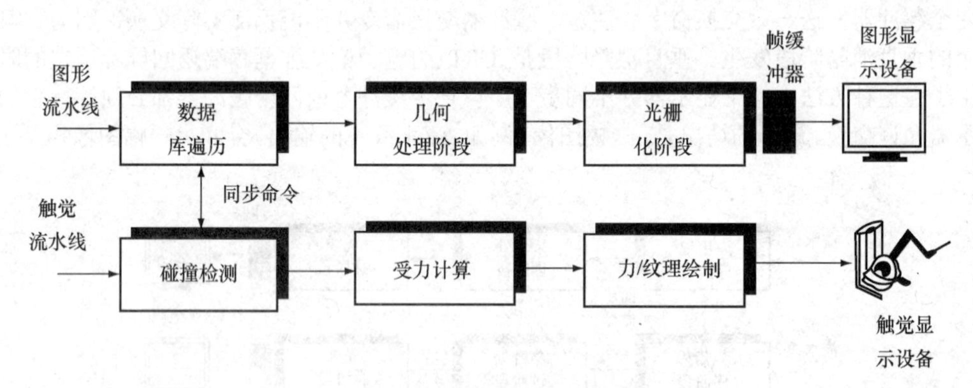

图 4.9 图形-触觉流水线同步结构图

4.4.2 联合定位绘制流水线

带有联合定位绘制流水线的系统由一台带有多流水线图形加速卡的计算机，或者并排放置的计算机（每台指定一个不同的绘制流水线），或者它们的任意组合组成。这类系统的目标是在价格和性能（仿真质量）之间寻求平衡。

1. 多流水线图形卡

与主从 PC 系统相比，多流水线图形卡要相对便宜一些。降低价格的一种方案是在一台 PC 中放置 3 个单流水线图形加速卡。每个单流水线卡共享 AGP/PCI 总线带宽和同一个 CPU 以及主存，并连接到自己的监视器。更便宜的方法是使用一个多流水线图形卡。Wildcat II 5110 能同时在两个显示器上独立地显示，是因为它使用了两套几何处理引擎 ASIC 和两套光栅化 ASIC。如图 4.10 所示，几何处理 ASIC 和光栅化 ASIC 类似于前面介绍的 Sun Expert 3D 图形卡的体系结构。

Wildcat 图形加速卡的一个值得注意的特性是它的 Parascale（并行和可伸缩）体系结构。这种体系结构允许把图形卡配置成输出到单个监视器，使得两条图形流水线分担绘制给定帧的计算负载，而不是各自承担绘制独立的图像。这种方案可以获得更高的吞吐量，并使吞吐量与流水线的数目呈线性增长关系。

2. PC 集群

由数十台投影仪组成的大型平铺显示设备，如果想达到较高的分辨率，就需要用相同数目的图形流水线来驱动它们。使用一台 PC 绘制由数十台投影仪组成的大型平铺显示设备的原因有：PC 的图形加速卡接口（Accelerated Graphics Port，AGP）插槽数目有限，因此无法安装多个图形卡；即使主板上有足够的插槽，当多个图形卡分时共享给定的 AGP 总线时，就会造成总线拥塞，因此图形卡数目越多，吞吐量就越差。

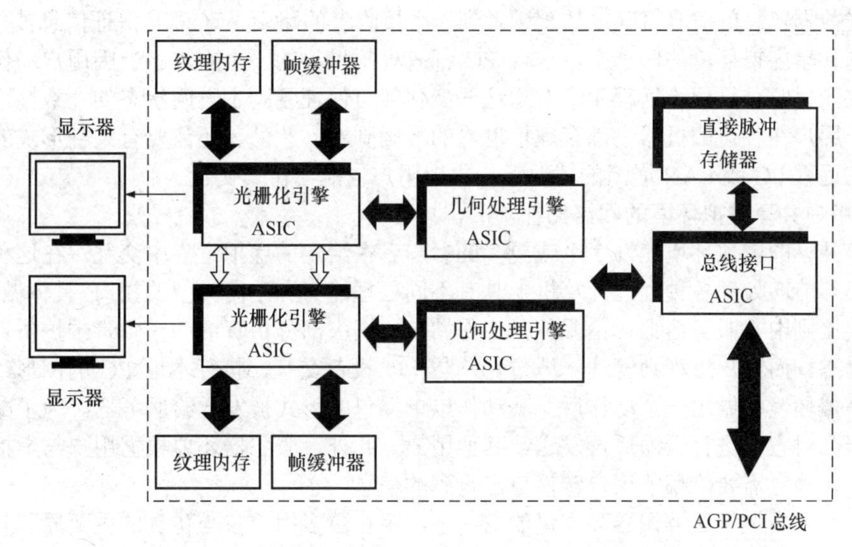

图 4.10 Wildcat II 5110 双流水线体系结构

对于大型平铺显示设备的绘制问题，在体系结构上有两种解决方案。一种是基于大型多流水线的工作站，即把每条流水线分配给一个或多个显示器，依靠特殊的硬件控制图形合成。其缺点是价格较高，且降低图像分辨率。另一种是使用一组 PC 绘制服务器，每台机器驱动一个投影仪。采用这种方法，能够保持较高的显示分辨率（每个组合区域都是以最大帧缓冲器分辨率绘制的），与采用高端图形工作站的老方法相比，价格降低了一个数量级。

PC 集群必须通过高速 LAN 互联起来，使得控制服务器能够控制输出图形的同步。控制服务器对虚拟场景的几何结构进行划分，把它们分配给集群中的 PC，以形成一个逻辑屏幕。局域网的吞吐量是限制集群大小的主要因素。加入集群的 PC 越多，合成显示的刷新率就越低。

4.4.3 分布式虚拟环境

网络分布的一个优点是使得远程计算机能够比较容易地访问和参与仿真，从而使两个或多个远程用户共享一个分布式虚拟环境的多用户 VR 仿真成为可能。一个虚拟环境是分布式的，是指它驻留在两台或两台以上的网络计算机上，这些计算机共享整个仿真的计算负载。

网络计算机，又称为节点，允许多个远程用户在共享的虚拟世界中互相交互并可与现实世界中的对象交互。用户在分布式虚拟世界中的交互可以是合作的或协作的。在分布式虚拟环境中的两个（或多个）用户是合作的（Collaborate），指的是它们依次执行给定的仿真任务，在某一时刻只有一个用户与给定的虚拟对象交互。仿真中的用户是协作（Cooperate）关系指的是它们同时与给定的虚拟对象交互。

本章针对的是网络体系结构，包括它们的物理连接和逻辑连接。物理连接指计算机之间的连线，它们组成了物理网络；而逻辑连接指信息通过网络的传送路线联结。

虚拟环境在网上分布的两个重要问题是网络类型和带宽（单位为 bit/s）。网络可以分为局域网（LAN）和广域网（WAN）两类。LAN 通常使用 10Mbit/s 以太网（或者更快的以太网），而 WAN 通常基于较慢的 T1 连接（1.5Mbit/s）、非对称数字用户线（ADSL）或调制解调器。

1．两用户共享的虚拟环境

两用户共享的虚拟环境是最简单的共享环境。每个用户都有一台带有图形加速卡的 PC，可能还连有其他一些接口（三维跟踪器、触觉接口等）。用户之间通过 LAN 通信，使用 TCP/IP 发送简单的单播数据包。单播通信确定从发送者到一个接收者的路由，TCP/IP 保证信息被传送。在这种最基本的共享虚拟环境的例子中，每台 PC 都有虚拟世界的一个副本。当因用户动作而引发本地副本发生变化时，只要给远程 PC 发送这些变化就可保证各副本之间状态的一致性。通过这种方法，两个用户在各自的机器上都有虚拟世界的准确副本。此外，还需要有某种形式的缓冲区，使得即使在远程 PC 或 LAN 崩溃的情况下，本地用户也能与仿真交互。

2．多用户共享虚拟环境的网络拓扑

多用户共享的虚拟环境允许 3 个或更多的参与者在给定的虚拟世界中交互。在这种情况下，网络结构必须能够处理各种远程计算机上具有不同处理能力和不同类型的接口。具体做法是把 PC 客户机都连接到中心服务器上，由服务器工作站来协调大部分仿真活动，负责维护仿真中所有虚拟对象的状态。而客户进程则管理本地仿真，与 I/O 设备交互，执行本地 PC 的图形绘制。当用户在共享虚拟环境中做出一个动作后，其动作以单播包的形式被发送给服务器。为了减轻网络负载，服务器会对它们进行压缩后再发送给其他用户。此外，服务器还要根据用户与虚拟世界发生交互的范围，确定需要给哪些用户转播自己收到的信息。

在 LAN 或电缆调制解调器高容量的情况下，阻止更多用户参与仿真的主要原因有可能来自中心服务器，而不是网络带宽。解决这个问题的方法是用多个互连的服务器代替中心服务器。在此过程中每个服务器都维护着虚拟世界的相同副本，并负责自身客户机所需的通信。信息仍然以 TCP/IP 单播模式发送。值得注意的是，当连接到不同服务器的客户机之间需要通信时，延迟可能会比较大。如果客户机（1,1）与客户机（2,*n*）交互，信息首先发送到服务器 1，然后转播到服务器 2，最后才到达客户机（2,*n*）。为了防止网络拥塞，实现实时协作仿真，需要尽可能减少服务器之间的通信。这意味着对发送信息的信息量需要控制。

近年来，通过局域网连接多个用户（客户机）时常采用的一种方法是点对点网络。这样，网络虚拟环境的可伸缩性不再受服务器的限制，也不需要有服务器的存在。其功能分布在以多播 UDP 模式通信的多个客户机端点上。在多播通信中，来自一个客户机的信息直接发送给另一个客户机，而不需要通过中心服务器转播。其缺点是至少有一个客户来维持它、容易受到计算机病毒的攻击、不适用于广域网。

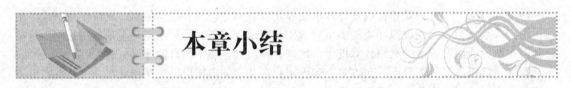

本章小结

虚拟现实仿真的实时性要求需要有强大的图形硬件和多处理器（或多计算机）任务分布的支持。本章分析了基本的图形绘制流水线和触觉绘制流水线，并介绍了各种计算平台。然后重点讨论了基于 PC 的系统，从单流水线到多流水线和集群，它们构成了当今 VR 引擎的主流。特别值得注意的是支持大型显示或并排平铺显示的体系结构，其中最重要的是多图形流水线的同步问题。最后，本章还讨论了网络虚拟环境，它允许两个或多个远程用户在一个共享的虚拟环境中交互。这种分布式体系结构是多用户 VR 应用的基础。

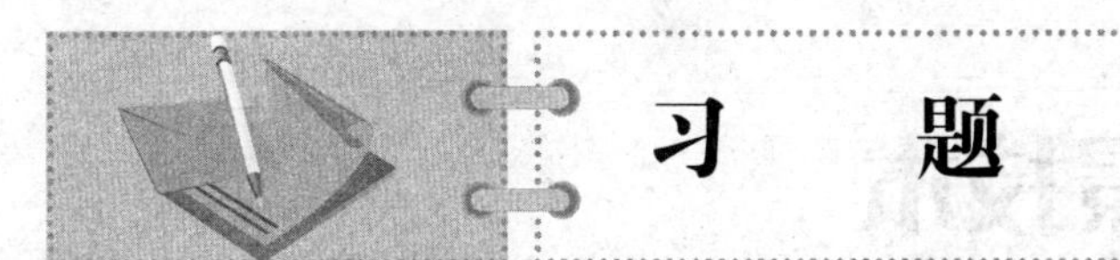

习　题

一、填空题

1．图形绘制的3个阶段是________、________和________。

2．因为人的眼睛的视觉暂留，至少要求________帧数的速度显示才能实现平滑仿真。

3．虚拟环境在网上分布的两个重要问题是________和________。

4．工作站与PC相比使用了________体系结构，具有更强大的________，更大的________和更快的________。

二、简答题

1．简述绘制流水线的概念。

2．简述触觉绘制流水线的3个阶段。

3．简述VR引擎的定义。

4．图形流水线的优化是怎么实现的？

5．简述解决多流水线同步3种方法。

6．对于大型平铺显示设备的绘制问题，简述在体系结构上的两种解决方案。

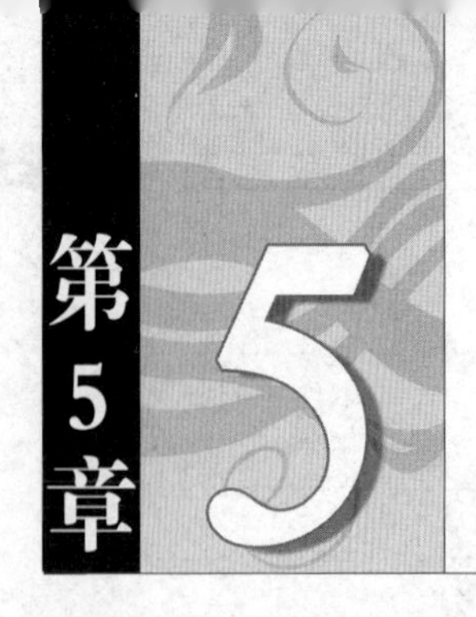

第5章 三维全景技术

以计算机为代表的新技术使人类对信息的感知进入了一个多维时代，同时人类的认知方式也不断发生着变化。虚拟现实正是人类参与空间多维信息处理和交互的新技术，三维全景技术是目前迅速发展的虚拟现实技术重要分支，也是目前基于 Internet 的虚拟现实研究的主要方向。

5.1 三维全景技术概述

数字信息和多媒体技术的迅猛发展，使人们进入了丰富多彩的图形世界。近年来，随着 IT 技术的迅速发展，人们意识到由于人类传统的认知环境是多维化的信息空间，而目前以计算机为主体处理问题的单维模式与人的自然认知习惯有很大区别。虚拟现实（Virtual Reality，VR）技术应时而生，并同时代表了包括信息技术、传感技术、人工智能、计算机仿真等学科技术的最新发展。随着近年来硬件技术、计算机视觉、计算机图形学方面的高速发展，特别是三维全景技术的出现和日益成熟，为虚拟现实的广泛应用打开了新的领域，而且三维全景将虚拟现实和网络传播有机结合，使其更具传递性和应用性。

5.1.1 三维全景技术的特点

全景（Panorama）这一词源自希腊语，意为“都能看见”。三维全景技术（Three-dimensional panoramic），是使用全景图像表现虚拟环境的虚拟现实技术，也叫虚拟现实全景。该技术通过对全景图进行逆投影至几何体表面复原场景空间信息。简单说就是用拍摄到的真实照片经过加工处理让用户产生三维真实的感觉，这是普通图片和三维建模技术都做不到的。虽然普通的图片也可以起到展示和记录的作用，但是它的视角范围受限，也没有立体感，而三维全景在给用户提供全方位视角的基础上，还给人带来三维立体感觉，好像置身于其中。

虚拟现实技术在实现方式上可分为完全沉浸式虚拟和半沉浸式虚拟。其中，完全沉浸虚拟需要特殊设备辅助呈现和反馈感官知觉，半沉浸式虚拟强调简易性和实时性，普通设备（如显示器、麦克风、扬声器、投影仪等）都可以作为其表现工具。从表现形式上区分，三维全景技术属于半沉浸式虚拟。

三维全景技术与传统的虚拟现实技术相比，其优势主要体现在以下几个方面。

1．实感强

图像采用相机采集，不会受到场景对象复杂程度的限制，接近场景真实情况，这是传统几何图形建模方法所不可比拟的。图片经处理后，可以使浏览者获得较好的沉浸感。

2．交互性较好，能表达更多的场景信息

传统的基于三维建模的虚拟技术带有强烈的个人创作倾向，尽管有实体参考，但设计性过强，生成的环境与现实存在违和感。相比而言，基于图像绘制的三维全景则以真实场景图像为基础，其构成的环境是对现实世界的直接表现。

3．制作复杂度低

三维全景虚拟场景的制作速度快，生成时间与场景复杂度无关，成本低，较为方便，对计算机的要求也不高。不需要高档的专用硬件设备，在家里的计算机上就可以进行绘制。

4．可传播性强

三维全景技术表现以栅格图片为内容构成，文件小，具有多种发布形式，能够适合各种需要和各种形式的展示应用。

在虚拟现实领域中，人们一直致力于以最小代价来实现对原始场景的真实还原，三维全景呈现时只需要基础设备（显示器及扬声器等）便可模拟真实场景，其易于表达、简洁构建是其得以发展的重要原因。在 Internet 时代，三维全景的特性使其易于在互联网传播，在 B/S 模式下，只需在客户端浏览器上安装如 HTML，Java、Flash、Active-X 等特定插件，便可实现虚拟浏览。

5.1.2 全景技术的应用

目前，三维全景技术的应用非常广泛，其与网络技术相结合产生了大量应用。街景服务就是三维全景技术的一个应用实例，国内外比较著名的有谷歌的 Street View、微软的 Street Side、城市吧、我秀中国、SOSO 街景等。

2007 年 5 月，Google 推出了将三维实景与电子地图结合的街景地图。在 Google 街景地图中，现实中的建筑和道路由普通地图上抽象的点和线变为栩栩如生的 360° 实景体验，如图 5.1 所示；2011 年，微软正式发布 Bing 街景视图，如图 5.2 所示。微软与谷歌之间展开了“街景服务”较量，与谷歌的 Street View 街景服务不同的是，微软的 Street Side 服务主要提供地标、酒吧和商店的信息，并且可以得到简便的路线图，还可以在 Twitter 上进行分享。

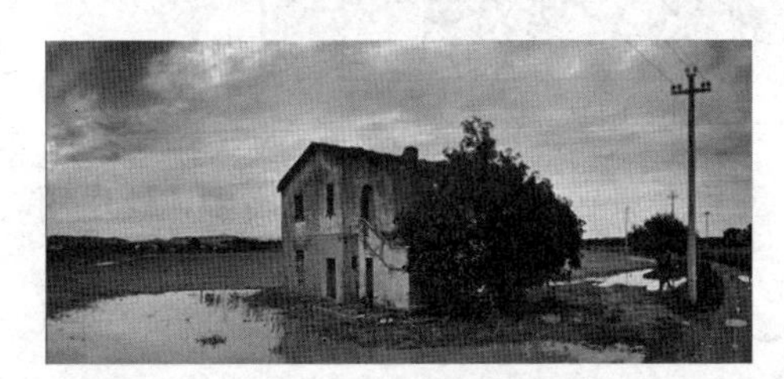

图 5.1 谷歌街景地图

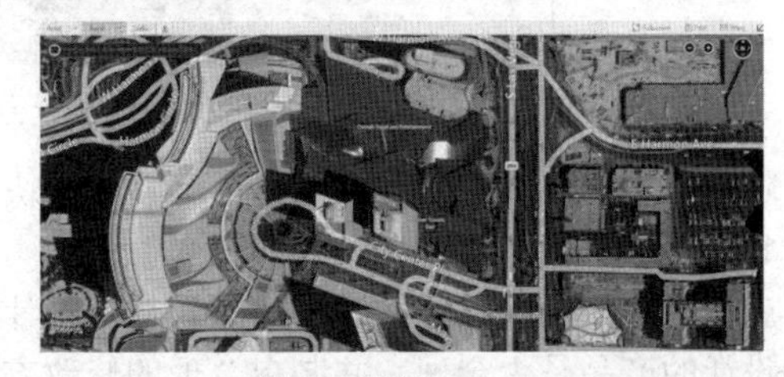

图 5.2 微软 Bing 3D

2010 年，武汉立得信息技术有限公司推出“我秀中国”街景地图网站，拥有海量的高清晰街道实景，供广大网民浏览和欣赏城市的美景。首批上线的城市有北京、上海、广州、武汉、香港、澳门 6 个城市，最终将达到覆盖中国 600 多个城市的目标。其中，上海已经超过 30 万个兴趣点，采集了沿街的所有能见兴趣点，比如餐馆、超市等，还提供部分重要场所的 360° 全景影像。“我秀中国”就像把一个实景城市放在了网络上，在这个虚拟的城市中，政府部门可以进行城市规划与管理、公共安全管理与应急管理、智能交通管理等工作；商家可以发布自己的产品信息，进行电子交易；百姓可以查询所需要的生活信息，免费享受“我秀中国”提供的实景导航、网上逛街、网上开车等服务。“我秀中国”可以说是一个老百姓最容易理解的、看得见、用得着的“数字城市”，如图 5.3、5.4 所示。

腾讯公司的 SOSO 地图在 2011 年年底率先推出了新一代的街景地图，如图 5.5 所示，并凭借高清画面、高精度覆盖、画面流畅等优点，在网民中形成了较好的体验口碑。据了解，SOSO 街景首批重点推出 90 个城市。近日，SOSO 街景地图加大力度持续更新，目前已经有北京、上海、杭州、青岛、三亚等 19 个城市全面上线。另外，值得称道的是，SOSO 街景地图设置了夜景模式与昼景模式的切换键，用户可以在昼夜街景中轻松实现一键切换。在街景服务中，这一点是非常有必要的，因为很多地方的白天景象和夜晚景象差别甚大，夜晚街景更有利于用户对地点的夜晚特征进行识别，同时也增加了在线观赏夜景的趣味。

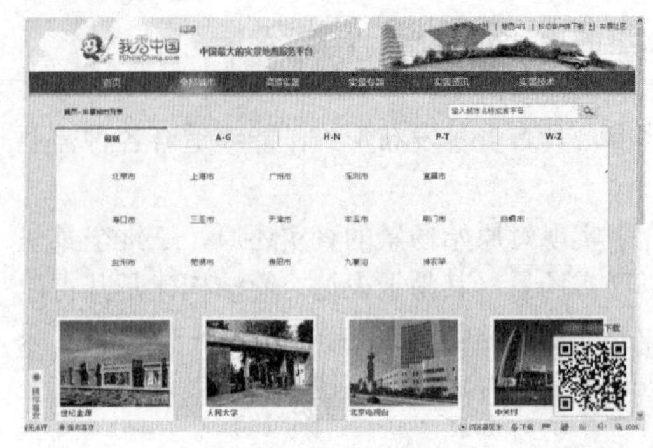

图 5.3　我秀中国首页

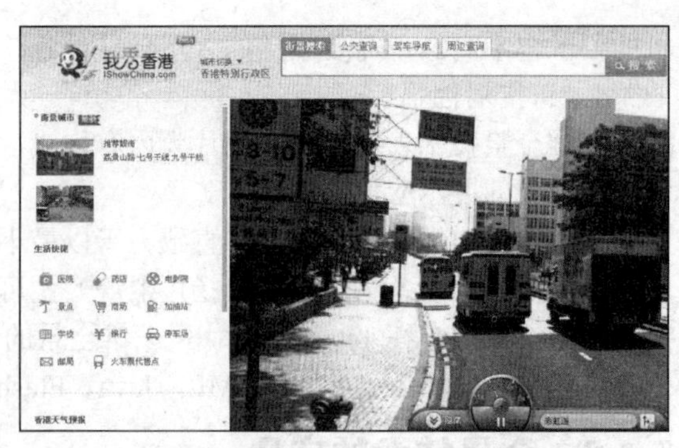

图 5.4　香港网上开车模式游览

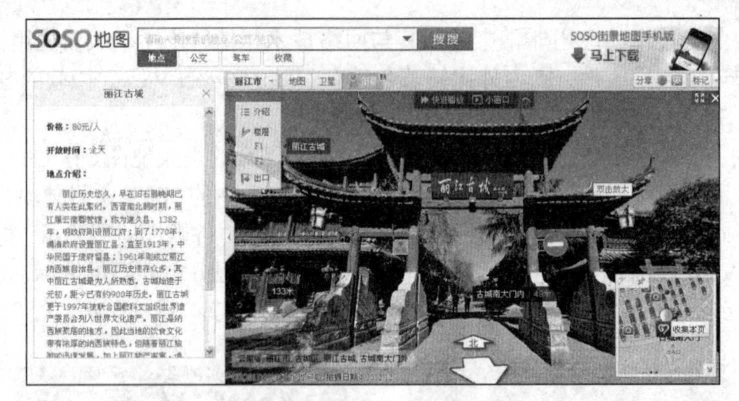

图 5.5　SOSO 街景——丽江古城

随着技术的发展进步和人们生活节奏的加快，三维全景技术将在以下行业得到广泛应用。

1．产品设计

虚拟现实技术可以帮助进行产品设计。设计人员可以使用一个虚拟的产品来分析、研究、检查所设计的产品是否合理，并制定合理的修改方案。

2．教育培训

利用虚拟现实技术，可以模拟显现抽象的或在现实中存在的、但在课堂教学环境下用其他方法很难做到或者要花费很大的代价才能显现的各种事物，供学生学习和探索。

3．电子商务

真实感不强一直是制约消费者应用电子商务的主要因素之一。虚拟现实技术在电子商务上的应用，将能大大拉近买家与商家的距离，买家可以在网上立体地了解产品的外观、结构及功能，与商家进行实时交流。

4．军事航天

传统上，大部分国家习惯通过实战演习来训练军事人员，但是反复的军事演习，不仅耗费大量的物力财力，而且安全难以保障。在未来的高技术联合作战中，三维全景技术在军事测绘中的应用不仅是直接为作战指挥提供决策信息，而且也可以作为“支撑平台”进入指挥中枢，还可以用来超前培养学员适应联合作战的能力素质。

5．艺术娱乐

到虚拟世界中去游玩一番，别有风趣，却没有任何风险。

6．旅游休闲

在这一行业中主要是针对现有旅游景观、现在已经不存在的旅游景观、将不复存在的旅游景观和正在建设但尚未建成的旅游景点的虚拟旅游。

5.1.3　全景技术的分类

全景照片通常是通过在同一个场景拍多张照片并用全景图拼接软件将它们拼接在一起制作而成的。要拍摄这一组全景照片，需要将相机安放在一个固定的点上，这样产生的全景照片就可以定义成是一个包裹在球体表面上的投影。广义上的全景是视角范围超过人的正常视角的图像，全景图实际上只是一种对周围景象以某种几何关系进行映射生成的平面图片，再通过全景播放器的矫正处理生成的三维全景。

据统计，60%～80%的外部世界信息是由人的视觉提供的，因此，生成高质量的虚拟场景就成为虚拟现实技术的关键。三维全景技术依据场景生成过程可以划分为基于矢量建模的三维全景技术和基于实景图像绘制的三维全景技术。

1．基于矢量建模的三维全景技术

基于矢量建模的三维全景技术是基于图形学的方法，简称为建模法（Geometry—Based Rendering，GBR）。这一方法利用空间矢量数据（如遥感影像、CAD 数据等）对场景建模，利用场景实景照片、纹理图片以及多媒体数据辅助模型贴图丰富场景细节，最终还原现实，生成虚拟三维场景，然后通过渲染的方式得到拟真质量的全景图。建模过程可分为离线渲染建模（3ds Max）和在线实时建模（如 X3D、VRML 等）。离线建模的场景还原效果出色，但数据量大且耗时长。实时建模可以通过反馈实时修正场景环境，数据量小，适合网络应用。矢量建模场景还原真实性与建模复杂度成正比。该方法需进行大量的计算，对硬件有很高的要求，一般只有高性能图形工作站才能完成。

2．基于实景图像绘制的三维全景技术

基于实景图像绘制的三维全景技术是通过对人工采集到的序列场景图像加工合成，来达到仿真的效果，即基于图像学的方法（Image—Based Rendering，IBR）。

由于 IBR 采用真实图像，无需人工建模，更能如实地反映现实环境的色泽和纹理等特征，还无需大量计算，因此，实时性好，对硬件要求也低，这些都是 GBR 所没有的优点，近年来，该方法已吸引大量学者对其投入相关研究，并得到了相关研究成果。目前，常用的 IBR 技术主要分为以下几种。

（1）基于计算机视觉的方法。该方法以计算机视觉中的多视图几何理论为基础，首先通过几幅采集的图像获得物体的三维信息，然后用视图插值、视图合成、视图变形（Morphing）等方法从已知的图像中还原中间视图。

（2）基于分层表示的方法。该方法把视频中的 3D 场景分解成独立的、放射运动模型描述的不同层次，再将每一层中的 2D 图像流和 2D 变换流组合到现实屏幕上。它可以把场景中的前景和背景区分开，并分别赋予不同的绘制质量；还能对场景加以不同压缩编码，有更好的压缩效果。该方法已成为 H.264 国际标准中场景结构的基本思想。

（3）基于全光函数的方法。该方法将从空间中任意一点能看到的全部光线用全光函数表示，描述了某一场景中所有可能的环境映射。它从一些离散的有向样本中重构连续全光函数，再从新的视点位置重新取样该函数，达到绘制新视图的目的。

（4）基于全景图的方法。该方法首先把采集到的同一场景的若干幅图像进行配准、对齐、平滑拼接，直至同一场景的所有图像都被拼接到全景图中，组成一幅完整的无缝全景图，通常用于生成全景图像（Panoramic Image）、增大图像分辨率、稳定图像、压缩图像及视频扩展等。

相对而言，基于全景图的方法其优点在于以下几点。

（1）图形绘制独立于场景复杂性，仅与所需生成画面的分辨率有关，因此能用于表达复杂的场景。

（2）预先存储的图像（或环境映照）既可以是计算机合成的，也可以是实际拍摄的画面，而且两者可以混合使用。

（3）绘制技术所需计算量相对较少，对计算机资源的要求不是很高，因而可以在普通工作站和个人计算机上实现复杂场景的实时显示。

基于实景图像建立虚拟现实技术具有速度快、真实感强、较好的现实还原性、易于网络传输诸多优点，目前使用较为广泛。

5.1.4 全景技术常用设备

制作三维漫游全景通常需要的硬件有单反相机、鱼眼、云台、三脚架。软件可以选用造景师 9.0 或漫游大师 5.0 等。其中，比较特殊的是鱼眼镜头。鱼眼镜头是一种超广角的特殊镜头，它的焦距极短并且视角接近或能达到 180°，超出人眼所能看到的范围。以适用于 135 画幅的单反相机的镜头为例，鱼眼镜头是一种焦距约在 6～16mm 之间的短焦距超广角摄影镜头，“鱼眼镜头”是它的俗称。为了让镜头达到最大的摄影视角，这种摄影镜头的前镜片直径很短且呈抛物状向镜头前部凸出，形状和鱼的眼睛很相似，因此有了鱼眼镜头的说法，如图 5.6 所示。

鱼眼镜头的用途是在接近被摄物拍摄时能造成强烈的透视效果，强调被摄物近大远小的对比，使所摄画面具有一种震撼人心的感染力；鱼眼镜头具有相当长的景深，有利于表现照片的长景深效果。用鱼眼镜头所摄的像，变形相当厉害，透视汇聚感强烈。直接将鱼眼镜头接到相机上可拍摄出扭曲夸张的效果，如图 5.7 所示。

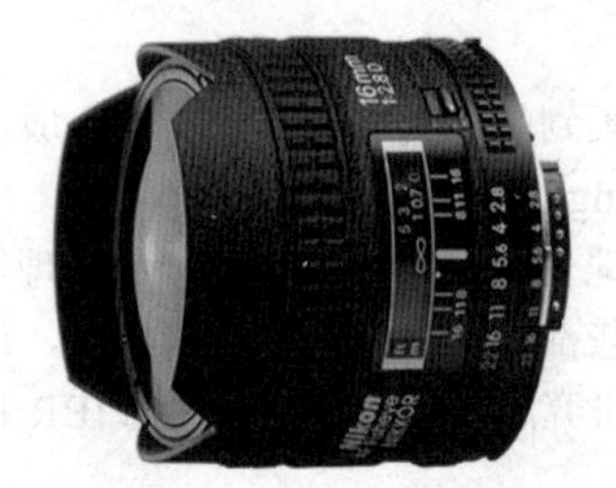

图 5.6 尼康 AF 16mm F2.8D 鱼眼

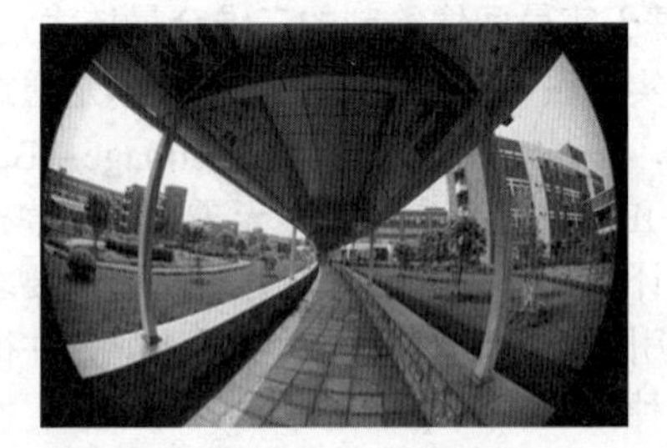
图 5.7 鱼眼镜头拍摄效果

制作三维全景是利用拼合软件将鱼眼镜头拍摄的超广角照片拼合成一张 360° 的全景图，最后将 360° 场景发布到网上供浏览的方式。需要注意的是，制作全景的鱼眼图片并不是任意的，只有部分类型的鱼眼照片才能被处理成三维全景，主要有以下几种类型。

（1）各方向都能达到 180 视角的鱼眼照片，可以很方便地使用软件拼合成 360° 全景，如图 5.8 所示。

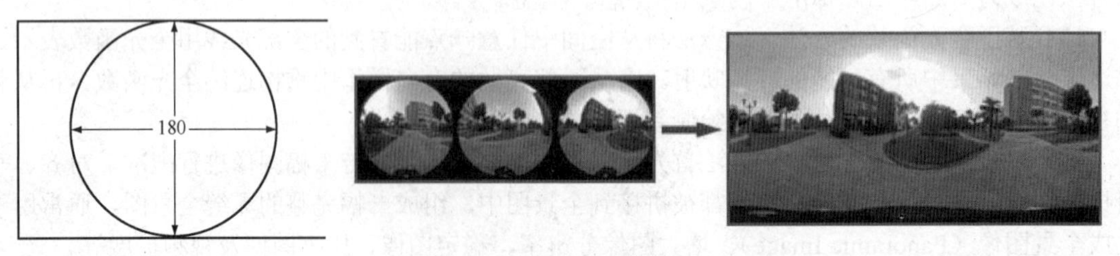

图 5.8 鱼眼拼合示意图 1

（2）水平方向达到 120°、垂直方向达到 180° 视角的鼓型鱼眼照片，需要拍摄 4 或者 6（2 张天地）张来合成，如图 5.9 所示。

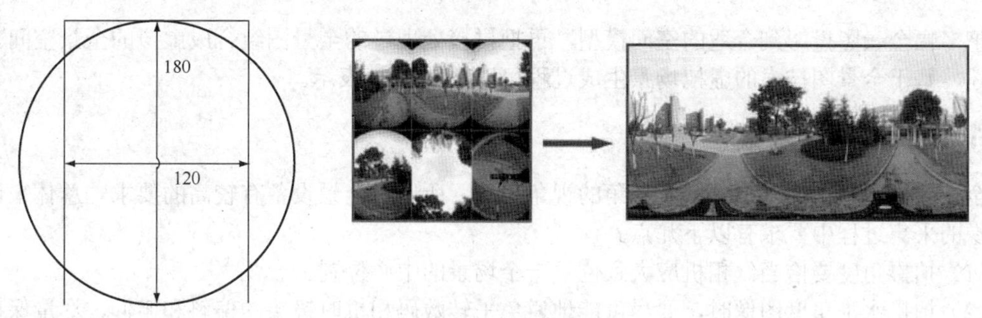

图 5.9 鱼眼拼合示意图 2

（3）水平方向达到 100°、垂直方向达到 150°，对角线方向能达到 180°的全帧鱼眼照片，如图 5.10 所示。

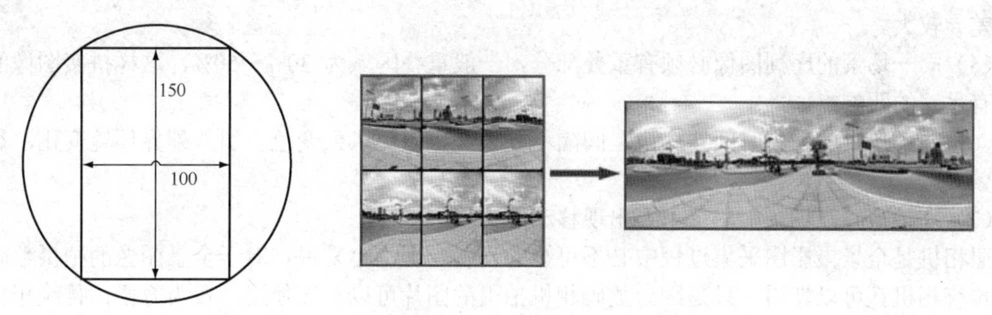

图 5.10 鱼眼拼合示意图 3

（4）水平方向达到 150°、垂直方向达到 100°、对角线 180°的横向全帧照片，如图 5.11 所示。

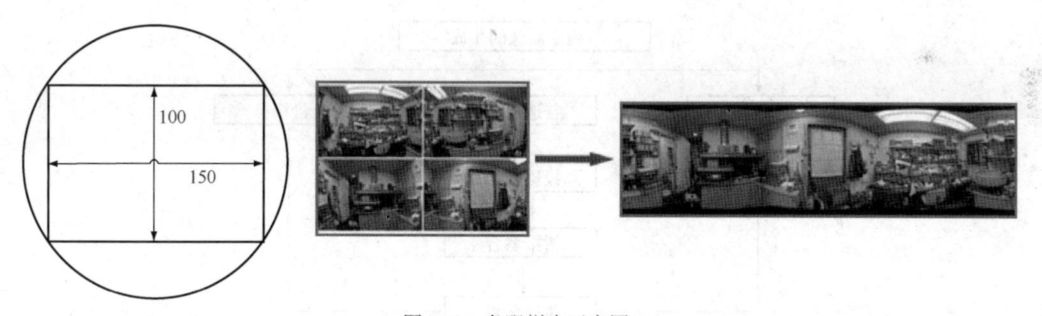

图 5.11 鱼眼拼合示意图 4

对于符合要求的鱼眼镜头而言，只有 135 画幅的单反相机有真正的得到整圆鱼眼图的鱼眼镜头。这类鱼眼的焦距在 8mm 左右，影像完全呈圆形，视角为 180°（少数几款可达 220°），主要应用于科技摄影。16mm 以下的镜头适用于 135 画幅的单反相机。其他的如 24mm、30mm、35mm 鱼眼镜头分别适用于玛米亚 645（6×4.5cm）、哈苏（6×6cm）、潘太克斯 67（6×7cm）中画幅单反相机。

5.2 全景图生成技术

以 IBR 方法为例，全景图的生成步骤如下：先利用数码相机配合鱼眼镜头采集场景序列图片，然后把多幅全景图投影到合适的空间模型，再把拼接处理过的全景图组合成虚拟的全景空间。综上所述，基于全景图技术的虚拟场景生成过程可以用图 5.12 表示。

5.2.1 全景图像采集

全景图像的拍摄要求 360° 无死角的视角角度，所以对全景设备有较高的要求。总体来说，在图像的采集过程中要求有以下几点。

（1）拍摄角度要恰当，相机应大致位于一个场景的中心位置。

（2）拍摄水平角度图像时，要尽可能地避免平转数码相机时镜头的偏斜和俯仰，尽量保持相机水平旋转。

（3）相机要尽可能地绕光心旋转。偏离光心引入的误差会导致插值图像时的重影和定位困难。

（4）拍摄时光圈和焦距要固定不变。不同的光圈会使拍摄的不同方向的照片亮度、对比度和色彩差异较大。

（5）同一场景的序列图像必须有重叠部分，一般重叠区域为 30%～50%，这样拼接图像的时候才有足够的匹配点。

（6）同一场景的采集时间要尽快，间隔不要太久，以免风云变色，引入外界环境变化，影响拼接效果。

（7）在拍摄时，场景中尽量不要出现移动的物体。

照相机是全景摄影图采集过程中必不可少的设备。理论上来说，对于全景图像的拍摄数码相机和传统相机都可以使用，只是因为数码相机拍摄的图片可以直接使用，较为方便，传统相机拍摄完成以后，还要经过扫描才能使用，比较繁琐。在数码相机的选择上，市面上所有的数字相机都可以使用，但对于全景图像采集的质量与全景图片拼接的要求来说，专业的单反相机是全景摄影最佳的选择。

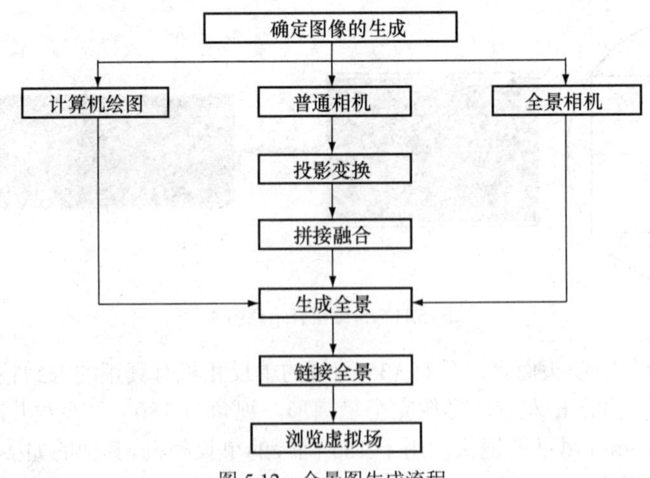

图 5.12 全景图生成流程

5.2.2 图像预处理

在拍摄图像的过程中，不可避免地会出现成像设备和环境因素所造成的图像失真，实际图像在形成、传输、接收和处理的过程中，也会出现外部和内部干扰，如数字化过程中量化噪声等都会使图像变质，这就是图像预处理的意义所在。图像预处理实际上就是去除噪声的过程，它采用一系列技术改善图像的视觉效果，去掉图像中的无用信息。

目前为止，图像的预处理已有很多方法，大致分为两种：一种是全局处理，它主要针对图像的整体或大面积区域进行校正以得到平滑图像；另一种平滑技术是对含噪声的图像使用局部算子，对某一像素进行平滑处理，算法效率明显高于全局处理，可以实现实时处理。但是由于图像中的一个像素点与本像素和领域点的灰度都有关，因此需要将一点和周围几点的灰度平均来达到平滑的作用，虽然滤掉了噪声，但是使图像有一定程度的模糊。针对局部去噪的缺点，1971 年著名学者 Tukye 提出了非线性滤波器——中值滤波器，它与统计学理论相结合，把局部区域中的灰度的中值作为输出灰度，经过迭代，在保证图像边缘不模糊的基础上，基本实现将图像中噪声去除的效果。中值滤波能很好地去除二值噪声（即孤立点、线的噪声），高斯滤波对于高斯噪声也非常有效。

5.2.3 像素坐标及相机焦距的估计

在对拍摄照片进行球面投影的时候，需要知道球体半径，因此，这里我们先对相机的焦距进行估计。而实景图像都是以像素作为度量的基本单位，为了避免相互转化的麻烦，我们将像素作为统一的基本度量单位。假设相机坐标系为 *OXYZ*，视平面和相机坐标系的位置关系如图 5.13 所示，$Z=-f$ 即视平面，因此，实景图像上的每个像素点在相机坐标系中的 Z 轴坐标都为$-f$。相机镜头中心存在的偏差我们忽略不计，那么相机的光轴和视平面的交点就是实景图像的中心，而且图像平面平行于相机坐标系中的 *XOY* 平面。

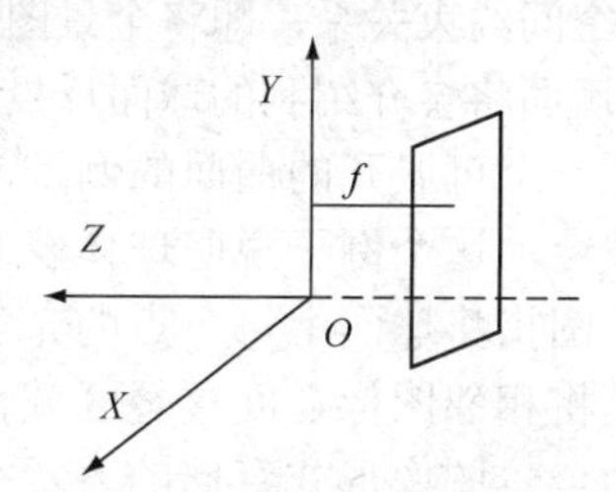

图 5.13 相机坐标系中的焦距

对实景图像上任何一个坐标为 (x,y) 的像素点，对应于相机坐标系中的像素坐标为 $\left(x-\frac{W}{2},y-\frac{H}{2},-f\right)$。其中 W 为实景图像的宽度；H 为实景图像的高度；且 x、y、W、H 均以像素作为基本度量单位。

相机的水平视角（hf_{ov}）决定了拍摄场景一周需要拍摄的照片张数。换算关系如下

$$hf_{ov}=360/n \tag{5-1}$$

其中 n 是水平方向拍完一周需要拍摄的照片张数。切面图如图 5.14，由图可以看出实景图像的宽度 W、照相机焦距 f、照相机水平视角 hf_{ov} 之间的关系。

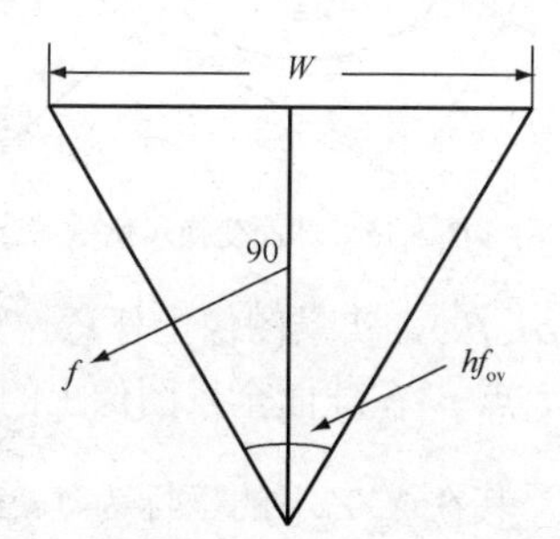

图 5.14 照相机的像素焦距与实景图像宽度关系

由图可知

$$f = W / (2\tan(hf_{ov} / 2)) \tag{5-2}$$

5.2.4　全景图投影模型

从前述可知，全景图是用相机拍摄的具有重叠区域的一系列图像进行无缝拼接实现的。但相邻的两张实景图像都是在相机转动一定角度，从不同的视角拍摄到的，这将导致它们的投影平面存在一定夹角。如果直接把这一系列图像进行无缝拼接，无疑会使用户觉得和实际场景存在差异。为了保持和实际场景中的约束关系，需要将平面图像先投影到一个光滑的封闭立体表面，得到实景图像上的像素点在视点空间中的方位信息。常用的投影模型有柱面投影模型、球面投影模型和立方体投影模型。

1. 球面投影模型

由前面的图像采集内容介绍可知，相机采集到的一个场景的序列图像是相机依次转动一定角度拍摄得到的，处于不同的投影平面，如果直接将它们拼接起来，会出现局部扭曲和变形的现象，打破和实际场景中的视觉一致性。为了解决这一问题，需要我们将拍摄到的不同角度下的平面图像统一投影到球面上，得到统一的球面正投影图像后，才能进行下一步的拼接工作。这样得到的全景图像才符合用户在实际场景中的视觉，是没有畸变的全景图。当然，用户实时浏览全景图时，视觉一致性要求恢复实际场景中的空间约束关系，即将全景图像与用户观察方向相对应部分反投影变换到用户观察平面上，也就是后面将会介绍到的球面反投影。

举一个现实中的球面本身不是一个可展开的曲面的例子，就像橘子皮，我们很难把它剥开之后完全展开成平面而没有一点破绽。这个例子说明球体表面在二维空间产生了形状、面积和距离的数据变形和扭曲。球面全景图指将球面上每一点的光学信息和亮度色彩等以一幅图像的形式再现的过程。而球面投影正是将相邻图像之间重叠区域合理消隐后，再将这些序列图像分别投影到同一球面上，得到以球面全景图像形式存储的表示实景图像上的像素点在视点空间方位信息的过程。本文使用的是等距鱼眼镜头，如图 5.15 所示，世界坐标系为 *XYZ*，相机坐标系为 *xyz*。

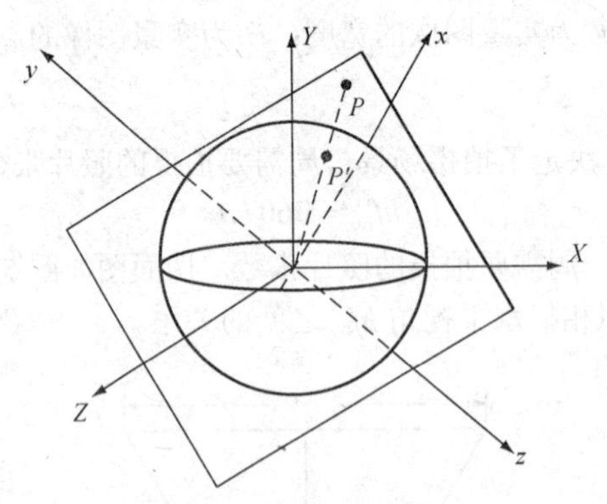

图 5.15　球面变换示意

其中，设相机的拍摄方向为（α，β），实景图像上任意一个像素点 P 的图像坐标为（x, y），P 在球面全景图像上的对应点为 p'，点 p' 在球面全景图像上的图像坐标为（x', y'），点 $p(x,y)$ 在 xyz 中的坐标为$\left(x-\dfrac{W}{2}, y-\dfrac{H}{2}, -f\right)$，其在 XYZ 下的坐标为（u,v,w），则 P 在视坐标系下的坐标为

$$\begin{bmatrix} u \\ v \\ w \end{bmatrix} = \begin{bmatrix} \cos\beta & 0 & \sin\beta \\ 0 & 1 & 0 \\ -\sin\beta & 0 & \cos\beta \end{bmatrix} \begin{bmatrix} 1 & 0 & 0 \\ 0 & \cos\alpha & -\sin\alpha \\ 0 & \sin\alpha & \cos\alpha \end{bmatrix} \begin{bmatrix} x-W/2 \\ y-H/2 \\ -f \end{bmatrix} \tag{5-3}$$

其中f为相机焦距，α 是相机坐标系和世界坐标系 x 轴的夹角，β 为 y 轴夹角。解过点 P 的直线方程和球面方程的参数方程组，得到结果 (u',v',w') 并将其转换为二维坐标的表示形式，从而实现球面模型的投影计算，得到实景图像上的任意像素点 P 与球面全景图像上对应的点 $t(x,y)$ 之间的转换公式

$$\Delta = w' = (y-H/2)\sin\alpha\cos\beta - \left(x-\frac{w}{2}\right)\sin\beta - f\cos\alpha\cos\beta \tag{5-4}$$

球面投影模型可以构建出漫游效果很好的全景图，但相对于柱面投影，其计算复杂度较高，并且球面投影图像的边缘有扭曲现象，增加了校正算法的负担。

2. 柱面投影模型

柱面投影比球面投影简单。柱面投影将多张实景图像投影到圆柱面上，以柱面全景图像的形式存储。这样投影变换的目的和球面全景投影相同，也是为了消除实景图像之间存在的重复信息，还能得到每张实景图上像素点在视点空间中的方位信息。

为了方便投影变换，首先统一柱体坐标系和实景图像坐标系，将观察坐标系平移和旋转到世界坐标系，再计算平面图像和柱面图像之间的坐标变换关系，通过解平面图像和柱体的参数方程组，完成柱面投影的变换。柱面投影模型如图 5.16 所示，其中 w 和 h 分别为实景图像的宽和高，f为相机焦距，（x', y'）为柱面上的点。

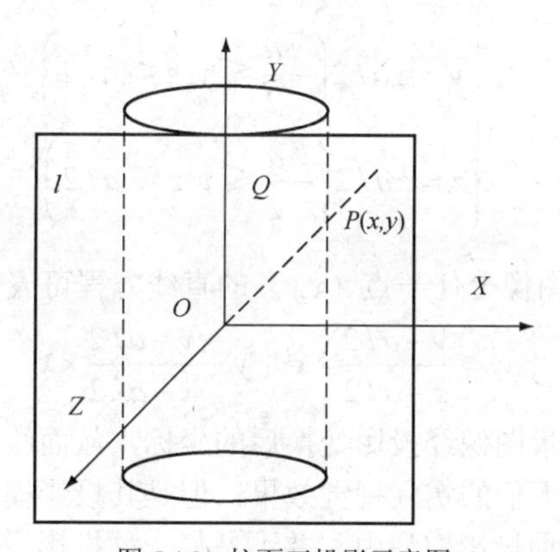

图 5.16 柱面正投影示意图

经过投影变换后的实景图像，是以二维坐标的形式在计算机中存储的，下一步就可以对其进行配准和拼接，得到柱面全景图了。柱面全景图在拍摄时只需将相机固定在场景的同一位置绕水平方向环绕拍摄一周得到图像序列，再经过投影拼接，就能得到水平 360° 视域的浏览效果，且图像失真量小，但垂直方向视域有限。

3. 立方体投影模型

6 幅视域为 90° 的实景图像经过投影拼接即可生成立方体全景图。这种方法克服了球面全景图和柱面全景图的一些缺陷，不仅在图像数据的存储方面比较简单，而且与屏幕像素对应的重采样区域边界为多边形，便于计算和显示。但是，从图 5.17 可知，立方体每两个相邻面之间都是垂直关系，一张实景图像投影在两个相邻面上时会出现投影图像有过渡不平滑的区域，影响视觉效果。因此，立方体全景图的映射过程复杂且繁琐，需要对相机进行较为准确的标定，还要求一种

能在各个方向进行图像拼接的准确的、快速的方法。

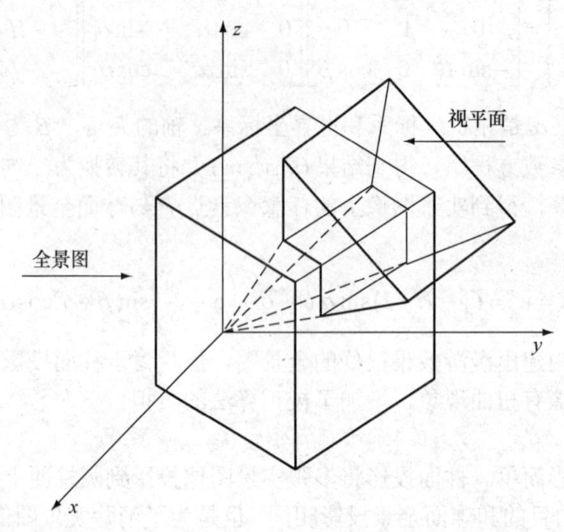

图 5.17 立方体模型展开示意图

假设观察坐标系的原点即立方体的中心，立方体边长为 a，则中心坐标为（$a/2$，$a/2$），那么立方体 6 个面可表示为

$$\begin{cases} x = \pm a/2\left(-\dfrac{a}{2} \leqslant y,z \leqslant a/2\right) \\ y = \pm a/2\left(-\dfrac{a}{2} \leqslant y,z \leqslant a/2\right) \\ z = \pm a/2\left(-\dfrac{a}{2} \leqslant y,z \leqslant a/2\right) \end{cases} \tag{5-5}$$

过视点（$a/2,a/2$）和实景图像上任一点（x,y）的直线方程可表示为

$$y' = \frac{y-a/2}{x-a/2}\times x' + y - \frac{y-a/2}{x-a/2}\times x \tag{5-6}$$

联立以上两式可以解出实景图像经投影变换后的坐标，从而绘制出新的投影图像。

立方体投影模型非常接近人们的实际视觉效果，但是其投影模型相对来说非常复杂，难以满足人们对实时性的要求。在 3 种投影模型中，并不是每一种投影模型都能对场景进行完全展示，柱面投影虽然在水平方向上有 360° 的视角，但是限制了垂直方向的视域，降低了用户体验的真实感。所以在使用时需要根据具体情况进行选择。

5.3 全景图制作实例

制作全景图的目的：克服摄像器材的物理性能限制，将景物四周的一切事物摄入摄像头，向观众全方位 360° 地展现景物。

在专业摄影中，拍摄全景图通常使用专业且价格昂贵的设备，如摇头机、360° 转机。随着数码技术的日益平民化，我们只需要一台普通的数码相机，就能拍摄制作全景图所需要的图片、再通过图像处理软件就能完美地拼接全景图片。

5.3.1 拍摄照片

在全景图的制作中，拍摄的单张照片十分重要，它直接决定着全景图的合成效果。全景图是指大于双眼正常有效视角（大约水平 90°，垂直 70°）或双眼余光视角（大约水平 180°，垂直 90°），乃至 360° 完整场景范围的照片。传统的光学摄影全景照片是把 90°～360° 的场景全部展现在一个二维平面上，把一个场景的前后左右一览无余地推到观者的眼前。简单地说，将多幅相连图片依次拼接组成图片链，如同站在某个固定的点上转了一圈，四周的景色连起来就是一幅全景图。狭义上的全景图是 360° 视野，广义上的全景图是超越了视野极限的图片。拍摄步骤如下。

步骤 1：准备好相机，选择好景点，然后在景点的中心位置确定一个中心点，再将相机放置在中心点处。如果有三脚架，最好使用三角架（如图 5.18 所示）。将相机固定在三脚架上，这样通过旋转三脚架上的云台，相机在不改变位置的情况下就可以拍摄不同方位的图片。即使没有三脚架，也要设法将相机固定在一个临时平台上，让相机平行转动且不能改变位置。如果一定要手持相机进行拍摄，脚一定要在同一圆心上旋转，身体保持平衡。

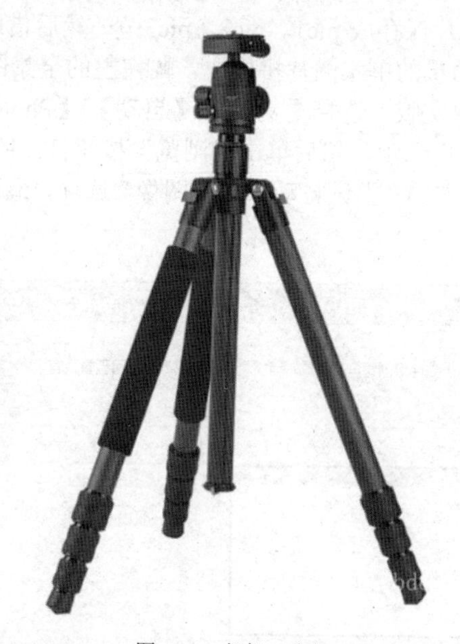

图 5.18　相机三脚架

步骤 2：在开始拍摄前，最好关闭相机的自动曝光功能，尽量使用手动曝光模式，这样可以保证每张照片的曝光参数相同，拍摄出来的图片色调会比较统一，便于使用软件进行无缝拼接。拍摄焦距设定后，直到照片全部拍完才能更改，焦距越大，视角就会越小，拍摄的图片数量也会增加，这样在拼接时拼接的缝隙会增多，所以焦距一般设置成 50mm 比较合适，这个焦距产生的变形也比较小。

步骤 3：在拍摄的过程中，第一张照片拍摄完成后，用一只手扶住三角架，确保其稳定，另一只手轻轻转动云台，使其转动一定的角度，继续拍摄，直至转完一周。拍摄的每张照片（如图 5.19 所示）的左右要留出一定的重叠部分，便于后面使用软件进行自动拼接。一般情况下，空出的重叠部分约占照片的 20%～30%。照片的上下部分也要多空出一些，这样便于后面拼接完成后进行裁减。

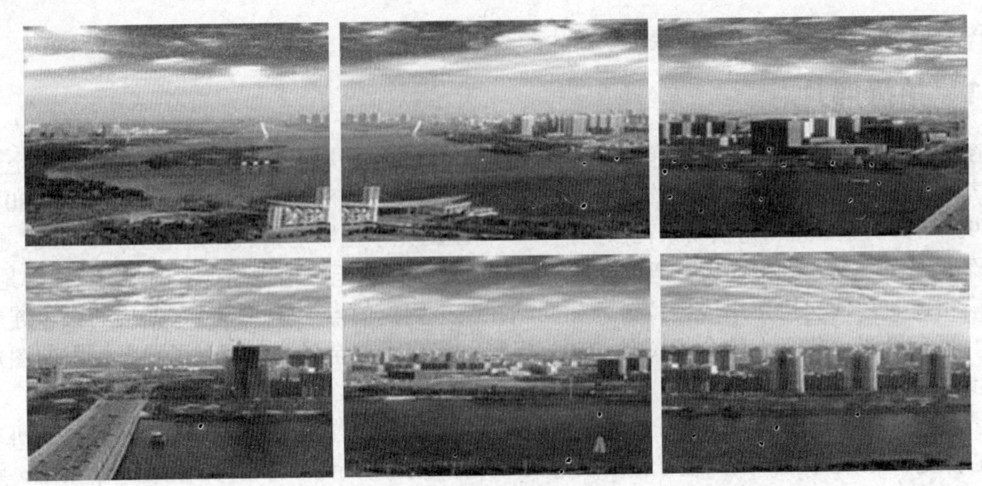

图 5.19 用来拼接全景图的单张图片

5.3.2 用 Photoshop 拼接静态全景图

在拍摄完成后，将单张图片保存成 pic1、pic2、pic3……然后借助 Photoshop CS 的“图片拼接”（Photomerge）功能，将拍摄的单张图片拼接成一幅完整的全景图。

（1）启动 Photoshop CS 中文版，选择【文件】|【自动】|【Photomerge…】，在弹出的对话框中选择“打开”后面的“文件”选项，然后单击“浏览”按钮打开照片的保存文件夹，按住 Ctrl 键选择要添加的图片，选择下方的“尝试自动排列源图像”选项，最后单击“好”按钮（如图 5.20 所示）。

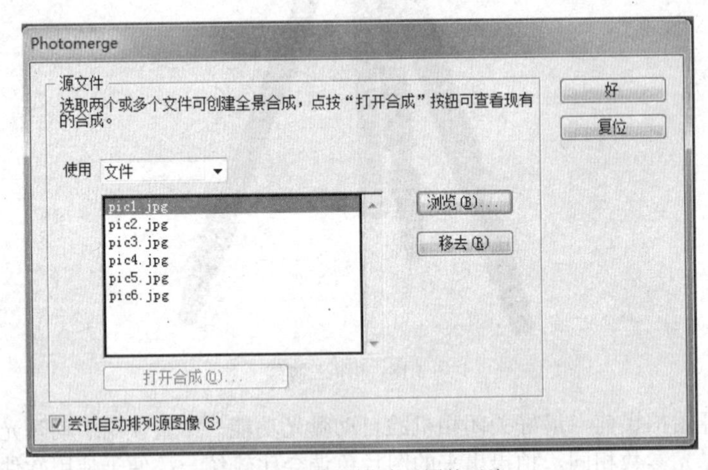

图 5.20 添加制作全景图的照片

（2）此时 Photoshop 会自动打开所有的图像，然后关闭，再弹出 Photomerge 对话框。如果单张照片拍摄得比较好(也就是相邻两幅图像的重叠部分比较明显)，在这里基本上就能自动拼出来，单击“好”按钮然后保存全景图即可（如图 5.21 所示）。

（3）如果没有选择“尝试自动排列源图像”选项，则会打开 Photomerge 对话框（如图 5.22 所示），在上方的“源图片区”显示着添加的单张图片，下方是“拼图区”，可将图片从“源图片区”拖到“拼图区”排列。拖动右侧“导航器”下的“滑块”可以调节“拼图区”的显示比例。

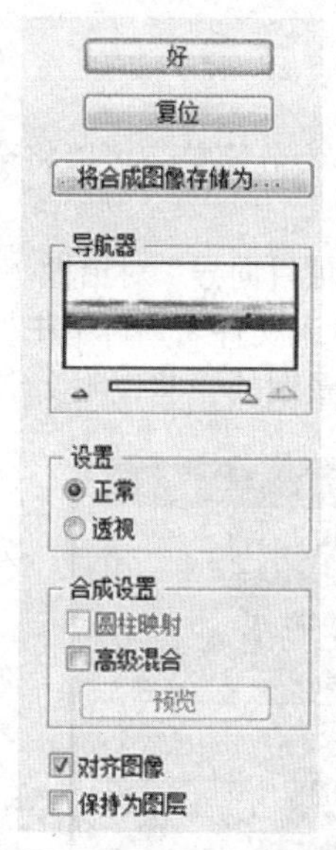

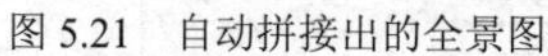
图 5.21 自动拼接出的全景图

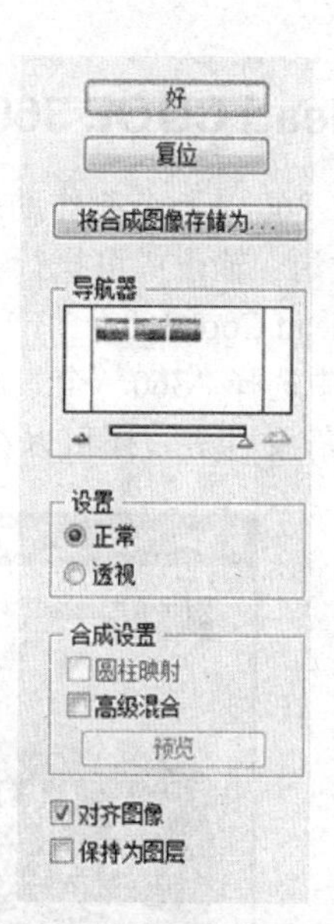

图 5.22 手动拼接全景图

（4）在“拼图区”排列图片时，当两幅图片重叠时，Photomerge 会自动将图片之间的重叠部分设为透明，这样可以方便我们观察图像的重叠效果是否真实合理。如果选择了“对齐图像”选项，可以在检测到共同之处时自动将重叠图像固定到位。

当拍摄的图片角度出现偏差或图片有些扭曲，可切换到“透视”选项，然后选择“圆柱映射”，这样可以在一定程度上降低应用透视校正时可能会出现的扭曲。如果图片的色调不够统一，可选择“高级混合”选项，这样可以降低因混合不同曝光度的图像而造成的颜色不一致。当选中该选项以后，在大区域上会混合大范围的颜色和色调，在较小区域上则混合细节颜色和色调。

（5）如果要旋转某张图片以适合与其他图片的合成，可以使用旋转工具。选择左侧工具箱中第一个“选择图像”工具，选中要旋转的图像。然后单击左侧工具箱中第二个“旋转”工具，在图片的边缘附近单击，就可以让图片围绕中心做圆形旋转（如图 5.23 所示）。

设置完成后单击“确定”按钮完成图像拼接，最后选择菜单[文件]→[存储为…]命令保存全景图片。

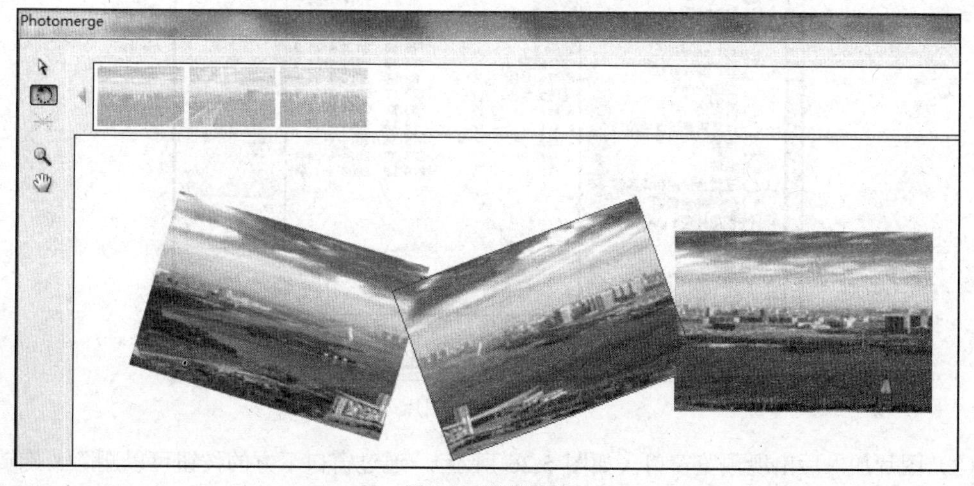

图 5.23 旋转图片

5.3.3　用 Ulead COOL 360 制作动态全景图

Ulead COOL 360 是一个制作动态全景图的软件，它操作十分简单，可以将全景图制成屏保、用 E-mail 直接发送、输出成可执行文件等。

（1）启动 Ulead Cool 360，单击“新建项目”打开“新的项目向导”对话框（如图 5.24 所示）；在“项目类型”中选择“360° 全景画”；在“项目名称”中输入文件名，再单击“位置”下的“浏览”按钮选择保存文件夹，还可以在“描述”中输入关于全景图的一些说明文字。

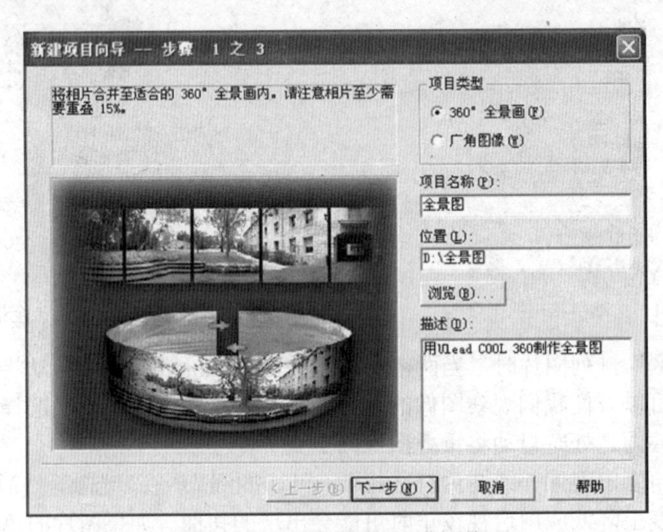

图 5.24　设置全景图的基本参数

（2）单击“下一步”按钮出现的对话框（如图 5.25 所示），按住 Ctrl 键分别选择用来制作全景图的照片，然后单击“添加”按钮添加照片，单击“全部添加”按钮可以添加文件夹中的全部图片；单击“获取”按钮，可以直接从外部数码设备（如摄像头、数码相机等）中获取图像。

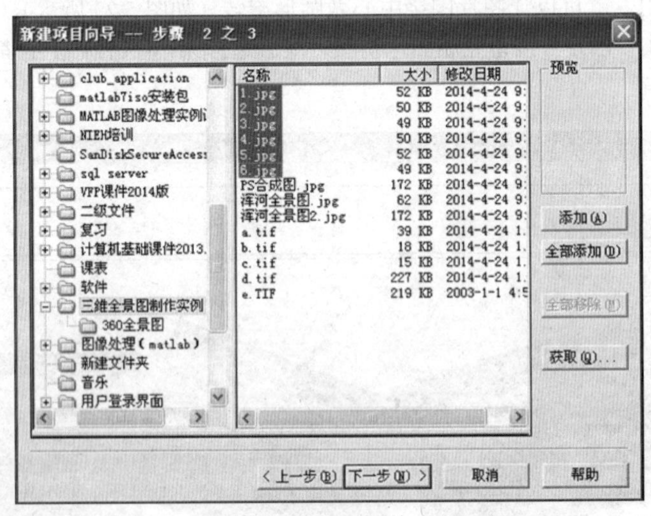

图 5.25　添加图片

（3）图片加入后出现预览窗口（如图 5.26 所示），通过窗口下方的按钮可以删除、旋转、缩小或放大图片。

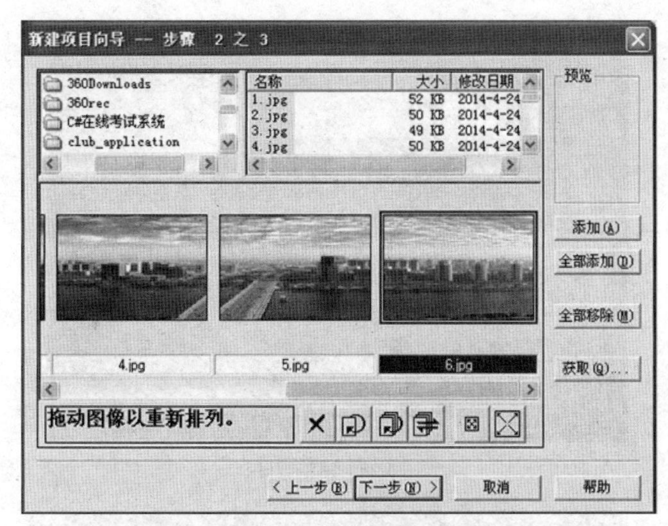

图 5.26 图片预览窗口

（4）单击“下一步”按钮，选择用于拍摄照片图像的相机镜头。如果相机镜头不在列表中，可选择程序提供的缺省镜头，也可自定义镜头参数，这里选择“普通镜头”。“关闭变形功能”的作用是禁止弯曲，选择后浏览时全景图无弯曲感，“关闭混合功能”的作用是禁止融合，这样相邻两张相片拼成全景图可见其重叠部分（如图 5.27 所示）。

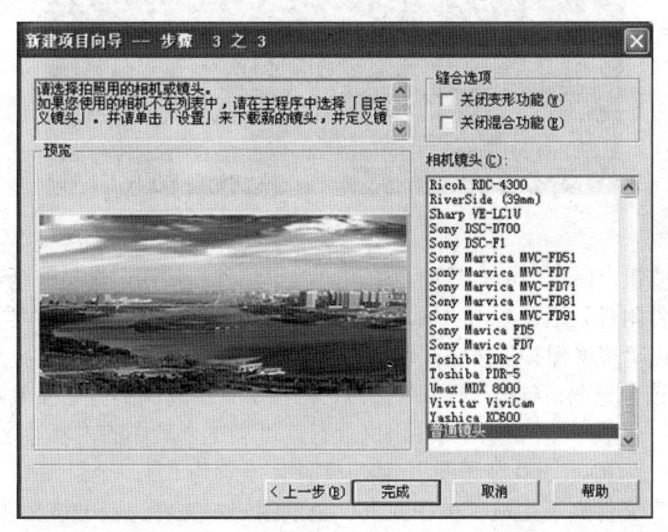

图 5.27 全景图拼接设置窗口

（5）单击“完成”切换到“调整”窗口，在这里可以调整图片的各种属性（如图 5.28）。例如对于拼好的图片中某一幅不满意，可单击该图片，在选项面板中调节参数即可。参数有旋转图像、调整透视效果、调整色调、调整饱和度、调整亮度、调整对比度等；还可通过鼠标拖曳来调整各幅图像间的重叠程度。若对调整效果不满意，可单击“撤销”和“重复”两个功能按钮进行取消和重复操作，单击“重置”按钮，恢复调入图像的初始状态。

（6）调整满意后，单击“查看器”按钮打开自带的浏览器观看动态的全景图，观看时可用鼠标控制全景图运动的方向、速度和大小比例等。

（7）单击“完成”按钮，可以选择多种方式输出动态全景图（如图 5.29 所示）。

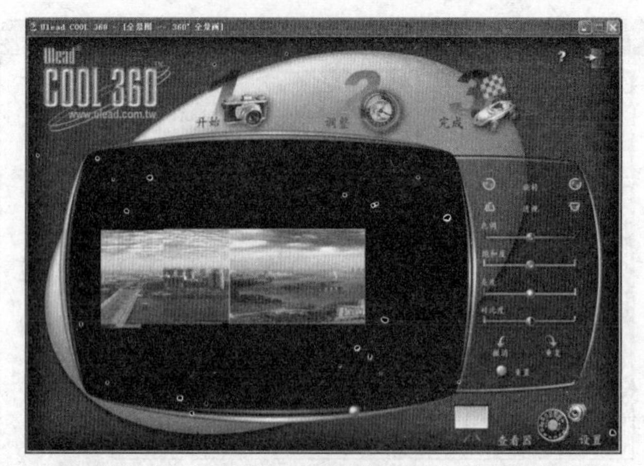

图 5.28 调整窗口

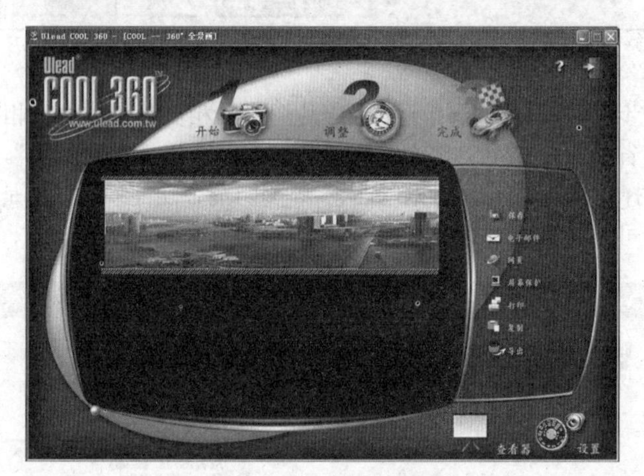

图 5.29 多种输出方式

单击“保存”按钮，保存当前全景图；单击“电子邮件”按钮，将当前全景图转换为 EXE 文件，并作为电子邮件附件发送；单击“网页”按钮，以 Web 页面的形式保存当前全景图，且可在浏览器中观看；单击“屏幕保护”按钮，设置全景图为默认的屏幕保护程序；单击“打印”按钮，以平面图形式打印该全景图；单击“复制”按钮，将该全景图复制到剪贴板上以便其他程序调用；单击“导出”按钮，生成一个可执行文件，执行它就可浏览全景图的内容。这里选择“导出”按钮，文件名称设置为“COOL360 全景图”，输出文件夹设置为“D：\全景图”，单击“确定”按钮，则在“D：\全景图”文件夹下生成了 COOL360 全景图.exe 文件。双击该文件，动态运行结果如图 5.30 所示。

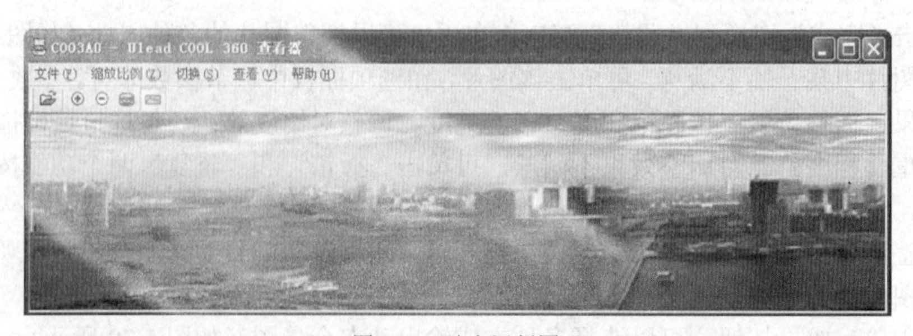

图 5.30 动态运行图

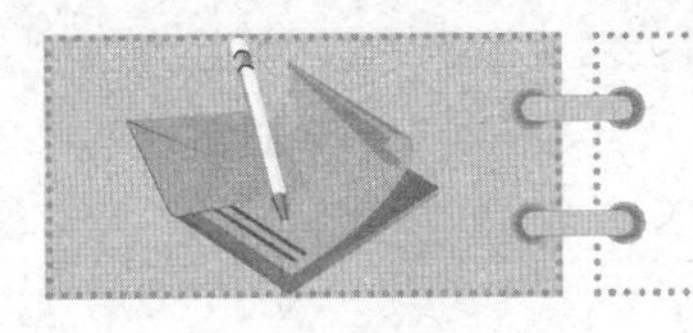

本章小结

全景也称为全景摄影或虚拟实景，是基于静态图像的虚拟现实技术，是目前迅速发展并逐步流行的一个虚拟现实分支，可广泛应用于网络三维业务，也适用于网络虚拟教学领域。

传统三维技术及以 VRML 为代表的网络三维技术都采用计算机生成图像的方式来建立三维模型，而三维全景技术则是利用实景照片建立虚拟环境，按照照片拍摄→数字化→图像拼接→生成场景的模式来完成虚拟现实的创建，更为简单实用。需要注意的是，三维全景技术是一种桌面虚拟现实技术，并不是真正意义上的3D图形技术。

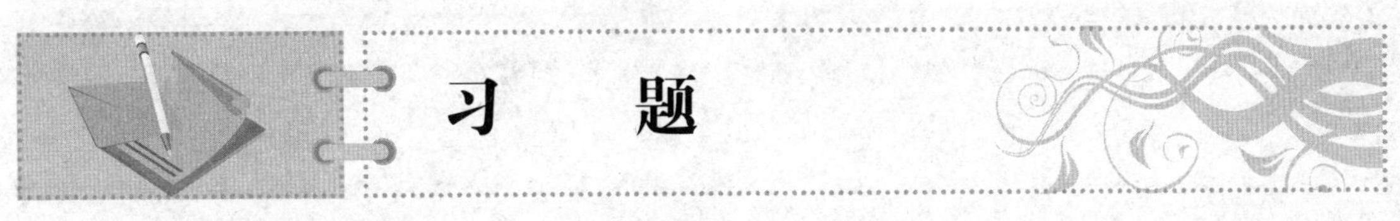

习　题

一、填空题

1．三维全景技术的英文是____。

2．三维全景技术依据场景生成过程可以划分为______________和______________。

3．制作三维漫游全景需要通常需要的硬件是______________________________。

4．鱼眼镜头的用途是____。

5．全景图投影模型有____。

二、简答题

1．三维全景技术与传统的虚拟现实技术相比优势有哪些？

2．三维全景技术应用的行业有哪些？

3．基于图像学的方法即 IBR 技术的分类有哪些？

4．请画出全景图的生产流程。

5．请自行拍摄校园风光照片并作为素材，使用 Ulead COOL 360 软件制作动态全景图。

第二部分

虚拟现实技术编程和建模方法

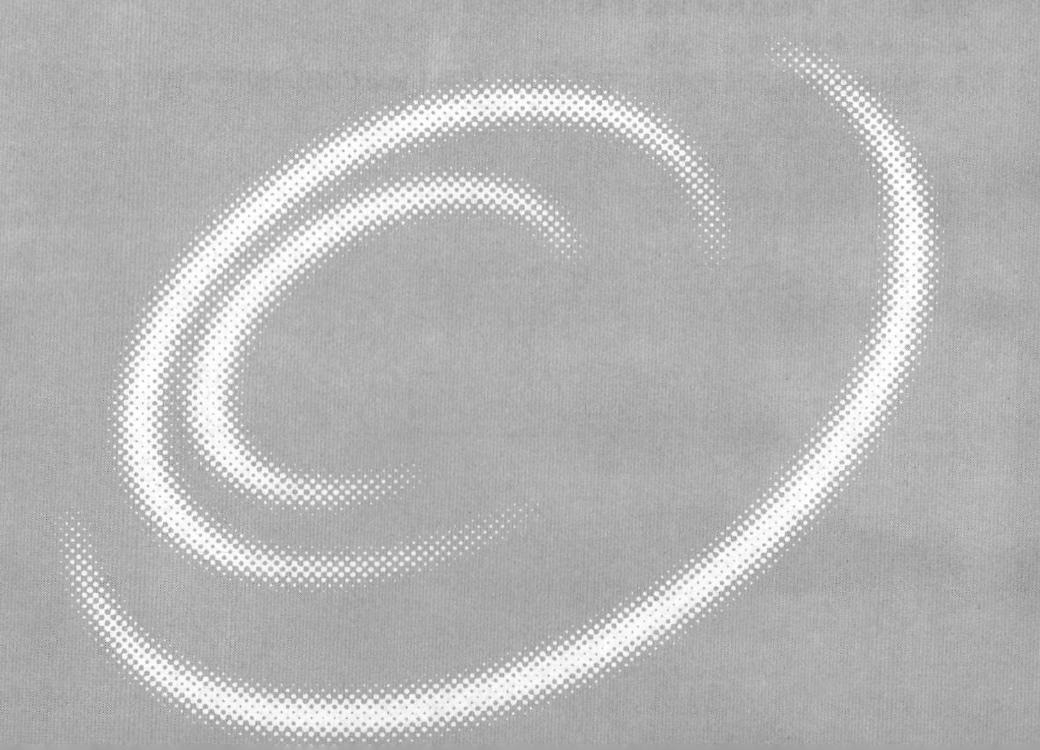

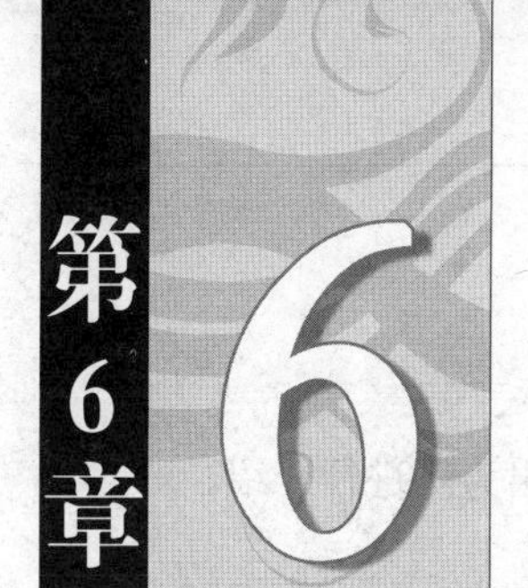

第6章 三维建模工具 3ds Max

6.1 3ds Max 概述

3ds Max 是 Autodesk 公司开发的全功能的三维计算机图形软件，目前被广泛应用于影视特效、广告制作、工业设计、建筑设计、游戏、多媒体制作、辅助教学以及工程可视化等领域。

3D Studio Max 的出现，使三维动画制作不再只是高端工作站的专利，使用 PC 也可以进行三维动画的制作，大大降低了 CG 制作的门槛。2012 年发布的 Autodesk 3ds Max 为在更短时间内制作模型、角色动画、纹理以及更高品质的图像提供了令人无法抗拒的新技术。本章将以 3ds Max 2010 的操作为例进行讲解。

6.1.1 3ds Max 2010 的硬件要求

3ds Max 2010 分为 32 位和 64 位两种，分别对应 32 位和 64 位的操作系统。下面介绍 3ds max 的官方推荐配置。

1. 3ds Max 软件的 32 位版本的基本要求

操作系统：Microsoft Windows XP Professional 操作系统（SP2 或更高版本）或更高版本，如 Microsoft Windows 7 Professional 32 位操作系统。

CPU：英特尔奔腾 4 或更高版本、AMD Athlon 64 或更高版本，或 AMD 皓龙处理器。

内存：1 GB（推荐 2 GB）。

交换空间：1GB（推荐 2GB）。

可用硬盘空间：2GB。

显卡：Direct3D 10、Direct3D 9 或 OpenGL，具有 128 MB 或更高。

鼠标：配有鼠标驱动程序的三键鼠标。

光驱：DVD 光驱。

浏览器：Microsoft Internet Explorer 6 或更高版本。

2. 3ds Max 软件的 64 位版本的基本要求

操作系统：Microsoft Windows XP Professional x64 版本或更高版本如 Microsoft Windows 7 Professional 64 位操作系统。

CPU：Intel EM64T、AMD Athlon 64 或更高版本、AMD Opteron 处理器。

内存：1 GB（推荐 2 GB）。

交换空间：1GB（推荐 2GB）。

可用硬盘空间：2GB。

显卡：Direct3D 10、Direct3D 9 或 OpenGL，具有 128 MB 或更高。

鼠标：配有鼠标驱动程序的三键鼠标。

光驱：DVD 光驱。

浏览器：Microsoft Internet Explorer 6 或更高版本。

6.1.2　3ds Max 的启动与退出

3ds Max 2010 分为中文版及英文版，这里我们以中文版的启动与退出为例进行介绍。

1．启动 3ds Max 中文版

这里以 Windows7 安装的 3ds Max 2010 32bit 版本为例。双击桌面上的图标即可以启动 3ds Max 中文版，如图 6.1 所示。

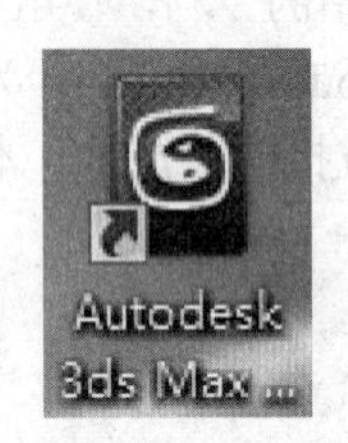

图 6.1　3ds Max 图标

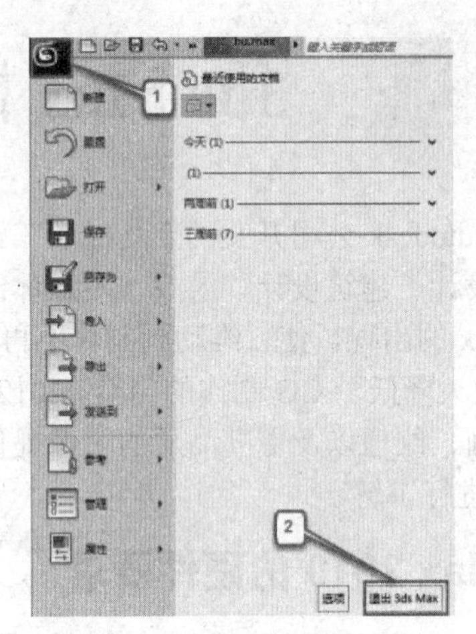

图 6.2　3ds Max 应用程序菜单

2．退出 3ds Max 中文版

方法一：单击窗口左上角的应用程序图标按钮，在弹出的下拉菜单中单击右下角的“退出 3ds Max”按钮，如图 6.2 所示。

方法二：单击 3ds Max 程序窗口右上角窗口控制盒中的关闭按钮。

6.1.3　3ds Max 文件的打开与保存

用户可以使用多种方式打开和保存 3ds Max 文件，常用方法的具体操作如下。

1．3ds Max 文件的打开

使用【打开】命令可以从“打开文件”对话框中加载场景文件、角色文件或 VIZ 渲染文件到场景中。

方法一：按下键盘中的快捷键 Ctrl+O，弹出“打开文件”对话框。从中寻找需要的路径和文件，双击该文件即可。

方法二：单击 3ds Max 快捷工具栏中的“打开”按钮，其他同方法一。

2．3ds Max 文件的保存

（1）保存。

使用【保存】命令可以覆盖上次保存的场景文件。如果是第一次保存场景，则此命令的工作方式与“另存为”命令相同。

- 单击 3ds Max 快捷工具栏中的“保存”按钮。
- 单击应用程序按钮，在弹出的应用程序菜单中选择【保存】命令。

（2）另存为。

单击应用程序按钮，在弹出的下拉菜单中选择【另存为】命令。打开“文件另存为”对话框；选择好相应的保存目录，填写文件名称，选择保存类型，单击“保存”按钮。

6.1.4 3ds Max 界面分布

3ds Max 的初始界面如图 6.3 所示，主要包括以下几个区域：标题栏、菜单栏、主工具栏、视图区、命令面板、视图控制区、动画控制区、信息提示区及状态栏、时间滑块和轨迹栏。

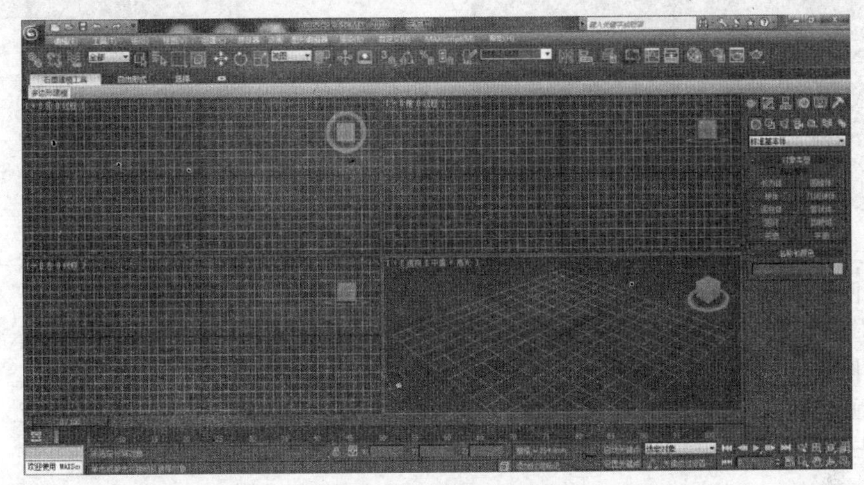

图 6.3　3ds Max 初始界面

1. 标题栏

3ds Max 窗口的标题栏用于管理文件和查找信息。

应用程序按钮：单击该按钮可显示文件处理命令的“应用程序”菜单。

快速访问工具栏：主要提供用于管理场景文件的常用命令。

文档标题栏：用于显示 3ds Max 文档标题。

2. 菜单栏

3ds Max 菜单栏位于屏幕界面的最上方。菜单栏中的大多数命令都可以在相应的命令面板、工具栏或快捷菜单找到，并且远比在菜单栏中执行命令方便得多。

3. 主工具栏

菜单栏下方即为主工具栏，通过主工具栏可以快速访问 3ds Max 中很多常见任务的工具和对话框，如图 6.4 所示。执行菜单命令【自定义】|【显示】|【显示主工具栏】，即可显示或关闭主工具栏，也可以按键盘上的 Alt+6 组合键进行切换。

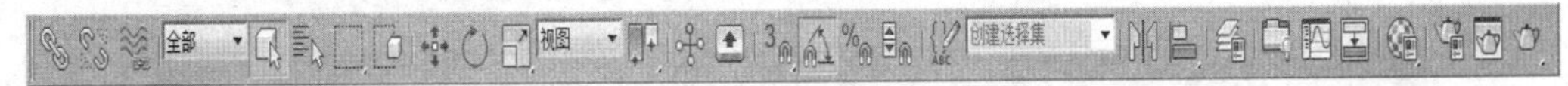

图 6.4　主工具栏

4. 视图区

视图区位于界面的正中央，几乎所有的工作都要在此完成。当首次打开 3ds Max 中文版时，系统缺省的视图区状态是以 4 个视图的划分方式显示的，分别为顶视图、前视图、左视图和透视图。这种视图方式是标准的划分方式，也是比较通用的划分方式，如图 6.5 所示。

5. 命令面板

位于视图区右侧的是命令面板，如图 6.6 所示。命令面板集成了 3ds Max 中大多数的功能与参数控制项目。创建及编辑物体或场景主要通过命令面板进行操作。命令面板中的 6 个面板依次为创建、修改、层次、运动、显示和实用程序。

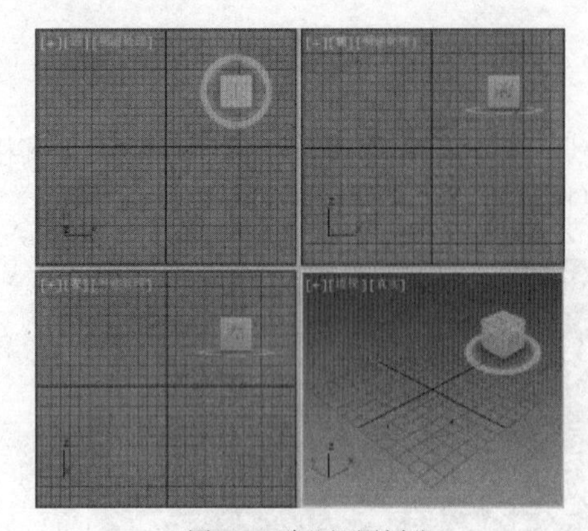

图 6.5　默认视图划分

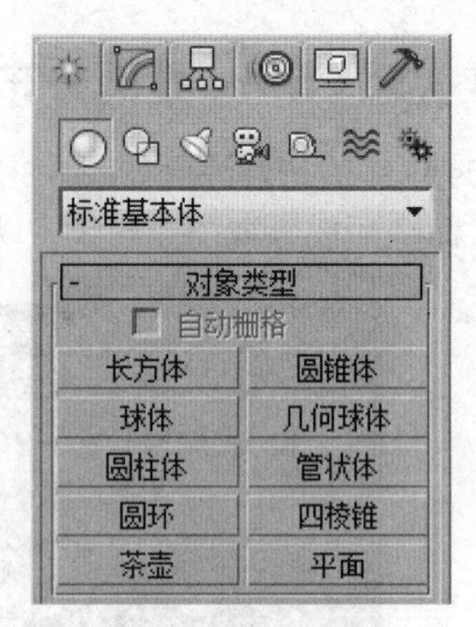

图 6.6　命令面板

6．视图控制区

该区位于工作界面的右下角，如图 6.7 所示。主要用于调整视图中物体的显示状态，通过缩放、平移、旋转等操作达到更改观察角度和方式的目的。

7．动画控制区

该区主要用来控制动画的设置和播放，位于屏幕的下方，如图 6.8 所示。

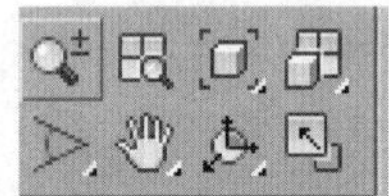

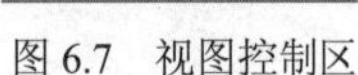

图 6.7　视图控制区

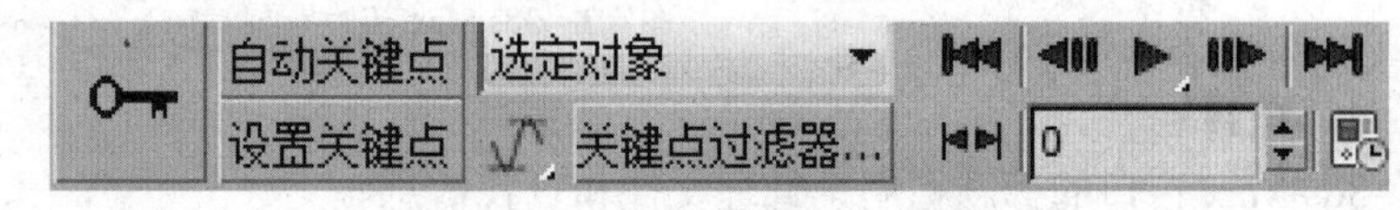

图 6.8　动画控制区

8．信息提示区与状态栏

信息提示区与状态栏用于显示 3ds Max 视图中物体的操作效果，例如移动、旋转坐标以及缩放比例等，如图 6.9 所示。

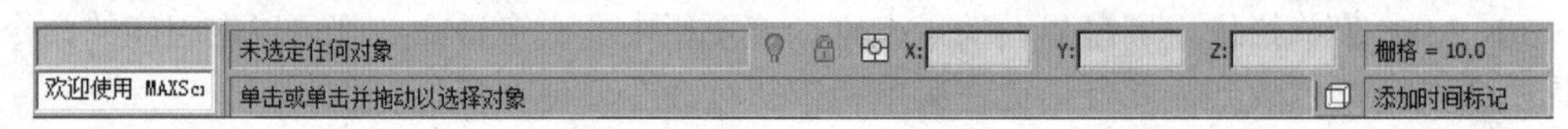

图 6.9　信息提示区与状态栏

9．时间滑块与轨迹栏

时间滑块与轨迹栏位于 3ds Max 视图区的下方，用于设置动画、浏览动画以及设置动画帧数等，如图 6.10 所示。

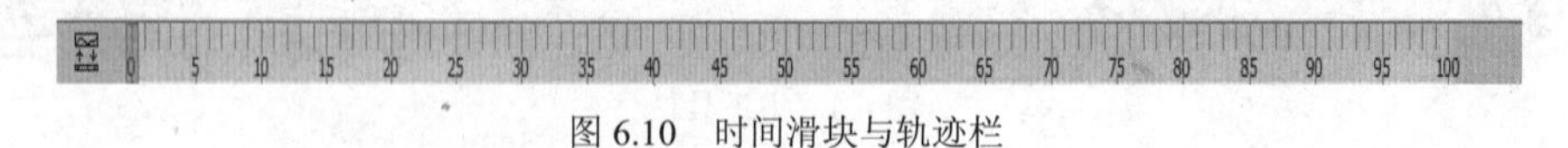

图 6.10　时间滑块与轨迹栏

6.1.5　3ds Max 视图区常用操作

在 3ds Max 中文版系统默认的 4 个视图中，顶视图、左视图和前视图为正交视图，它们能够准确地表现物体的尺寸以及各物体之间的相对关系，透视图则符合近大远小的透视原理。

1．激活视口

将鼠标指针放在视图区域内，单击鼠标右键即可激活该视图。被激活的视图边框会显示为黄色。图 6.11 所示的透视图处于激活状态。在视图区域内，单击左键也可以激活视图，而且同时具有物体选择等功能。

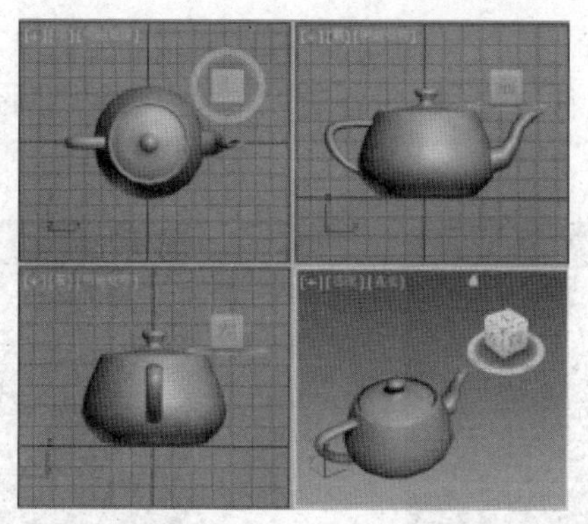

图 6.11 透视图处于激活状态

2．转换视口

系统默认的 4 个视口是可以相互转换的，默认的转换快捷键为：T——顶视图、B——底视图、L——左视图、U——用户视图、F——前视图、P——透视图。

3．视口快捷菜单

用鼠标左键或右键单击视图左上角的 3 个标识，将弹出相应的快捷菜单。这些菜单可以改变场景中对象的明暗类型，更改模型的显示方式，更改最大化视图、显示网格，将当前视口改变成其他视口等，如图 6.12 所示。

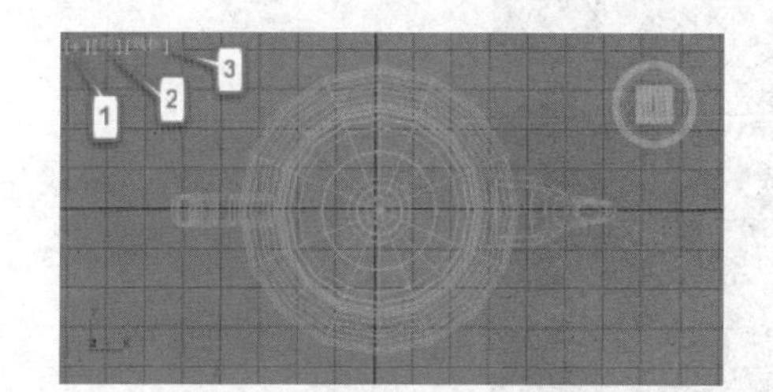

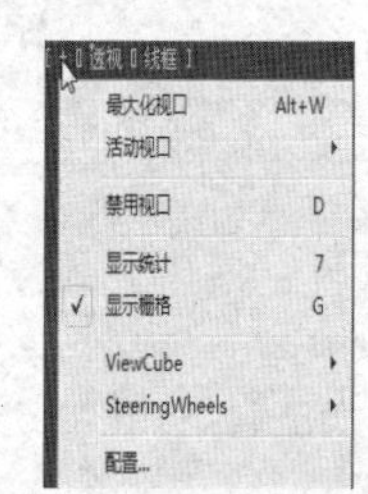

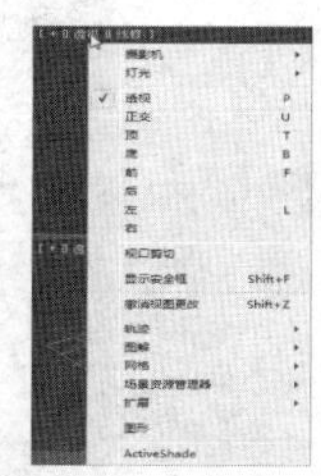

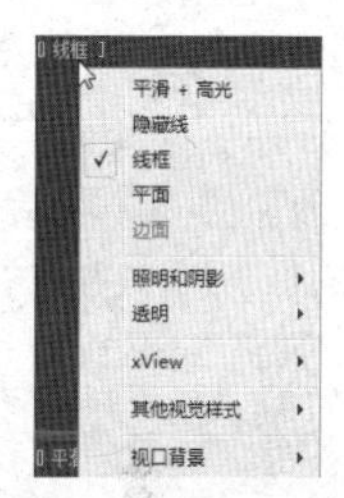

图 6.12 视口快捷菜单

其中一些常用操作也可以使用快捷键实现，如按 G 键可显示或隐藏栅格、按 Alt+W 可将当前选择的视口最大化或还原。

6.1.6 3ds Max 主工具栏常用工具

主工具栏中包含了编辑对象时常用的各种工具，本节将介绍其中常用的一些工具。

1．“选择对象”工具：

单击“选择对象”工具，在任意视口中将指针移到目标对象上，指针变成小十字形，单击即可选择该对象。选定的线框对象变成白色，选定的着色对象其边界框的角处显示白色边框，效果如图 6.13 所示。

2．“选择并移动”工具（快捷键 W）

使用该工具在选择物体的同时可进行移动操作，移动时根据定义的坐标系和坐标轴向来进行，如图 6.14 所示。如果指针放在操纵轴上，指针变成移动形态，拖动即可沿相应的轴方向移动对象。如果指针放在轴平面上，轴平面会变成黄色，拖动即可在相应平面上移动对象。

3．“选择并旋转”工具（快捷键 E）

使用该工具可在选择物体的同时进行旋转操作，旋转将根据定义的坐标系和坐标轴轴向来进行。如图 6.15 所示，指针放在操纵范围时变成旋转形态，拖动即可实现相应旋转操作。红、绿、蓝 3 种颜色操纵轴分别对应 X、Y、Z3 个轴向，当前操纵的轴向显示为黄色。外圈的灰色圆弧表示在当前视图角度的平面上进行旋转。指针在透视图的内圈灰色圆弧范围内拖动时，对象可在 3 个轴向上任意旋转。

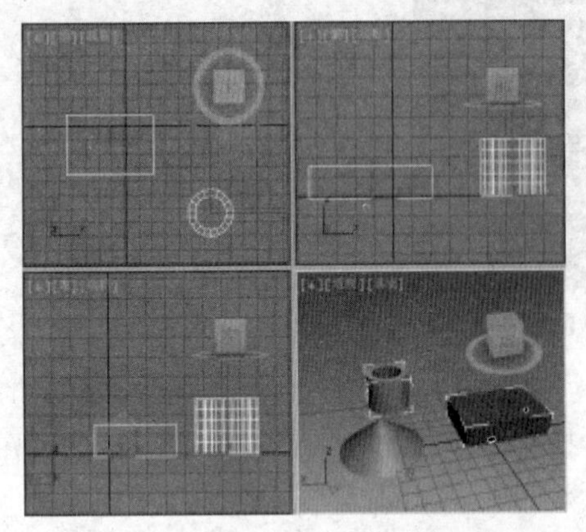

图 6.13 选择状态的对象

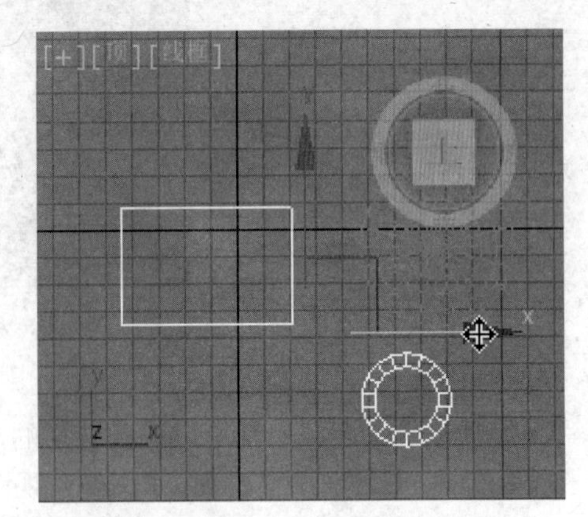

图 6.14 沿 X 轴移动对象

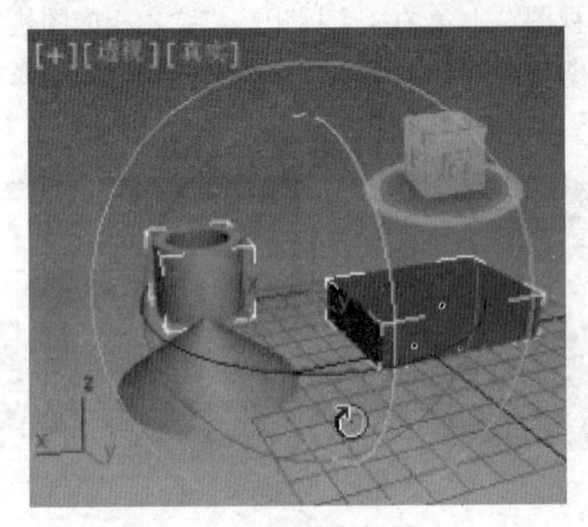

图 6.15 任意旋转对象

4．“选择并缩放”工具（快捷键 R）

使用该工具可在选择物体的同时进行缩放操作，缩放将根据定义的坐标系和坐标轴轴向来进行。如图 6.16 所示，指针放在操纵范围时变成缩放形态，拖动即可实现相应缩放操作。

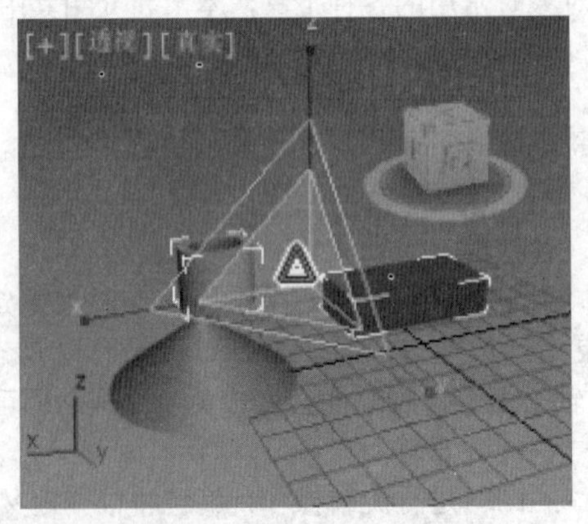

图 6.16 XYZ 方向同时缩放

对于“选择并移动”、“选择并旋转”和“选择并缩放”3 种工具的操作方法有以下相似之处：在工具按钮上单击鼠标右键将弹出相应的对话框，输入数据即可实现精确的移动/旋转/缩放操作；当选择 3 种工具中的一种时，按住 Shift 键的同时进行拖动将弹出“克隆选项”对话框，如图 6.17 所示。其中“复制”表示新生成对象和源对象相同，但两者相互独立；“参考”表示修改源对象的同时新生成的对象也随之改变，即影响是单向的；“实例”表示修改源对象的同时新生成的对象也随之改变，反之亦可，即影响是双向的。

在使用上述 4 种与选择相关的工具时还可以配合快捷键实现增减选择对象的操作：按住 Ctrl 键同时单击视口中的对象，可增加选择对象；按住 Alt 键的同时单击视口中已选择的对象，可以减去选择的对象。

5.“选择区域”工具

“选择区域”工具用于控制上述 4 种与选择相关的工具的选择方式。单击“选择区域”按钮，按住鼠标左键不放将弹出 5 种形状的选择区域，如图 6.18 所示。

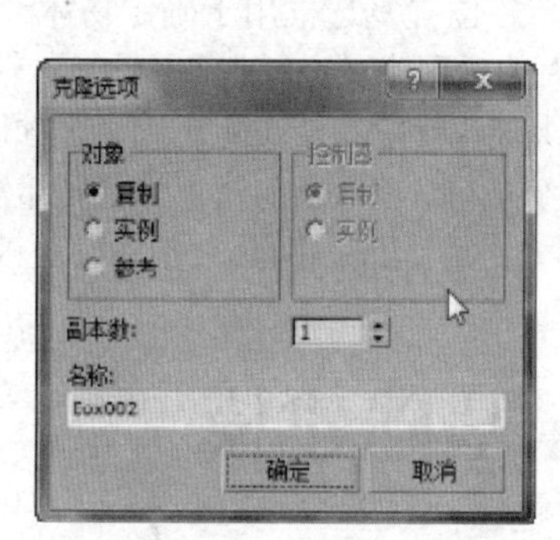

图 6.17 “克隆选项”对话框

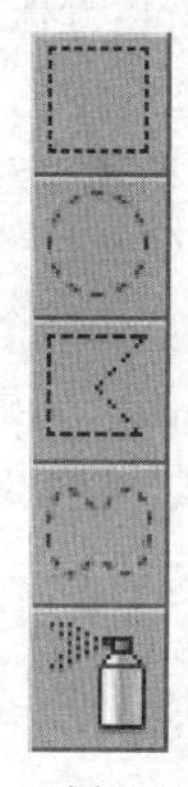

图 6.18 “选择区域”工具

（1）“矩形选择区域”：拖曳鼠标，矩形框内对象被选择。

（2）“圆形选择区域”：拖曳鼠标，圆形框内对象被选择。

（3）“围栏线选择区域”：单击鼠标不断拉出直线，在末端双击鼠标左键，围成多边形区域，多边形框内对象被选择。

（4）“套索选择区域”：拖动鼠标左键绘制区域，选择所需对象。

（5）“绘制选择区域”：按下鼠标左键，此时鼠标处显示一小圆形区域，拖动鼠标过程中框入该圆框的对象均被选择。

6.“角度捕捉切换”工具

在“角度捕捉切换”按钮上单击鼠标右键，在弹出的“栅格和捕捉设置”对话框的“角度”栏中输入每次旋转的角度限制（如输入 10）。当单击启用“角度捕捉切换”后，对所有对象的旋转变换操作将以输入的角度递增或递减。

7.“百分比捕捉切换”工具

在“百分比捕捉切换”按钮上单击鼠标右键，在弹出的“栅格和捕捉设置”对话框的“百分比”一栏中输入缩放百分比（如输入 10）。当单击启用“百分比捕捉切换”后对所有对象的缩放变换操作将以输入的百分比递增或递减。

8.“微调器捕捉切换”工具

微调器捕捉切换工具用于设置 3ds Max 中，所有微调器每次单击时增加或减少的值。在“微调器捕捉切换”按钮上单击鼠标右键，弹出“首选项设置”对话框。在“微调器”参数设置框中设置“精度”及“捕捉”的值。如设置“精度”为1，“捕捉”为10，则表示在微调器的编辑字段中显示的小数位为1位，每单击一次微调器增加或减少10。

9. “镜像”工具

“镜像”工具的作用是模拟现实中的镜子效果，将把实物翻转或复制成对应的虚像。在视口中选择需要镜像的对象，单击主工具栏中“镜像”按钮，弹出镜像对话框。

“镜像轴”：用于设置镜像的轴或者平面。

“偏移”：用于设定镜像对象偏移源对象轴心点的距离。

“克隆当前选择”：默认是“不克隆”，即只翻转对象而不复制对象。其他与“选择并缩放”工具中介绍的“克隆选项”作用相同。

10. “对齐”工具

“对齐”工具用于调整视口中两个对象的对齐方式。假设当前视口中存在一个长方体和一个圆柱体。先选中长方体，单击“对齐”工具，再选中圆柱体，将会弹出“对齐当前选择”对话框。此时，“当前对象”为长方体，“目标对象”为圆柱体，即长方体参照圆柱体位置对齐。

“对齐位置”选项区中的X位置、Y位置、Z位置复选框用于确定物体沿3ds Max世界坐标系中哪条约束轴与目标物体对齐。“对齐方向”选项区中的X轴、Y轴、Z轴复选框用于确定如何旋转当前物体，以使其按选定的坐标轴与目标对象对齐。“匹配比例”选项区中的X轴、Y轴、Z轴复选框用于选择匹配两个选定对象之间的缩放轴，将“当前对象”沿局部坐标轴缩放到与“目标对象”相同的百分比。如果两个对象之前都未进行缩放，则其大小不会更改。

6.2 3ds Max 基础建模

建模是三维制作的基本环节，也是材质、动画及渲染等环节的前提。3ds Max 基础建模方式有内置几何体建模、复合对象建模、二维图形建模等。

6.2.1 3ds Max 内置几何体建模

3ds Max 内置了一些基本模型，包括标准基本体、扩展基本体等。选择命令面板中的【创建】|【几何体】命令，在下拉列表中选择内置模型类型，在“对象类型”展卷栏中将列出该类的模型创建按钮。单击相应按钮之后，在视口中通过单击、移动、拖动鼠标等操作即可创建模型，单击鼠标右键结束创建。如果因某些操作结束了创建过程，那么右侧的“参数”展卷栏将会消失。此时单击命令面板中的“修改”标签则可进入“修改”面板继续修改对象的参数。

标准基本体及扩展基本体的创建方法大致相同，各种模型的参数略有差别，下面介绍一些常用的重要模型参数含义。

1. 分段

所有的标准基本体都有“分段”属性。“分段”值的大小决定了模型是否能够弯曲以及弯曲的程度。“分段”值越大，模型弯曲就越平滑，但同时也将大大增加了模型的复杂程度，降低了刷新速度。图6.19所示为圆环“分段”值为8和24的效果。

2. 边数

标准基本体中的圆锥体、球体、圆柱体、管状体、圆环和茶壶以及扩展基本体中的环形节、切角圆柱体、油罐、胶囊、纺锤体、球棱柱和环形波都有“边数”属性。该属性决定了弯曲曲面边的边数，其值越大，侧面越接近圆形。图6.20所示为圆柱体“边数”值为6和18的效果。

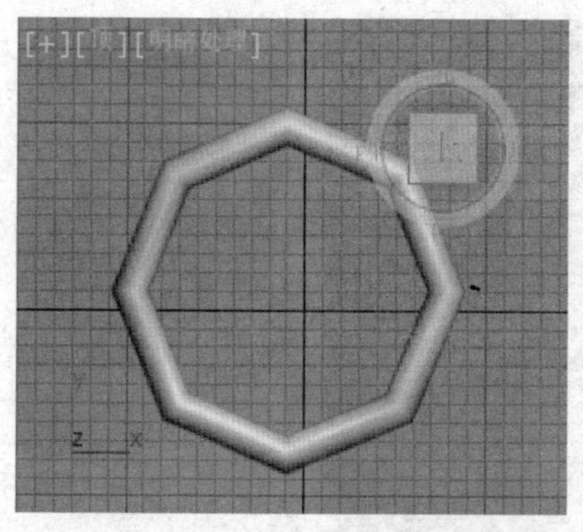
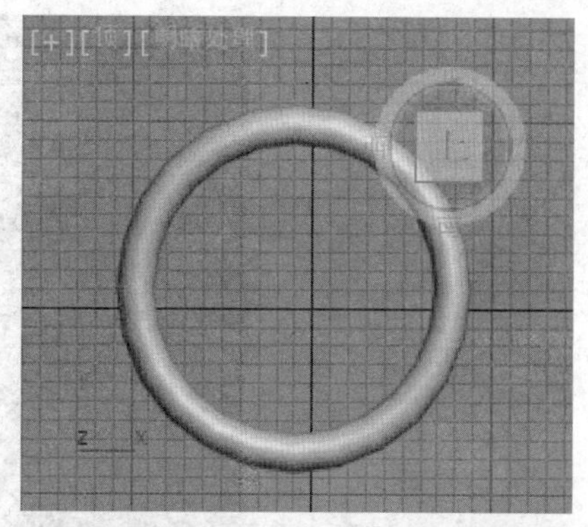

图 6.19 圆环“分段”值为 8 和 24 的效果

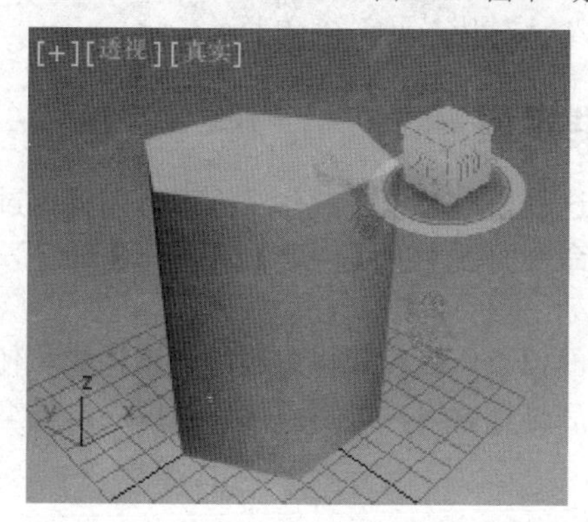

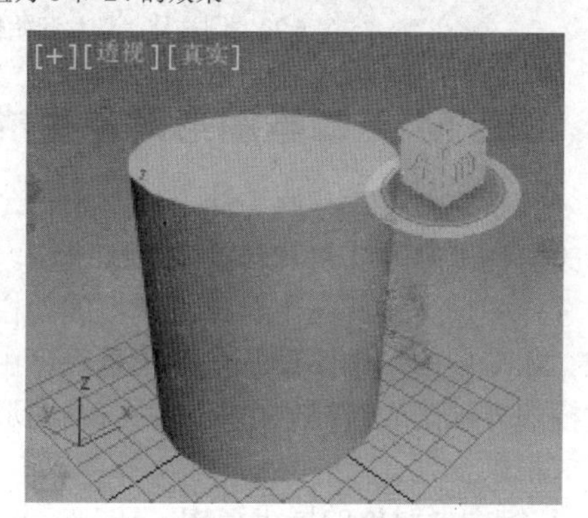

图 6.20 圆柱体“边数”值为 6 和 18 的效果

3. 平滑

拥有“边数”属性的基本体一般也拥有“平滑”属性。该属性也用于平滑模型的弯曲曲面。当勾选“平滑”属性时，较小的边数即可获得圆滑的侧面。图 6.21 所示为圆柱体“边数”值为 18 时“平滑”未勾选和勾选的效果。

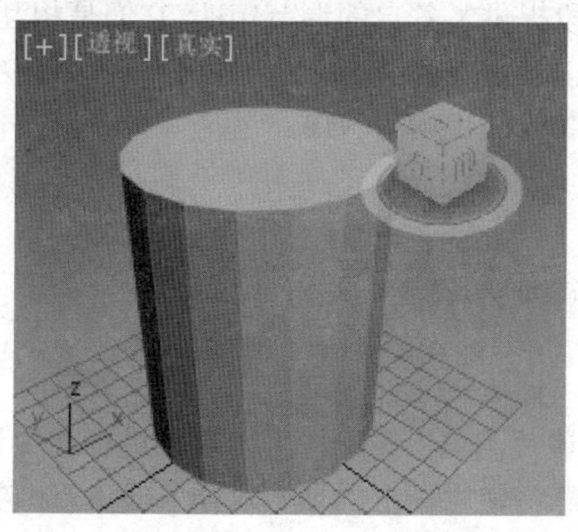

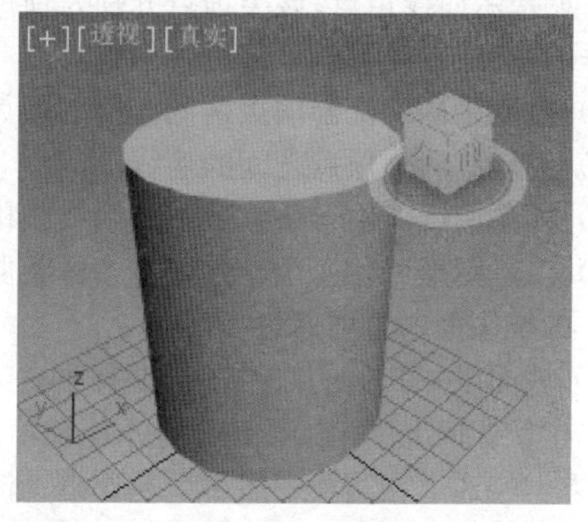

图 6.21 圆柱体“边数”值为 18 时“平滑”未勾选和勾选的效果

4. 切片

标准基本体中的圆锥体、球体、圆柱体、管状体和圆环以及扩展基本体中的油罐、胶囊、纺锤体都有“切片起始位置”和“切片结束位置”属性。这两个属性用于设置从基本体 X 轴的 0 点开始环绕其 Z 轴的切割度数。两个参数设置无先后之分，负值按顺时针移动切片，正值按逆时针移动切片。图 6.22 所示为圆柱体“切片起始位置”为 85“切片结束位置”为 15 的效果。

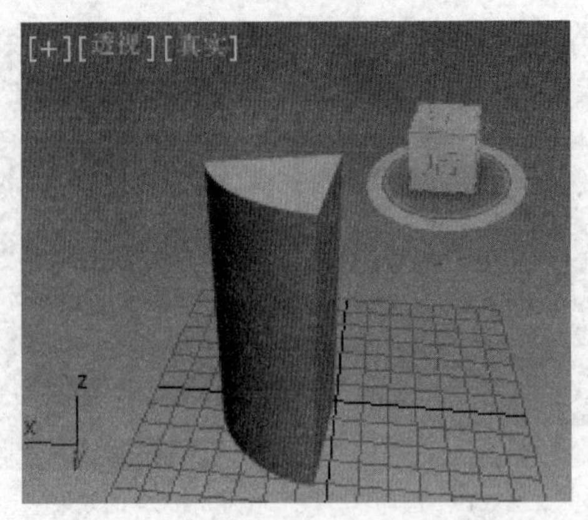

图 6.22　圆柱体“切片起始位置”为 85“切片结束位置”为 15

6.2.2　3ds Max 二维图形对象生成三维模型

很多三维模型很难分解为简单的基本体，对于这种模型可以先制作二维形体，再通过复合建模或修改器建模等方法将其转换成三维模型。选择命令面板中的【创建】|【图形】命令，在下拉列表中选择图形类型，在“对象类型”展卷栏中将列出该类的模型创建按钮。

3ds Max 中的二维图形是一种矢量线，由基本的顶点、线段和样条线等元素构成。使用二维图形建模的方法是先绘制一个基本的二维图形，然后进行编辑，最后添加转换成三维模型的命令即可生成三维模型。

1．二维图形对象的层级结构

（1）顶点：顶点是线段开始和结束的点，有如下 4 种类型。

- 角点：该类顶点两端的线段相互独立，两个线段可以有不同的方向。
- 平滑：该类顶点两端的线段的切线在同一条线上，使曲线有光滑的外观。
- 贝塞尔曲线：该类顶点的切线类似于平滑顶点。但贝塞尔曲线类型提供了一个可以调节切线矢量大小的句柄。
- 贝塞尔曲线角点：该类顶点分别为顶点的线段提供了各自的调节句柄，它们是相互独立的，两个线段的切线方向可以单独进行调整。

（2）控制手柄：位于顶点两侧，控制顶点两侧线段的走向与弧度。

（3）线段：两个顶点之间的连线。

（4）样条曲线：由一条或多条连续线段构成。

（5）二维图形对象：由一条或多条样条曲线组合而成。

2．二维图形的重要属性

除了截面以外其他的二维图形都有“渲染”和“插值”属性卷展栏。

- 在默认情况下，二维图形是不能被渲染的。在“渲染”卷展栏中则可以进行相关设置获得渲染效果。勾选“在渲染中启用”复选框，渲染引擎将使用指定的参数对样条线进行渲染。勾选“在视口中启用”复选框，可直接在视口中观察到样条线的渲染效果。
- 对于样条线而言，“插值”卷展栏中的“步数”属性的作用与三维基本体的“分段”相同。“步数”的值越高，得到的弯曲曲线越平滑。勾选“优化”复选框，则可根据样条线以最小的折点数得到最平滑的效果。勾选“自适应”复选框，系统将自动计算样条线的步数。

3．访问二维图形的次对象

线在所有二维图形中是比较特殊的，它没有可以编辑的参数。创建完线对象就必须在其次对象层次（顶点、线段和样条线）中进行编辑。

对于其他二维图形，有两种方法来访问次对象：将其转换成可编辑样条线或者应用编辑样条线修改器。这两种方法在用法上略有不同。若转换成可编辑样条线，就可以直接在次对象层次设置动画，但同时将丢失创建参数。若应用编辑样条线修改器，则可保留对象的创建参数，但不能直接在次对象层次设置动画。

将二维对象转换成可编辑样条线有以下两种方法。

- 在编辑修改器堆栈显示区域的对象名上单击鼠标右键，然后从快捷菜单中选择【转换为可编辑样条线】。
- 在场景中选择的二维图形上单击鼠标右键，然后从快捷菜单中选择【转换为可编辑样条线】。

要给对象应用编辑样条线修改器，可以在选择对象后选择“修改”命令面板，再从编辑修改器列表中选取“编辑样条线”修改器即可。

4.“编辑样条线”修改器

（1）“选择”卷展栏。

这个卷展栏用于设定编辑层次。设定了编辑层次后，则可用标准选择工具在场景中选择该层次的对象。

（2）“几何体”卷展栏。

许多次对象工具在该卷展栏中，这些工具与选择的次对象层次紧密相关。样条线次对象层次的常用工具有如下。

- 附加：给当前编辑的图形增加一个或者多个图形，使其成为一个全新的对象。
- 分离：从二维图形中分离出某个线段或者样条线。
- 布尔运算：对样条线进行交、并和差运算。
- 焊接：根据可调整的阈值将两个点合并成一个点。
- 插入：用于插入顶点。
- 圆角/切角：将角处理成圆角或切角。
- 拆分：在指定线段上等距离的添加多个顶点。

（3）“软选择”卷展栏。

主要用于次对象层次的变换。软选择会定义一个影响区域，在这个区域的次对象都被软选择。

5. 常用将二维对象转换成三维对象的编辑修改器

有很多编辑修改器可以将二维对象转换成三维对象。在此将介绍挤出、车削、倒角和倒角剖面编辑修改器。

- “挤出”是沿着二维对象的局部坐标系的 *Z* 轴为其增加一个厚度，同时可以沿着拉伸方向指定段数。若二维图形是封闭的，可以指定拉伸的对象是否有顶面和底面。
- “车削”是绕指定的轴向旋转二维图形，常用来建立诸如杯子、盘子和花瓶等模型。旋转角度的取值范围可以是 0～360°。
- “倒角”编辑修改器与“挤出”类似，但它除了沿对象的局部坐标系的 *Z* 轴拉伸对象外，还可分 3 个层次调整截面的大小。
- “倒角剖面”编辑修改器的作用类似于“倒角”编辑修改器，但它用一个称为侧面的二维图形来定义截面大小，变化更为丰富。

6.2.3 3ds Max 常用复合建模

在命令面板中执行【创建】|【复合对象】，即可在“对象类型”卷展栏下显示复合对象创建工具。复合对象建模是指通过对两个以上的对象执行特定的合成方法生成一个对象的建模方式。

3ds Max 中提供了多种复合建模方式，本节将对常用的方式进行介绍。

1. 布尔运算

布尔运算是指通过对两个对象进行加运算/减运算/交运算，而得到新的物体形态的运算。布尔运算需要两个原始的对象，设其为对象 A 和对象 B。先选择一个操作对象，作为对象 A，单击“布尔”按钮，单击“拾取布尔”卷展栏中的“拾取操作对象 B”，即可指定对象 B，从而进行布尔运算。

- 并集：将对象 A、B 合并，相交部分删除，成为一个新对象。
- 交集：保留对象 A、B 的相交部分，其余部分被删除。
- 差集（A-B）：从对象 A 减去与对象 B 相交的部分。
- 差集（B-A）：从对象 B 减去与对象 A 相交的部分。

当立方体为对象 A，球体为对象 B 时的布尔运算效果如图 6.23 所示。

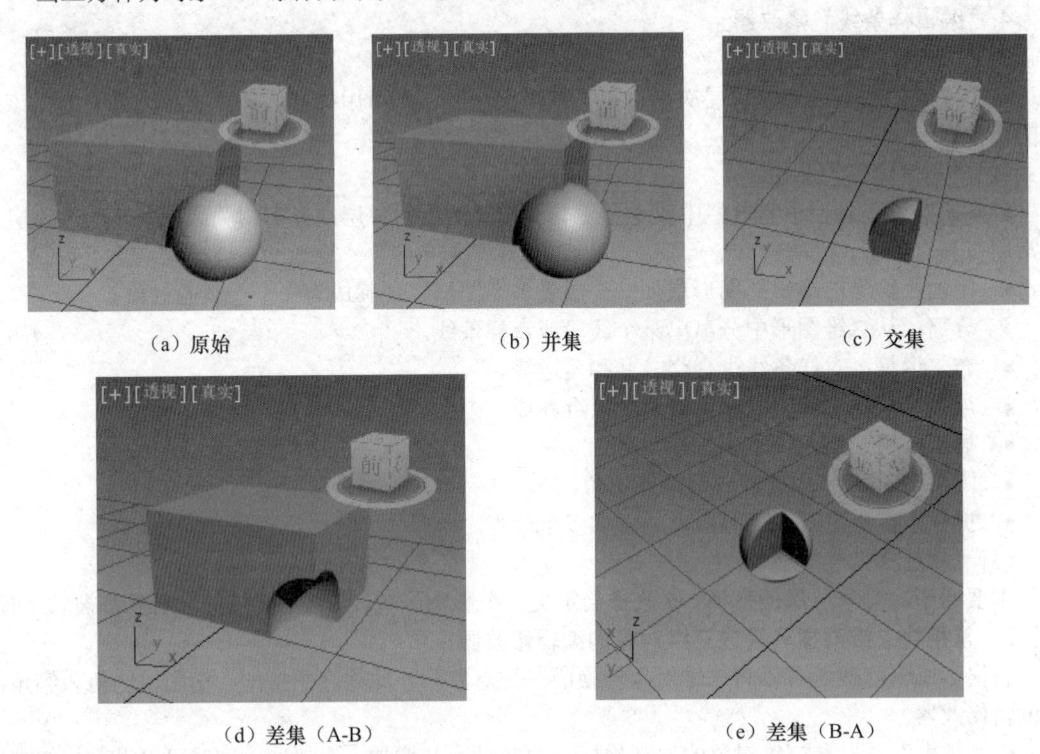

（a）原始　（b）并集　（c）交集

（d）差集（A-B）　（e）差集（B-A）

图 6.23　布尔运算

2. 放样

“放样”操作是将一个或多个样条线（截面图形）沿着第三个轴（放样路径）挤出三维物体，即使用这种方法也可以实现二维图形到三维模型的转变。在视口中选取要放样的样条线，在“复合对象”面板中单击“放样”按钮，打开“放样”参数设置界面。

在“创建方法”卷展栏中通过选择“获取路径”按钮或“获取图形”按钮确定已选择的样条线作为截面图形还是路径。在“曲面参数”卷展栏中设定放样曲面的平滑度以及是否沿放样对象应用纹理贴图。“路径参数”卷展栏用于设定路径在放样对象各间隔的图形位置等。“蒙皮参数”卷展栏用于控制放样对象网格的优化程度和复杂性。

创建放样复合对象后，通过“修改”面板的“变形”卷展栏中提供的“缩放”、“扭曲”、“倾斜”、“倒角”和“拟合”变形工具可以轻松地调整放样对象的形状。单击按钮即可打开相应的变形操作对话框设置调整效果。

3．散布

3ds Max 支持两种类型的散布：一是将所选源对象散布为阵列，二是将所选源对象散布到分布对象的表面。要求源对象是网格对象或可以转换成网格对象的对象。通过“散布”可以制作大片的花草、树林、毛发等。

4．连接

“连接”复合对象可以在两个表面有孔洞的对象之间创建连接的表面，填补对象间的空缺空间。执行此操作前，要先确保每个对象均存在被删除的面，这样令其表面产生一个或多个洞，然后使两个对象的洞面对面。

6.3 3ds Max 材质与贴图

材质与贴图主要用于表现对象表面的物质状态，构造真实世界中自然物质表面的视觉效果。材质用于表现物体的颜色、反光度、透明度等表面特性。贴图是将图片信息投影到曲面上的方法，当材质中包含一个或多个图像时称为贴图材质。

另外，材质与贴图还是减少建模复杂程度的有效手段之一。某些造型上的细节，如物体表面的线饰、凹槽等效果完全可以通过编辑材质与贴图实现，这样将大大减少模型中的信息量，从而达到降低复杂度的目的。

6.3.1 3ds Max 精简材质编辑器

在主工具栏中单击按钮，打开材质编辑器窗口，如图 6.24 所示。

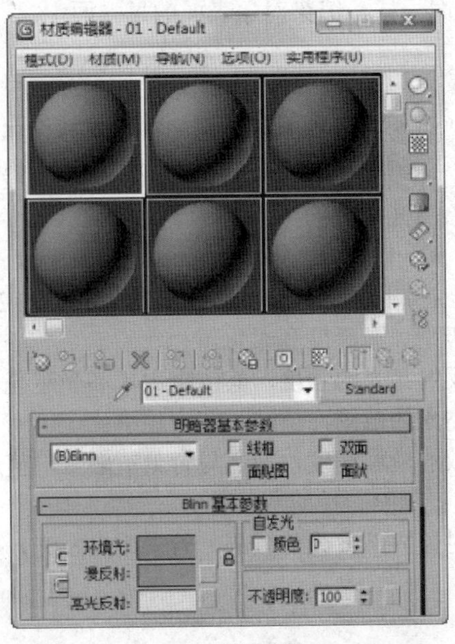

图 6.24 材质编辑器

“材质编辑器”窗口上方显示材质的“示例窗”，每一个“示例窗”代表一种材质。“示例窗”的右侧和下方是垂直工具栏和水平工具栏。垂直工具栏主要用于“示例窗”的显示设定，水平工具栏主要用于对材质球的操作。

1．示例窗口中的常用工具栏按钮

- 将材质放入场景：在编辑材质之后更新场景中的已应用于对象的材质。
- 将材质指定给选定对象：将当前材质指定给视口中选定的对象。
- 重置材质/贴图为默认设置：将当前材质球恢复到默认值。
- 生成材质副本：复制当前选定的材质，生成材质副本。
- 使唯一：将两个关联的材质球的实例化属性断开，使贴图实例成为唯一的副本。
- 放入库：将当前选定的材质添加到当前库中。
- 材质 ID 通道：材质 ID 值等同于对象的 G 缓冲区值，范围为 1～15。长按该按钮，选择弹出的数值按钮为当前材质设置 ID，以便通道值可以在后期处理应用程序时使用。
- 显示最终结果：当此按钮处于启用状态时，“示例窗”将显示材质树中所有贴图和明暗器组合的效果。当此按钮处于禁用状态时，“示例窗”只显示材质的当前层级。
- 转到父对象：在当前材质中上移一个层级。
- 转到下一个同级项：选定当前材质中相同层级的下一个贴图或材质。

2．标准材质的“明暗器基本参数”卷展栏

3ds Max 的默认材质是标准材质，它适用于大部分模型。设置标准材质首先要选择明暗器。在“明暗器基本参数”卷展栏中提供了 8 种不同的明暗类型，每种明暗器都有一组用于特定目的的特性。例如“金属”明暗器用于创建有光泽的金属效果；“各向异性”明暗器用于创建高光区为拉伸并成角的物体表面，模拟流线型的表面高光，如头发、玻璃等。

在“明暗器基本参数”卷展栏中，除了可以选择明暗器外还包含以下功能选项。

- 线框：以线框模式渲染材质。用户可在“扩展参数”卷展栏中设置线框的大小。
- 双面：使材质成为“双面”渲染对象的内外两面。
- 面贴图：将材质应用到几何体的各个面。
- 面状：就像表面是平面一样，渲染对象表面的每一面。

3．标准材质的构成

（1）颜色构成。

标准材质选择不同明暗器时参数略有不同，但颜色主要通过环境光、漫反射、高光反射 3 部分色彩来模拟材质的基本色。环境光影响对象阴影区域的颜色；漫反射的色彩决定了对象本身的颜色；高光反射则控制了对象高光区域的颜色。

（2）反射高光。

不同的明暗器对应的高光控制是不同的，“反射高光”区域决定了高光的强度和范围形状。常见的反射高光参数包括高光级别、光泽度和柔化。

- “高光级别”决定了反射高光的强度，其值越大，高光越亮；
- “光泽度”影响反射高光的范围，值越大范围越小；
- “柔化”控制高光区域的模糊程度，使之与背景更融合，值越大柔化程度越强。

（3）自发光。

自发光模拟彩色灯泡从对象内部发光的效果。若采用自发光，实际就是使用漫反射颜色替换曲面上的阴影颜色。

（4）不透明度。

不透明度用来设置对象的透明程度，其值越小越透明，0 为全透明。设置不透明度后，可以单击“材质编辑器”右侧的“背景”按钮，使用彩色棋盘格图案作为当前材质“示例窗”的背景，这样更加便于观察效果。

6.3.2 3ds Max 贴图的类型

3ds Max 中材质是用来描述对象在光线照射下反射和传播光线的方式。而材质中的贴图则是用来模拟材质表面的纹理、质地以及折射、反射等效果。

3ds Max 的所有贴图都可以在“材质/贴图浏览器”窗口中找到，贴图包含多种类型，常用的有如下几类。

1．二维贴图

二维平面图像，常用于几何对象的表面，或者用于环境贴图来创建场景背景。最常用也是最简单的二维贴图是位图，其他二维贴图都是由程序生成的，如棋盘格贴图、渐变贴图、平铺贴图等。

2．三维贴图

此类贴图是程序生成的三维模板，拥有自己的坐标系统。被赋予这种材质的对象切面纹理与外部纹理是相匹配的。3D 贴图包括凹痕贴图、大理石贴图、烟雾贴图等。

3．合成器贴图

此类贴图用于混合处理不同的颜色和贴图，包括合成贴图、混合贴图、遮罩贴图及 RGB 倍增贴图 4 种类型。

4．反射和折射贴图

此类贴图用于具有反射或折射效果的对象，包括光线跟踪贴图、反射/折射贴图、平面镜贴图及薄壁折射贴图 4 种类型。

在“材质编辑器”窗口的“贴图”卷展栏中单击某一贴图通道的“None”按钮就会弹出“材质/贴图浏览器”，在其中可以选择任何一种类型的贴图作为材质贴图。

6.3.3 3ds Max 贴图的坐标

贴图坐标用于指定贴图在对象上放置的位置、大小比例、方向等。通常系统默认的贴图坐标就能达到较好的效果，而某些贴图则可以根据需要改变贴图的位置、角度等。

对于某些贴图而言，可以直接在“材质编辑器”中的“坐标”卷展栏中进行贴图的偏移、平铺、角度设置。另一种方法是在“材质编辑器”中为对象设置贴图后，在“修改”面板中添加“UVW 贴图”修改器。在该修改器的“参数”卷展栏中可以选择贴图坐标类型。

- 平面：以物体本身的面为单位投射贴图，两个共边的面将投射为一个完整贴图，单个面则会投射为一个三角形。
- 柱形：贴图投射在一个柱面上，环绕在圆柱的侧面。柱形坐标系在造型近似柱体的对象时非常有效。默认状态下，柱面坐标系会处理顶面与底面的贴图。若选择了“封口”选项则会在顶面与底面分别以平面方式进行投影。
- 球形：贴图坐标以球形方式投射在物体表面，但此种贴图会出现一个接缝。这种方式常用于造型类似球体的对象。
- 收紧包裹：该坐标方式也是球形的，但收紧了贴图的四角，将贴图的所有边聚集在球的一点，这样可以使贴图不出现接缝。
- 长方体：将贴图分别投射在 6 个面上，每个面都是一个平面贴图。
- 面：直接为对象的每块表面进行平面贴图。
- XYZ to UVW：贴图坐标的 *XYZ* 轴会自动适配物体造型表面的 *UVW* 方向。此类贴图坐标可自动选择适配物体造型的最佳贴图形式，不规则对象比较适合选择此种贴图方式。

6.4 3ds Max 灯光与摄影机

一幅好的效果图需要好的观察角度，让人一目了然，因此调节摄影机是进行工作的基础。使用灯光的主要目的是对场景产生照明、烘托场景气氛和产生视觉冲击。产生照明是由灯光的亮度决定的，烘托气氛是由灯光的颜色、衰减和阴影决定的，产生视觉冲击是结合前面建模和材质并配合灯光摄影机的运用来实现的。

6.4.1　3ds Max 摄影机简介

摄影机用于从不同的角度、方向观察同一个场景，通过调节摄影机的角度、镜头、景深等设置，可以得到一个场景的不同效果。3ds Max 摄影机是模拟真实的摄影机设计的，具有焦距、视角等光学特性，还能实现一些真实摄影机无法实现的操作，比如瞬间更换镜头等。

1．摄影机的类型

3ds Max 提供了两种摄影机："目标"摄影机和"自由"摄影机。

- "目标"摄影机在创建的时候就创建了两个对象，即摄影机本身和摄影目标点。将目标点链接到动画对象上，就可以拍摄视线跟踪动画，即拍摄点固定而镜头跟随动画对象移动。"目标"摄影机通常用于跟踪拍摄、空中拍摄等。
- "自由"摄影机在创建时仅创建了单独的摄影机。这种摄影机可以很方便地操控其进行推拉、移动、倾斜等操作，摄影机指向的方向即为观察区域。"自由"摄影机比较适合绑定到运动对象上进行拍摄，即拍摄轨迹动画，其主要用于流动拍摄、摇摄和轨迹拍摄。

2．摄影机的主要参数

以上两种摄影机的参数绝大部分是完全相同的，在此统一进行介绍。

- "镜头"微调框：设置摄影机的镜头的焦距长度，单位为毫米（mm）。镜头的焦距决定了成像的远近和景深。其值越大看到的越远，但视野范围越小，景深也越小。焦距在 40mm～55mm 之间为标准镜头。焦距在 17mm～35mm 之间为广角镜头，拍摄的画面视野宽阔，景深长可以表现出很大的清晰范围。焦距在 6mm～16mm 之间的为短焦镜头，这种镜头视野更加宽阔，但是物体会产生一些变形。在"备用镜头"选项组中则提供了一些常用的镜头焦距选项。
- "视野"微调框：设置摄影机观察范围的宽度，单位为度。"视野"与焦距是紧密相连的，焦距越短视野越宽。

6.4.2　3ds Max 灯光简介

"灯光"对象是用来模拟现实生活中不同类型的光源的，通过为场景创建灯光可以增强场景的真实感、场景的清晰程度和三维纵深度。在没有添加"灯光"对象的情况下，场景会使用默认的照明方式，这种照明方式根据设置由一盏或两盏不可见的灯光对象构成。若在场景中创建了"灯光"对象，系统的默认照明方式将自动关闭。若删除场景中的全部灯光，默认照明方式又会重新启动。在渲染图中光源会被隐藏，只渲染出其发出的光线产生的效果。3ds Max 中提供了标准灯光和光度学灯光。标准灯光简单、易用，光度学灯光则较复杂。下面主要介绍标准灯光的类型和参数。

1．标准灯光的类型

（1）聚光灯。

聚光灯能产生锥形照射区域，有明确的投射方向。聚光灯又分为目标聚光灯和自由聚光灯。

目标聚光灯创建后产生两个可调整对象，投射点和目标点。这种聚光灯可以方便地调整照明的方向，一般用于模拟路灯、顶灯等固定不动的光源。自由聚光灯创建后仅产生投射点这一个可调整对象，一般用于模拟手电筒、车灯等动画灯光。

（2）平行光。

平行光的光线是平行的，它能产生圆柱形或矩形棱柱照射区域。平行光又分为目标平行光与自由平行光。目标平行光与目标聚光灯类似，也包含投射点和目标点两个对象，一般用于模拟太阳光。自由平行光则只包含了投射点，只能整体地移动和旋转，一般用于对运动物体进行跟踪照射。

（3）泛光。

泛光是一个点光源，没有明确的投射方向，它由一个点向各个方向均匀地发射出光线，可以照亮周围所有的物体。但需要注意，如果过多地使用泛光会令整个场景失去层次感。

（4）天光。

天光是一种圆顶形的区域光。它可以作为场景中唯一的光源，也可以和其他光源共同模拟出高亮度和整齐的投影效果。

2．灯光的常用参数

不同种类的灯光参数设置略有不同，这里主要介绍常用的基本参数的设置方法。

- “常规参数”卷展栏：主要用于确定是否启用灯光、灯光的类型、是否投射阴影及启用阴影时阴影的类型。
- “强度/颜色/衰减”卷展栏：“倍增”微调框用于指定灯光功率放大的倍数。“衰退”选项区用于设置衰退算法，配合“近距衰减”和“远距衰减”模拟距离灯光远近不同的区域的亮度。
- “阴影参数”卷展栏：用于设置场景中物体的投影效果，包括阴影的颜色、密度（密度越高阴影越暗）、设置阴影的材质、确定灯光的颜色是否与阴影颜色混合。除了设置阴影的常规属性之外，也可以让灯光在大气中透射阴影。

6.5 3ds Max 生成动画的基本流程

动画是以人眼的“视觉暂留”现象为基础实现的。当一系列相关的静态图像在人眼前快速通过的时候，人们就会觉得看到的是动态的，而其中的每一幅静态图像称之为一帧。3ds Max 采用了关键帧的动画技术，创作者只需要绘制关键帧的内容即可，关键帧之间的信息则由 3ds Max 计算得出。

3ds Max 中实现动画的途径有很多，比如：使用自动关键帧和手动关键帧创建动画；使用轨迹视图、动力学系统、反动力学系统；使用动画控制器；使用外部插件等。3ds Max 生成动画的基本流程如下。

（1）进行时间配置。

在制作动画之前应该对动画时长、帧频等参数进行设置。单击动画控制区中的“时间配置”按钮，将打开“时间配置”对话框。该对话框的“帧数率”区域用于设置帧频，帧频越高，动画的播放速度越快。“动画”区域用于设置动画的总帧数，总帧数越大动画的时间越长。

（2）制作场景及对象模型。

设计好动画情节后就开始对场景及对象进行建模。在建模过程中要根据情节的要求设置相应参数，包括灯光和摄影机等。

（3）记录动画。

在 6.1.4 的界面分布中曾经介绍了“动画控制区”，在动画控制区中除了提供了动画的播放控制按钮还提供了基础动画设置的控制按钮，常用的有如下两个。

- 自动关键点 “切换自动关键点模式”按钮：开启/关闭自动关键点模式。开启自动关键点状态后，时间轨迹都变成红色。此时软件会自动将当前帧记录为关键帧，并记录下对模型的任何修改，如移动、旋转、缩放等。
- 设置关键点 “切换设置关键点模式”按钮：开启/关闭设置关键点模式。开启设置关键点模式后，时间轴都变成红色。此时单击“设置关键点”按钮，软件会将当前帧记录为关键帧，并记录下对模型的任何修改。

（4）结束记录。

所有的关键点设置完毕后，再次单击“切换自动关键点模式”按钮或“切换设置关键点模式”按钮即可关闭记录关键点的状态，时间轨迹恢复正常。

（5）播放及调整动画。

动画制作完成后即可用动画播放控制区的按钮控制动画播放来查看动画效果，并且反复进行调整和测试。

6.6 综合实例

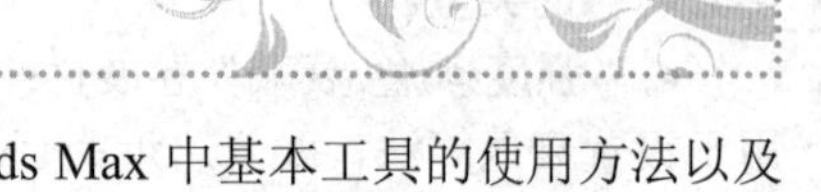

在本节内容中将通过介绍综合实例的制作，使读者熟悉 3ds Max 中基本工具的使用方法以及创建场景的常规过程。

6.6.1 制作“安卓机器人”公仔模型

所谓的“安卓机器人”是“安卓”手机操作系统的标识，如图 6.25 所示。创建模型之前我们要观察其结构，分析其各个组成部分的形态进而决定应使用的建模工具和方法。具体操作步骤如下。

（1）启动 3ds Max，执行菜单命令【自定义】|【单位设置】，在打开的“单位设置”对话框中选择“公制”单选按钮，在其下拉列表中选择“毫米”选项。

（2）在右侧的命令面板中执行【创建】|【标准基本体】|【球体】，用鼠标在顶视图中拖动。将“参数”卷展栏中的“半径”修改为 30，“半球”修改为 0.5，其他参数不变，如图 6.26 所示。在顶视图中单击右键，结束球体的创建。

图 6.25　安卓机器人

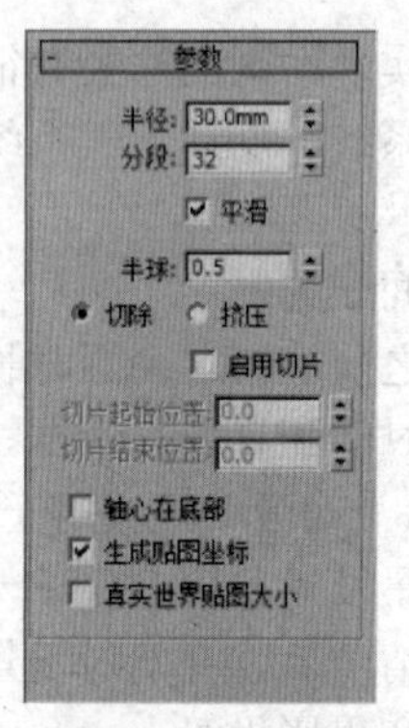

图 6.26　头部参数

（3）在右侧的命令面板中执行【创建】|【扩展基本体】|【切角圆柱体】，用鼠标在透视图中拖动创建公仔身体。在“参数”卷展栏中设置“半径”为30、“高度”为60、“圆角”为3、“圆角分段”为4、“边数”为30，其他参数不变。在透视图中单击右键，结束切角圆柱体的创建。

（4）选择刚建好的切角圆柱体，单击主工具栏上的“对齐”按钮，再单击半球体。在打开的“对齐当前选择”对话框中选择“X位置”、“Y位置”复选按钮，选择“当前对象”及“目标对象”区域中的“轴心”单选项，单击“确定”按钮。这样公仔的头部与身体部分的Z轴就重合了。

在主工具栏中单击“选择并移动”按钮，在透视图中，沿Z轴方向移动公仔身体，使其与头部之间留有适当的间隙。

（5）在右侧的命令面板中执行【创建】|【扩展基本体】|【胶囊】，用鼠标在透视图中身体的右侧拖动创建公仔的一条胳膊。在“参数”卷展栏中设置“半径”为6、“高度”为45，其他参数不变。在透视图中单击右键，结束胶囊的创建。

（6）选择刚建好的胶囊体，单击主工具栏上的“对齐”按钮，再单击切角圆柱体。在打开的“对齐当前选择”对话框中选择“Z位置”复选按钮，选择“当前对象”及“目标对象”区域中的“最大”单选项，单击“确定”按钮。这样公仔胳膊的顶部与身体部分的顶部就对齐了，效果如图6.27所示。用同样的方法使胳膊的Y轴轴心与身体的Y轴轴心重合，效果如图6.28所示。

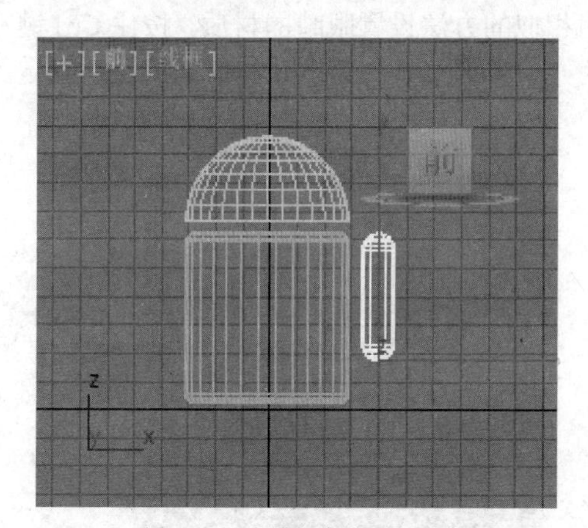

图6.27　胳膊与身体顶部对齐

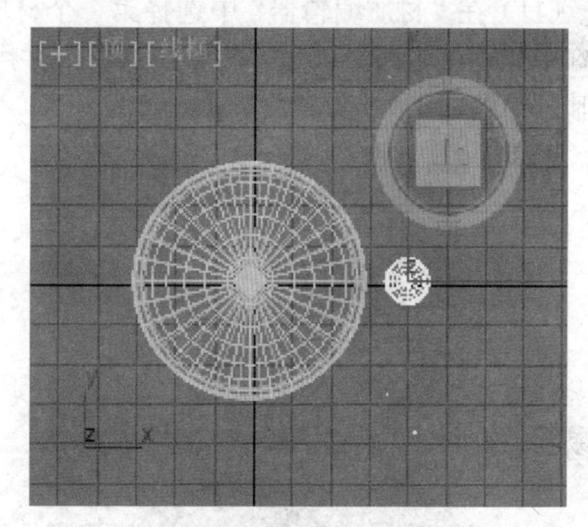

图6.28　胳膊与身体Y轴轴心重合

在主工具栏中单击“选择并移动”按钮，在透视图中，沿X轴方向移动公仔胳膊，使其与身体之间留有适当的间隙。

（7）在前视图中选择调整好位置的胶囊体，单击主工具栏上的“镜像”按钮。在打开的“镜像：屏幕坐标”对话框中选择 “镜像轴”区域单击“X”单选项，选择“克隆当前选择”区域中的“复制”单选项。根据胶囊体与切角圆柱体的位置关系，在“偏移”微调框中输入适当的值（比如“-82”），如图6.29所示。单击“确定”按钮，复制出公仔的另一条胳膊。

（8）在透视图中选择一个胶囊体，在右侧的命令面板中执行【层次】|【轴】|【仅影响轴】。在主工具栏中选择“选择并移动”工具，然后沿Z轴方向移动胶囊体的轴心点到顶部，再次单击“仅影响到轴”按钮，结束调整。

在主工具栏中选择“选择并旋转”工具，在透视图中沿Z轴旋转适当的角度。用同样的方法调整另一个胶囊体，最终效果如图6.30所示。

（9）用与制作胳膊相似的过程制作出公仔的腿、天线和眼睛并调整到合适的位置。最终效果如图6.31所示。

（10）单击主工具栏上的“材质编辑器按钮”，在打开的窗口中单击“漫反射”色块，设置红、绿、蓝分别为 39、244、49，单击“确定”按钮。

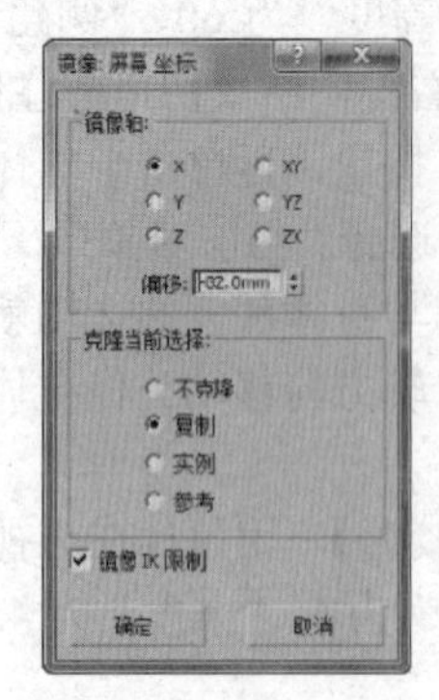

图 6.29 “镜像”设置

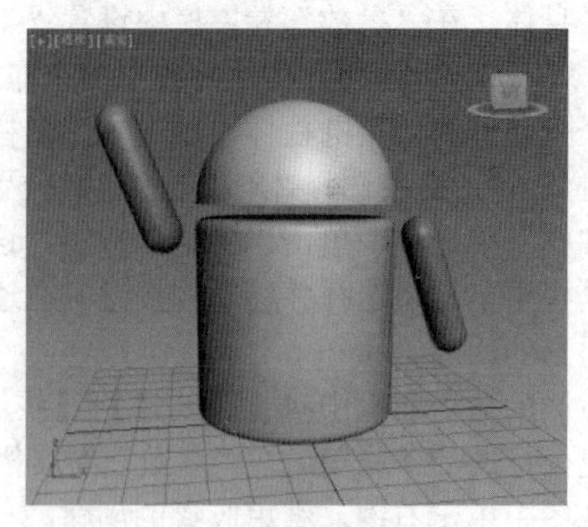
图 6.30 旋转后效果

调整“高光级别”为 80，“光泽度”为 40。在视口中选择公仔的全部部件，然后按住 Alt 键并分别单击两只眼睛，使得除眼睛外其他的部位均处于被选中状态。单击“材质编辑器”中的“将材质指定给选定对象”按钮，为其赋予当前的材质。在视口中单击空白位置取消当前选择。

（11）在“材质编辑器”中选择第二个材质球，用相似的方法设置眼睛的材质。按住 Ctrl 键在视口中分别单击两只眼睛，将眼睛选中，并用同样的方法将调整好的第二个材质球的材质指定给眼睛。最终效果如图 6.32 所示。

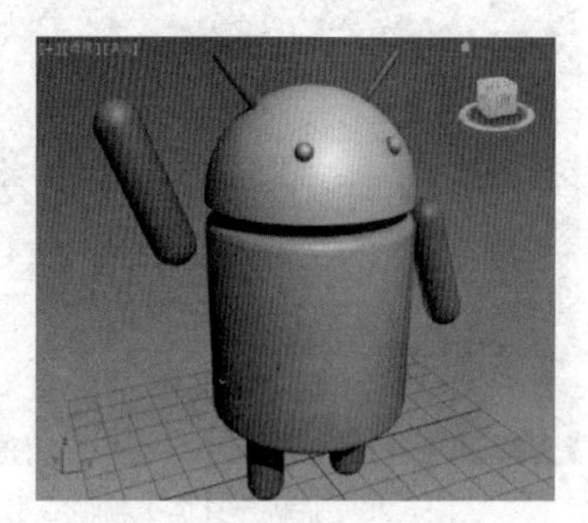
图 6.31 建模最终效果

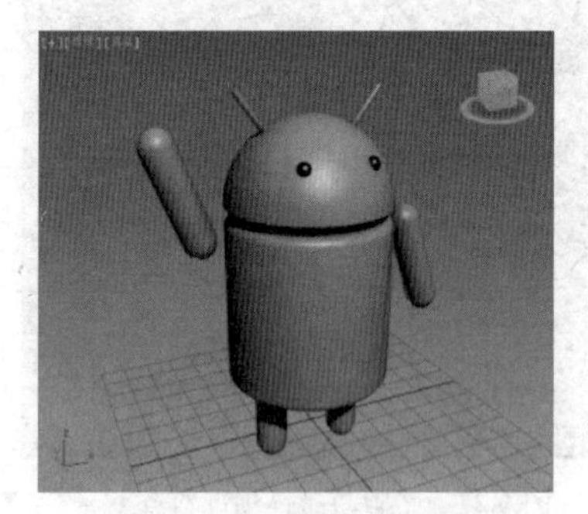
图 6.32 指定材质后的效果

（12）在右侧的命令面板中执行【创建】|【灯光】|【标准】|【天光】，用鼠标在顶视口中单击添加天光，“倍增”值为 0.7。单击【目标平行光】，在视口中拖动鼠标添加目标平行光，“倍增”值为 0.5。调整光源点和目标点位置，效果如图 6.33 所示。

（13）执行菜单【渲染】|【渲染】，得到最终渲染结果如图 6.34 所示。

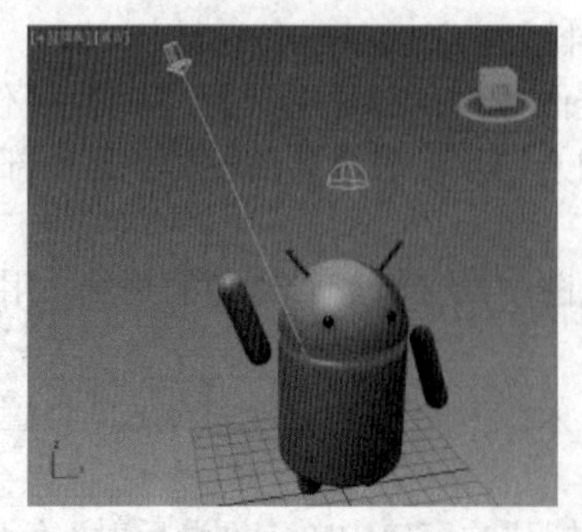
图 6.33 添加灯光

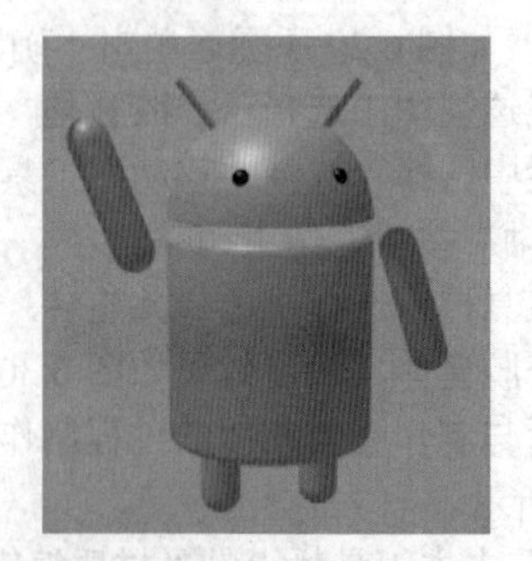
图 6.34 渲染效果

6.6.2 制作眼球模型

眼睛的结构是极其复杂的，本例中仅介绍人们通常能够看到的部分的建模方法。这部分的结构如图 6.35 所示。根据图中显示，我们可以将眼睛的可见部分分成瞳孔、虹膜、角膜和巩膜 4 个部分。

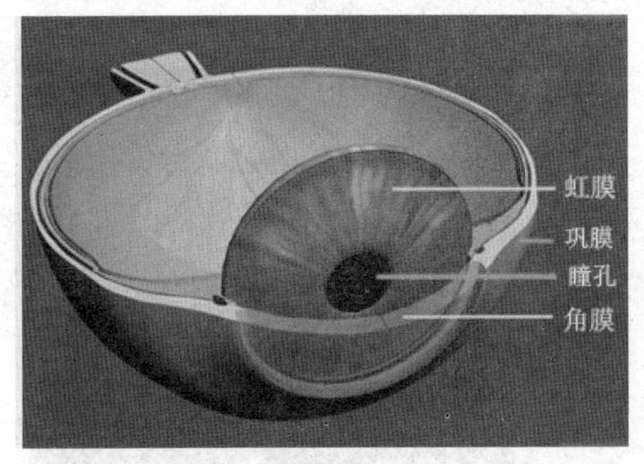

图 6.35 眼睛可见部分的结构

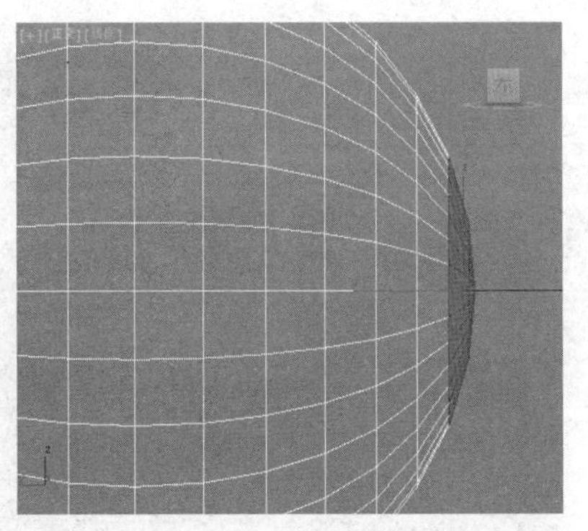

图 6.36 选择部分多边形

（1）启动 3ds Max，执行菜单命令【自定义】|【单位设置】，在打开的“单位设置”对话框中选择“公制”单选按钮，在其下拉列表中选择“毫米”选项。

（2）在右侧的命令面板中执行【创建】|【标准基本体】|【球体】，用鼠标在前视图中拖动。将“参数”卷展栏中的“半径”修改为 20，其他参数不变。

（3）选择球体，单击右键，执行【转换为】|【转换为可编辑多边形】，进入多边形层级。在左视图中用鼠标拖选如图 6.36 所示的多边形区域。单击“编辑几何体”卷展栏中的“分离”按钮。在弹出的“分离”对话框中勾选“以克隆对象分离”，在“分离为”框中输入“角膜”，单击“确定”按钮。按下主键盘区的 4，退出多边形层级。选择刚刚分离的“角膜”，单击右键，执行【隐藏选定对象】。

（4）再次选择图 6.36 所示的多边形，单击“编辑多边形”卷展栏中的“挤出”按钮，调整“高度”为-0.9，单击“确定”按钮。

（5）选择图 6.37 中框选的竖线，单击“编辑边”卷展栏中“连接”按钮右侧的“设置”按钮。设置“分段”值为 2，“收缩”值为-34，“滑块”值为-115，单击“确定”按钮。

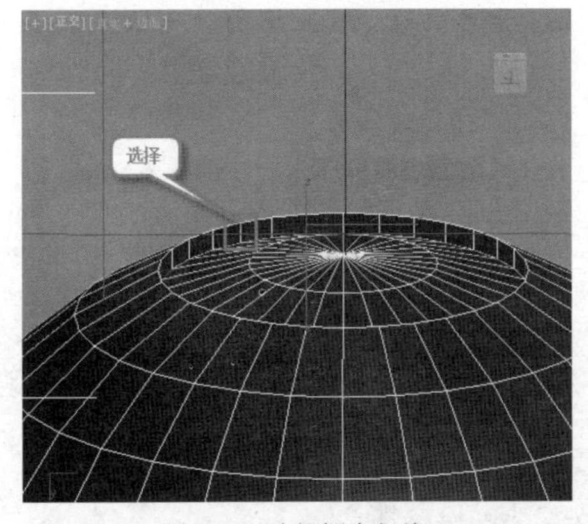

图 6.37 选择框中竖线

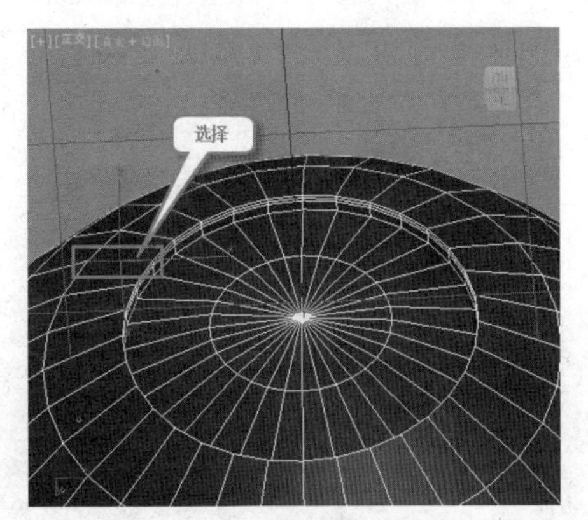

图 6.38 选择框中横线

（6）选择图6.38中框选的横线，单击“编辑边”卷展栏中“连接”按钮右侧的“设置”按钮。设置“分段”值为2，“收缩”值为-78，“滑块”值为-1016，单击“确定”按钮。

（7）选择图6.39中框选的横线，单击“选择”卷展栏中“循环”按钮。按住Ctrl键的同时单击“选择”卷展栏中的“顶点”按钮，选中一周的顶点。按住Ctrl键的同时单击中间的点，使其也被选中。选择主工具栏上的“选择并移动”按钮，在透视图中沿*Y*向球体内部移动适当距离，效果如图6.40所示。

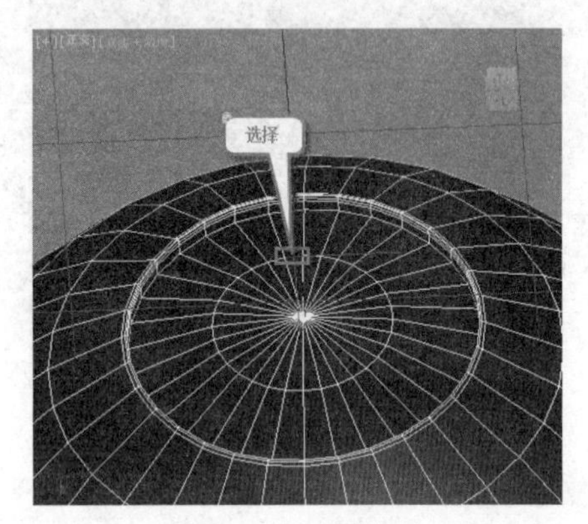

图6.39 选择框中横线

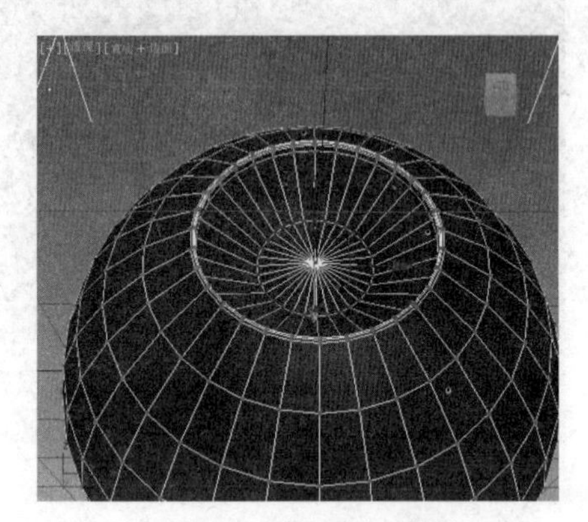

图6.40 移动顶点后效果

（8）单击空白位置，取消点的选择。单击中间的顶点，再次选择该顶点。沿*Y*轴向球体外移动适当距离。按主键盘上的1，退出顶点层级。

（9）进入多边形层级，在左视图中选择眼球的前半球。设置“多边形：材质ID”卷展栏中的“设置ID”的值为1。再选择眼球的后半球，设置“多边形：材质ID”卷展栏中的“设置ID”的值为2。

（10）退出多边形层级，单击“修改”面板中的“修改器列表”，从列表中选择“网格平滑”。再次单击“修改”面板中的“修改器列表”，从列表中选择“UVW贴图”。

（11）在空白位置单击右键，执行【全部取消隐藏】。为“角膜”对象也添加“网格平滑”修改器。

（12）打开“材质编辑器”，选择第一个材质球，在“明暗器基本参数”卷展栏中选择明暗器为“Phong”，勾选“双面”复选框。“Phong基本参数”卷展栏中参数设置如图6.41所示。“扩展参数”卷展栏中参数设置如图6.42所示。“贴图”卷展栏中“反射”和“折射”参数设置如图6.43所示。

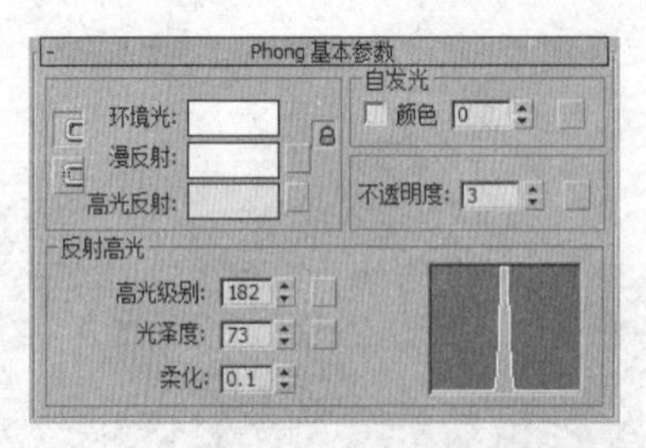

图6.41 “Phong基本参数”卷展栏

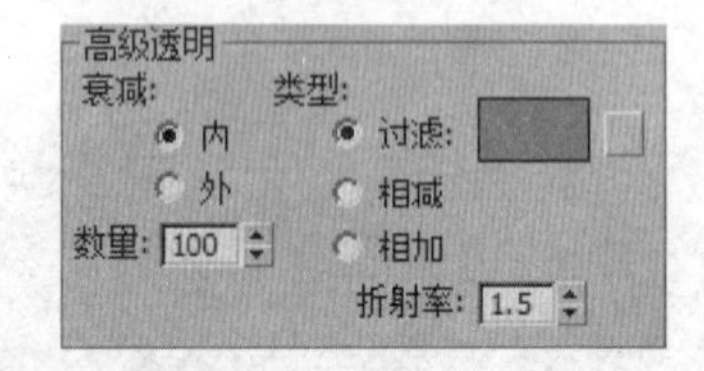

图6.42 “扩展参数”卷展栏

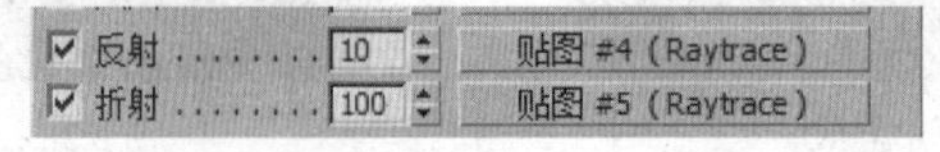

图6.43 “反射”和“折射”贴图设置

在视口中选择“角膜”，单击“材质编辑器”的“将材质指定给选定对象”按钮。

（13）可以从网上下载眼球的前半球和后半球的贴图素材，也可以用PhotoShop制作自己想要的图片。假设图片名称分别为“前半球.jpg”和“后半球.jpg”。其中“前半球.jpg”包括瞳孔、虹膜和部分巩膜的贴图，“后半球.jpg”为巩膜的贴图。

（14）打开“材质编辑器”，选择第二个材质球，在水平工具栏下的下拉列表中输入“眼球”，为该材质球自定义名称。单击“standard”按钮，在打开的“材质/贴图”浏览器中双击“多维/子对象”按钮。在弹出的如图6.44所示的“替换材质”对话框中选择“丢弃旧材质”，单击“确定”按钮。

（15）单击出现的“多维/子对象基本参数”卷展栏中的“设置数量”按钮，修改“材质数量”为2。单击材质ID为1的子材质右侧的“无”按钮，在弹出的“材质/贴图浏览器”中双击“标准”按钮，在水平工具栏下的下拉列表中输入“前半球”，为该子材质自定义名称。

然后在出现的“Binn基本参数”卷展栏中设置“高光级别”为104、“光泽度”为53。单击“漫反射”右侧的浏览按钮，在弹出的“材质/贴图浏览器”中双击“位图”按钮，选择准备好的“前半球.jpg”即可。

（16）单击水平工具栏下的下拉列表，选择“眼球”项，回到“眼球”材质级别。单击材质ID为2的子材质右侧的“无”按钮，为2号子材质添加“后半球”贴图，步骤与1号子材质相同。

（17）再次回到“眼球”材质级别，在视口中选择建立好的眼球模型，单击“材质编辑器”中的“将材质指定给选定对象”按钮。最终效果如图6.45所示。

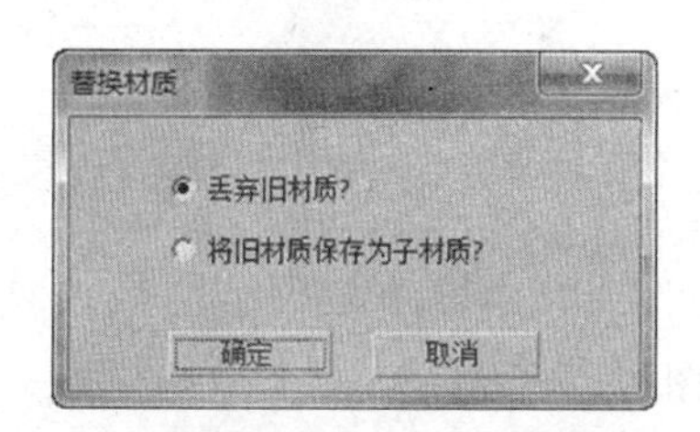

图6.44 “替换材质”对话框

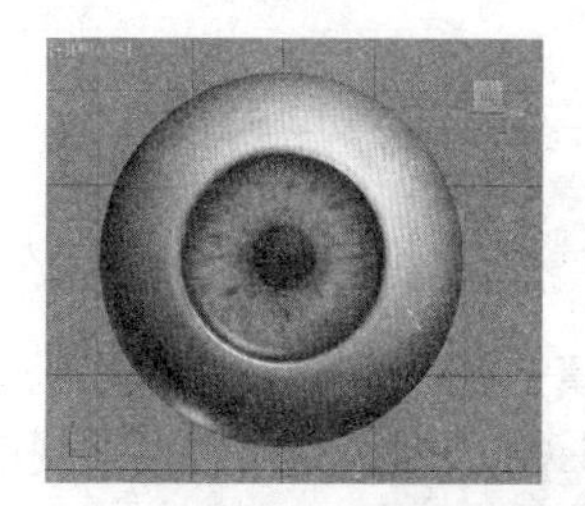

图6.45 最终效果

通过本节的第一个实例“安卓机器人”公仔模型可以体会到3ds Max中使用基本体建模的常规流程，而第二个制作眼球模型的实例则是使用可编辑多边形进行建模。相比较而言，基本体建模简单而更容易掌握，而可编辑多边形建模则更加灵活多变、适用性更强。

6.7 生成动画

3ds Max除了可以完成三维建模外，还有一个重要的功能是制作动画。3ds Max的动画功能十分强大，几乎所有的参数变化都可以记录为动画。在3ds Max中既可以使用自动关键点和手动关键点创建动画，也可以使用动画控制器来生成动画，还可以使用轨迹视图、动力学系统、反向动力学系统、Reaator、Character Studio以及第三方动画插件等多种工具来制作动画。3ds Max生成动画的基本步骤如下。

1. 确定动画时间和帧率

单击动画控制区中的“时间配置”按钮，在弹出的对话框中对动画的时间长度、帧数和制式等参数进行适当设置。

2．制作运动物体

设定动画时间属性后，在视图中建模，并根据实际需求对物体参数属性进行相应设置。

3．开始记录动画

制作好运动物体后便可以开始记录动画。首先将时间滑块拖动到第 0 帧，单击“关键帧”按钮，然后将时间滑块拖动到其他时间轴上，此时对物体的任何修改（如移动一段距离、旋转一个角度、缩大放小、修改编辑器等）都将被记录为动画，并在此帧添加一个关键帧。

4．结束记录

修改完物体后再次单击“关键帧”按钮，关闭动画记录开关。

5．播放动画

单击动画控制区中的“播放”按钮，播放动画并观看效果。

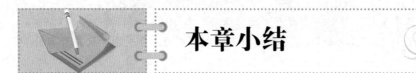

本章小结

本章简要介绍了 3ds Max 的基础知识、常用工具的用法、常用建模方法、材质与贴图的设置以及灯光和摄影机的基本知识。本章还结合综合实例介绍了 3ds Max 建模的一般过程，读者通过学习并动手制作实例内容可以对本章介绍的知识有所了解和运用，进而达到举一反三的目的。

习　题

一、填空题

1．3ds Max 默认界面包括顶视图、左视图、前视图和__________。

2．按__________快捷键可将当前选择的视口最大化或还原。

3．当使用“选择并移动”工具时，按住 Shift 键的同时进行拖动将弹出__________对话框。

4．标准基本体的__________值的大小决定了模型是否能够弯曲以及弯曲的程度。

5．__________操作是将一个或多个样条线沿着第三个轴挤出三维物体。

6．按下主键盘区的__________键，可以退出多边形层级。

7．3ds Max 的编辑器在__________面板中添加。

8．在视图区域内，单击__________可以激活视图，并且同时具有选择物体等功能。

9．“选择并移动”工具的快捷键是__________。

10．“选择并旋转”工具的快捷键是__________。

11．“选择并缩放”工具的快捷键是__________。

12．在使用“选择并缩放”工具时按住“Ctrl”键的同时单击视口中对象，可__________。

13．在使用“选择并旋转”工具时按住“Alt”键的同时单击视口中已选择的对象，可__________。

14．在使用“对齐”工具时先选中长方体，单击“对齐”工具，再选中圆柱体，那么此时，“当前对象”为__________。

15．圆柱体的__________属性值决定了弯曲曲面边的个数，其值越大，侧面越接近圆形。

16．样条线__________的值越高，得到的弯曲曲线越平滑。

17．通过__________复合建模可以制作大片的花草、树林、毛发等。
18．“材质编辑器”的垂直工具栏主要用于__________的显示设定。
19．“材质编辑器”的水平工具栏主要用于对__________的操作。
20．材质的__________的色彩决定了对象本身的颜色。

二、简答题

1．请说明“克隆选项”对话框中3种单选项的意义。
2．简述二维图形的顶点类型及其特征。
3．简述4种布尔运算的作用。
4．请说明UVW贴图坐标的种类都有哪些以及他们的特点。
5．简述3ds Max 提供的摄影机的类型及其特点。

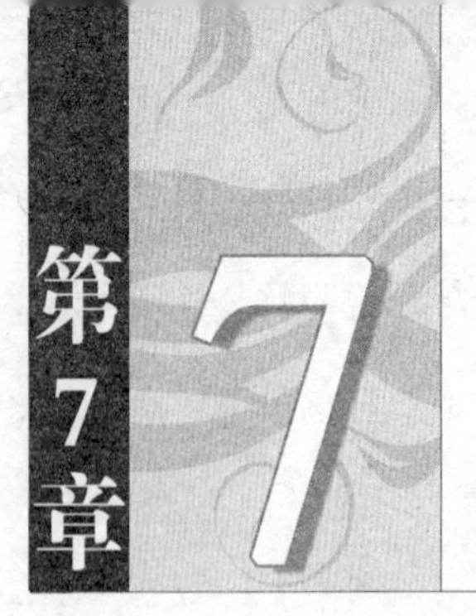

Maya、Cult3D和Web3D介绍

随着互联网技术以及计算机技术的发展，实现虚拟现实技术的方法也层出不穷，这些方法具有各自的特点。Maya 具有最先进的动画及数字效果技术，它不仅包括一般三维和视觉效果制作的功能，还与最先进的建模、数字化布料模拟、毛发渲染、运动匹配技术相结合；Wed3D技术主要用于实现三维技术在网络中的显示和交互。在本章中主要介绍三维建模中的重要软件 Maya，应用于网络的各种 Wed3D 技术，其中着重介绍 Cult3D 技术。

7.1 Maya 2013 应用基础

Maya 作为三维动画制作系统，为设计者提供了一系列的实用工具和命令操作。本小节主要介绍 Maya 的操作界面和常用命令功能及操作技巧。

7.1.1 Maya 概述

Maya 2013 是一款世界顶级的三维动画软件，由 Autodesk 公司出品。Maya 2013 功能完善，操作灵活，易学易用，制作效率极高，渲染真实感极强。同时，Maya 2013 也是三维建模、游戏角色动画、电影特效渲染高级制作软件。它集成了最先进的动画及数字效果技术，不仅包括一般三维和视觉效果制作功能，还与最先进的建模、数字化布料模拟、毛发渲染、运动匹配技术相结合，已然成为目前市场上用来进行数字和三维制作的首选解决方案。

1. Maya 2013 工作界面

如图 7.1 所示，Maya 2013 的工作界面集合了很多的图标，使用这些图标，操作者可以更加直观和快捷地进行操作。

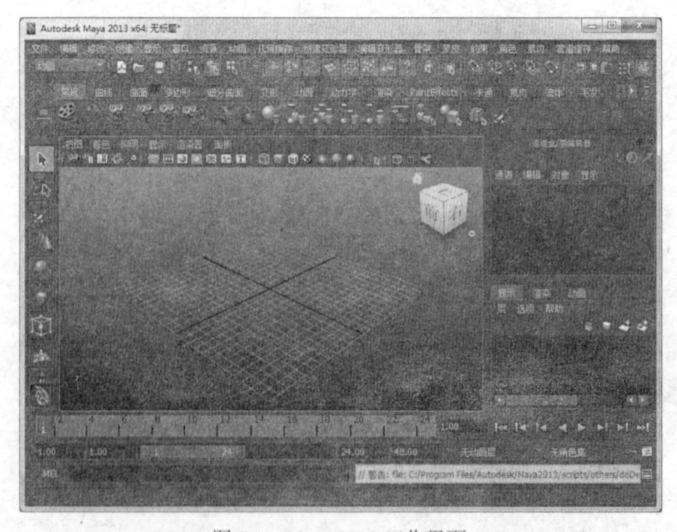

图 7.1　Maya 2013 工作界面

（1）菜单栏。

Maya 2013 中的菜单以菜单组的形式出现，每个菜单组对应一个软件模块，如图 7.2 所示，分别为 Animation（动画），Polygons（多边形），Surfaces（曲面），Dynamics（动力学），Rendering（渲染）和自定义。模块之间的切换可以使用鼠标单击进行，也可以使用对应的快捷键进行。各个模块的快捷键分别为：F2（动画），F3（多边形），F4（曲面），F5（动力学），F6（渲染）。

菜单栏中显示的菜单项根据不同的菜单模块也是不同的，大体可分为固定菜单（前 7 项）和模块菜单（模块不同显示的菜单不同）。

在下拉菜单中，若命令后面带有“…”符号，表示该命令有参数可以设置，单击该符号，可以打开相关面板进行参数设置。

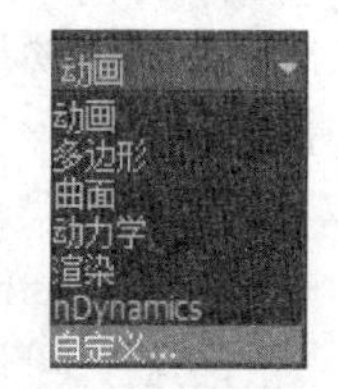

图 7.2 软件模块

（2）状态栏。

状态栏中左侧第一个文字框显示为当前模块。后面依次为文件区、捕捉区、历史记录区、渲染控制区、命令选择区和视图控制区。

（3）工具架。

工具架是用来放置工具图标的区域。根据工具的功能，工具架被划分为几个不同的选项卡，单击不同的选项卡，就会出现相应类别的工具图标，比如多边形选项卡中显示了用于创建常用多边形的图标。

如图 7.3 所示，工具架左侧图标为工具架编辑按钮，上方的方块形按钮可切换选项卡，下方的三角形按钮可对工具架进行编辑操作。

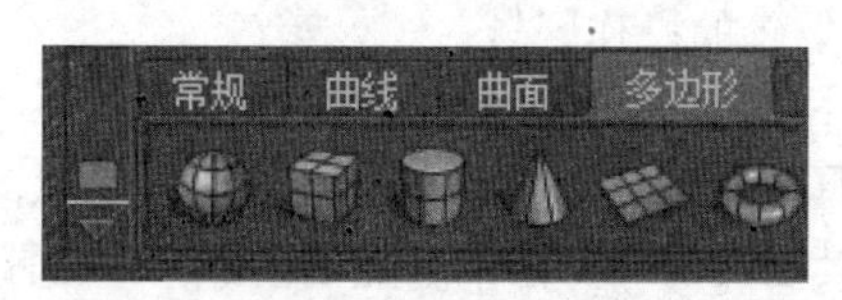

图 7.3 工具架

（4）工具箱。

常用的基本变换工具有：选择、不规则选区选择、移动、旋转、缩放等。

常用的视窗切换工具有：单个透视视图、四个视图、透视/大纲视图、透视/曲线视图等。

- “单个透视视图”的作用是最大化地观察物体。
- “四个视图”的作用是便于从各个角度观察物体。
- “透视/大纲视图”的作用是便于管理物体、选取组和非显示性物体。
- “透视/曲线视图”的作用是调整动画时方便调节曲线并观察物体。

（5）通道盒。

通道盒位于屏幕右侧，用来显示当前选择物体的信息，这些信息包括物体的名称、物体属性、可见性和输出连接等。

在通道盒中有一个历史属性，每一个模块都会有一个对应历史，一个场景中历史过多将影响运行速度，因此可以将不需要的历史记录删除。删除的方法为：【Edit】|【Delete by Type】|【History】（编辑|按类型删除|历史）。需要注意的是，不能盲目地删除记录，因为在编辑的过程中，有很多历史记录在之后是可以继续进行修改的。

（6）层编辑面板。

在很多图形图像软件中都有层编辑的概念，Maya 2013 也不例外。Maya 2013 为各种物体的图形管理提供了极大的方便，尤其是在复杂的场景中更为明显。层编辑面板中包括显示层和渲染层和动画层。

显示层用来控制场景中物体的显示和隐藏，在制作角色模型和动画的过程中，显示层能够起到很大的辅助作用；渲染层用来控制物体的分层渲染，可以利用渲染层来控制复杂场景的渲染形式，便于在后期软件中进行合成；动画层可以在不改变现有动画数据的基础上添加新的动画，此功能应用在编辑运动捕捉系统数据与调整复杂角色动画时有着非常大的优势。

（7）时间标尺。

时间标尺位于主场景窗的正下方，上边一行左侧区域是时间刻度，用来显示在当前动画中可用帧的范围（默认一秒播放 24 帧动画画面）；中间是设置当前时间，默认为 1.00；右边是一组控制动画播放的按钮组合，也可以在时间刻度上拖动或者在当前时间栏中输入一个数值进行动画的播放控制。

时间标尺的下边一行可以设置动画的开始时间和结束时间，中间的时间滑块可以改变动画帧的范围。若要改变时间刻度的位置又要保持同一个范围时，可以拖动范围条的中部；若要改变范围的初值，可以拖动范围条上左端的方框；若要改变最终数值，可拖动范围条的右端方框。

（8）命令栏。

用户可以在此处编辑语言，输入 Mel 语言来代替一些操作。

（9）帮助栏。

Maya 2013 界面的最下面一行是帮助栏。当鼠标指针指向场景中任意位置时，帮助栏中显示其信息和功能，使用户很快了解其所指工具的用法。

（10）操作窗口。

Maya 2013 界面的中间为场景的操作区域。

（11）各种面板的基本操作。

- 移动工具栏：在各工具栏最前面，拖动带有点的区域可以改变其位置。
- 关闭工具栏：在各工具栏最前面，在带有点的区域，单击鼠标右键，在出现的快捷菜单中进行对应操作。
- 显示工具栏：选择【Display】|【UI Elements】（显示|UI 元素），可选择对应的选项进行操作。

2. Maya 2013 基本操作

（1）文件管理。

Maya 2013 中常用的文件管理命令在 File（文件）菜单下。

- New Scene（新建场景）：快捷键 Ctrl+N，在创建一个新的场景时，当前场景被关闭。
- Open Scene（打开场景）：快捷键 Ctrl+O，在打开一个场景时，会显示一个打开文件对话框，从中进行文件选择，单击“Open”按钮即可打开。
- Save Scene（保存场景）：快捷键 Ctrl+S，可以使用【Save】（保存）和【Save As】（保存为）命令来保存当前场景。
- Import（导入）：可以实现合并场景的目的，还可以导入多种格式的场景。
- Export All（导出所有）：该命令允许把场景中的所有内容复制到另一个文件中，配合【Import】（导入）命令可以实现两个场景的合并。
- Export Selection（导出当前选择）：该命令可以只把场景中被选择的元素导出到另一个文件中。

（2）显示设置。

单个透视视图和 4 个视图之间切换操作方法如下。

方法一：Space（空格键）可以快速在单个透视视图和 4 个视图之间进行切换。在 4 个视图模式下，单击每个视图窗口，按 Space（空格键）可进入该视图模式，4 个视图窗口包括，Top（顶视图）、Persp（透视图）、Front（前视图）和 Side（侧视图）。

方法二：按住 Space（空格键），出现热键盒，如图 7.4 所示，使用鼠标进行视图选择切换。

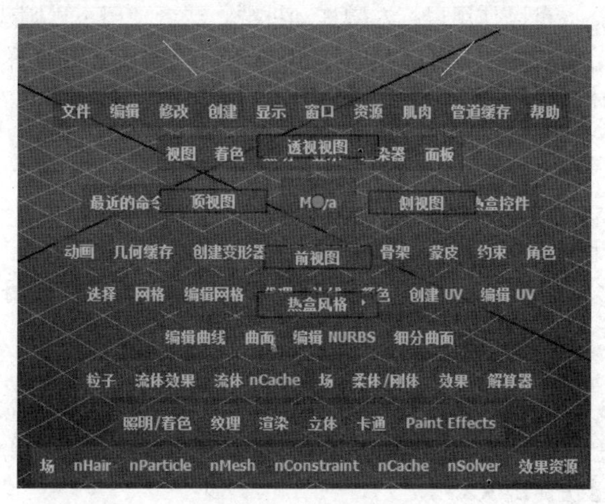

图 7.4 热键盒

最大化显示操作的方法如下。

- 使用 F 键，可以最大化显示当前场景。
- 当选择一个对象，使用 F 键时，可以最大化显示该对象。

设置显示模式操作的方法如下。

- 数字键 4：线框显示。
- 数字键 5：实体显示（默认）。
- 数字键 6：显示材质（单击鼠标右键，在出现的快捷菜单中选择“创建材质”）。
- 数字键 7：灯光显示。
- X 光显示：在实体显示下，场景中选择“X 射线显示”按钮。

若需要 4 和 5 同时显示的模式，可以单击工具栏中的按钮。

（3）视角的切换。

- 旋转视图：Alt+鼠标左键滑动进行操作（顶视图不能操作），可以从各个角度观察物体。
- 移动视图：Alt+鼠标中键滑动进行操作，可以左右移动观察物体。
- 缩放视图：Alt+鼠标右键滑动进行操作（或者鼠标中键滑动），可以远近距离观察物体。

（4）Vertex（顶点）、Edge（边）、Face（面）及 Object Mode（对象模式）切换。

在任意对象上单击鼠标右键，在出现的标记菜单中可以进行顶点、边、面和对象模式的切换，如图 7.5 所示。在对应的模式下分别可以进行顶点、边、面和对象的选择。

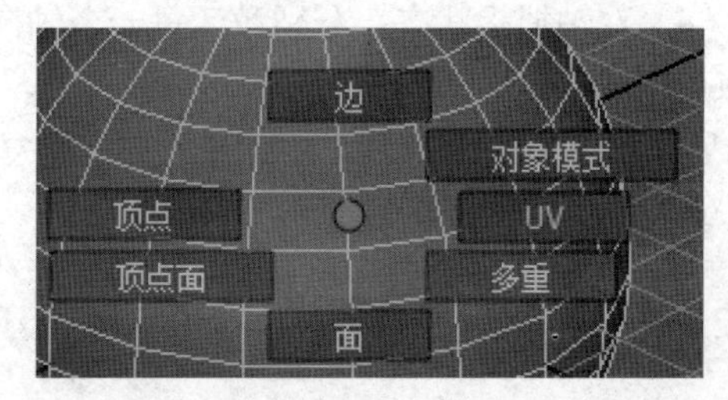

图 7.5 级别切换

（5）选择与编辑操作。

选择命令操作：快捷键 Q。

- 单个物体的选择：单击鼠标。
- 多个物体的选择：可以使用鼠标左键拖动框选；或者使用不规则选区按钮；或者使用Shift+鼠标单击，进行连续物体的选择（Ctrl+鼠标单击操作可以对已经选择的对象进行删除选择）。
- Outliner（大纲视图）：【Window】|【Outliner】（窗口|大纲视图），在窗口中进行物体的选择，使用上述单个和多个物体的选择方法进行操作。

移动命令操作：快捷键 W。

- 单一轴向移动：使用鼠标左键拖动 *X*、*Y*、*Z* 中的任意一个轴可以进行移动。
- 整体移动：使用鼠标左键拖动 *X*、*Y*、*Z* 中间的方块进行移动。

鼠标单击 *X*、*Y*、*Z* 中的任意一个轴，使其标记为黄色显示，然后使用鼠标中键在任意空白处拖动也可以移动物体。

旋转命令操作：快捷键 E。

用鼠标拖动红色线条进行 *X* 轴旋转；拖动绿色线条进行 *Y* 轴旋转；拖动蓝色线条进行 *Z* 轴旋转。拖动黄色线条将进行 3 个轴向的同时旋转。

缩放命令操作：快捷键 R。

用鼠标单击 *X*、*Y*、*Z* 中的任意一个轴向，可进行单个轴向的缩放；拖动中间黄色方块可进行整体缩放。

双轴移动和缩放操作如下。

按住 Ctrl，然后单击不需要移动或者缩放的轴向，拖动鼠标，可以进行双轴向的移动或者缩放。

调整中心点操作如下。

Maya 场景中的物体都有它们的轴心，默认轴心在物体的中心处，当对物体进行不同的轴心移动、旋转和缩放时，需要改变物体的轴心。改变物体轴心的方法是：单击键盘上的 Insert 键，物体轴心显示为如图 7.6 所示，使用鼠标拖动中心的黄色图标，改变物体轴心的位置，再按 Insert 键退出操作。

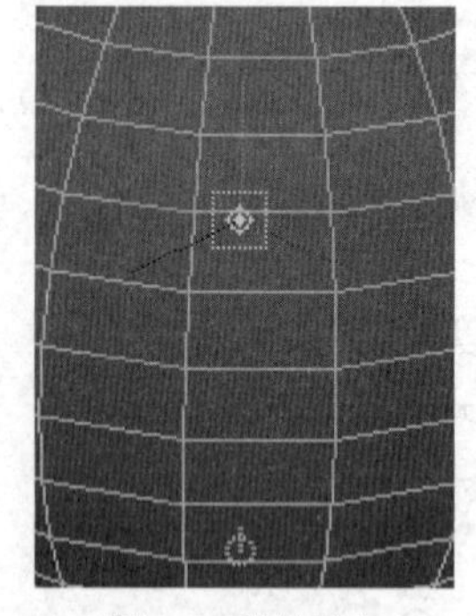

图 7.6 物体轴心

捕捉操作如下。

捕捉操作可以快速移动物体，通常进行的捕捉操作有以下几种。

- 捕捉到网格：X+鼠标中键，然后晃动鼠标。
- 捕捉到边线：C+鼠标中键，然后晃动鼠标。
- 捕捉到顶点：V+鼠标中键，然后晃动鼠标。

捕捉操作有 3 种不同的状态，分别如下。

- 自由捕捉状态：激活物体轴心。
- 单轴捕捉状态：激活一个轴向。
- 双轴捕捉状态：分别激活每一个轴向（不能用双轴移动的方法）（顶视图观察）。

捕捉操作之前按 W 键，可定位轴心位置。

复制操作如下。

复制：使用【Edit】|【Duplicate】（编辑|复制）命令可以实现简单复制，选择一个物体并按快捷键 Ctrl+D，就会在该物体的位置上复制一个物体。

特殊复制：【Edit】|【Duplicate Special】（编辑|特殊复制），可以实现一些特殊的复制模式，

快捷键为 Ctrl+ Shift +D。

创建一个立方体并改变轴心，执行特殊复制，单击命令后的“□”符号，设置“几何体类型”为“实例”，旋转 Y 轴值为 20，副本数为 18，就能产生如图 7.7 所示的效果。

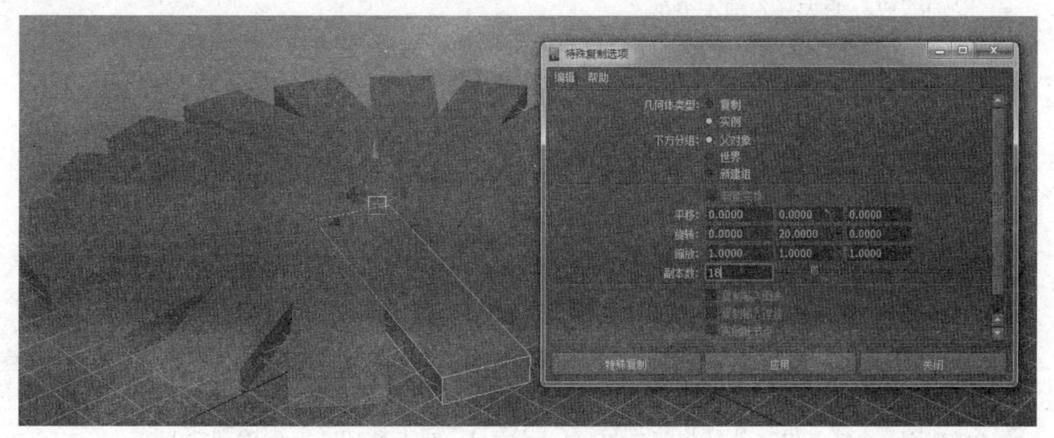

图 7.7 特殊复制

复制并变换：【Edit】|【Duplicate with Transform】（编辑|复制并变换），实现重复复制的效果，快捷键为 Shift +D，具体操作见下面的“楼房”案例。

撤销操作如下。

Maya 2013 中实现撤销操作最快捷的方法是按 Z 键。当然也可以通过【Edit】菜单中的撤销命令来完成。

案例：楼房（如图 7.8 所示）。

目的：熟悉移动、缩放、旋转的操作，复制和变换复制的操作，捕捉操作，撤销操作。

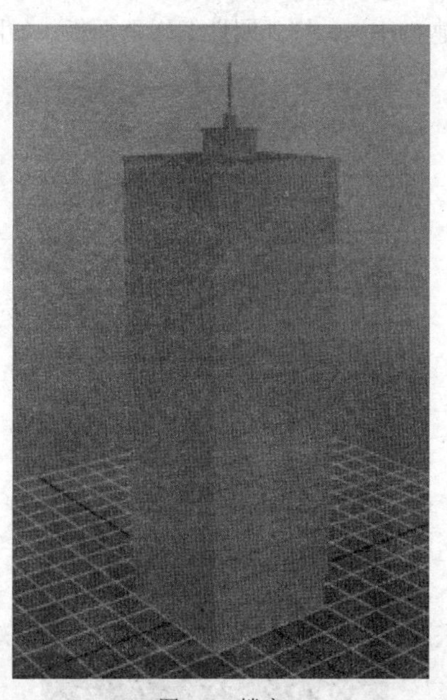
图 7.8 楼房

在 Maya 2013 中创建物体时，默认方式下需要通过拖曳来完成，改变这种默认方式为直接创建物体的方法是将【Create】|【NURBS Primitives】|【Interactive Creation】（创建|NURBS 基本体|

交互式创建）和【Create】|【Polygon Primitives】|【Interactive Creation】（创建|多边形基本体|交互式创建）命令前的对号取消，此时即可在场景中直接创建物体对象。具体步骤如下。

- 创建方盒子，向上移动，通道盒中 Y 轴移动 0.5，前视图观察位置。
- 双轴缩放，变大（Z 轴不变）。
- 创建 2 层：用快捷键 CTRL+D 简单复制，移动，缩放（变薄，宽一点）。
- 创建方盒子，移出。
- 捕捉到边，进行缩放。
- 复制边柱，通道盒改变位置，精确移动。
- 中间柱子：复制，移动，缩小。
- 复制并变换 Shift+D，移动改变位置后，不做任何操作的情况下按 Shift+D。
- 选中所有窗户栏杆，切换顶视图，4 键。
- 改变轴心：Insert 键，X+鼠标中键，Insert 退出。
- Shift+D 复制，旋转 90，剩余的用 Shift+D。
- 复制楼层间隔，向下移动，变薄，双轴缩放，增加细节。
- 前视图，4 键，框选 2 楼以上部分，CTRL+D，向上移动（前视图观察）。
- 透视图，Shift+D 变换复制整个大楼。
- 创建方盒纸，快速移动，V 键捕捉顶点，移动 X、Z 轴向为 0（顶视图观察）。
- 复制，向上移动，变薄，做成隔板。
- 复制，向上移动，缩小，向上移动，做成塔尖。

（6）属性编辑器。

属性编辑器的功能是为模型赋予材质。赋予材质的方式要使用到高级滤光器，打开高级滤光器的方法是：【Window】|【Rendering Editors】|【Hypershade】（窗口|渲染编辑器|Hypershade）。

在“Create”（创建）选项卡中选择任意一种材质，在“工作区”中显示该材质球，双击该材质球或者选中材质球后，按快捷键 Ctrl+A，打开属性编辑器面板，如图 7.9 所示，即可修改材质属性。

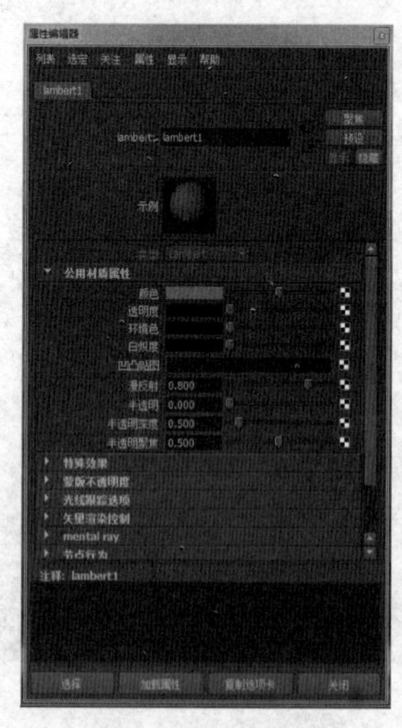

图 7.9 属性编辑器

设置完成后为选中对象赋予材质的方法是：在材质球上，单击鼠标右键，在选项中选中“为当前选择指定材质"。

除了材质球之外，任何一个创建的物体都是有属性的，而且属性是有不同的标签的。在属性编辑器中，Pspheres1 是通道盒的扩展，在通道盒中也可以设置；Psphereshape1 是形状节点；Polysphere1 是创建历史（每个物体都有创建历史）。

（7）大纲视图。

在大纲视图中不仅可以进行选择操作，还可以进行大纲视图下的特有操作。

打开大纲视图窗口：【Window】|【Outliner】（窗口|大纲视图）。

在大纲视图中编辑物体的方法如下。

- 重命名：双击即可修改名字。
- 打组：选择多个目标，按快捷键 Ctrl+G（分组）。

打组后，在场景中选择组中的一个子物体，再按键盘上的"↑"键，即可选中这个组。

- 解组：【Edit】|【Ungroup】（编辑|解组）。
- 排序：鼠标中键拖动，横线时松开鼠标按键即可重新定位物体位置。
- 添加：鼠标中键拖动对象到组名上，即可为该组添加对象。

案例：盒子翻滚动画。

目的：熟悉打组的操作，练习 Maya 动画的制作。

步骤如下。

- 创建方盒子，调整 Y 轴 0.5。
- 选择时间轴第 1 帧，在通道盒中通过鼠标拖动同时选择"旋转 X0"、"旋转 Y0"、"旋转 Z0"，单击右键在弹出的菜单中选择"为选定项设置关键帧"，如图 7.10 所示。
- 改变轴心位置到边，如图 7.11 所示。
- 选择第 5 帧，旋转 Z 轴值使其改为-90（根据自己的制作，有可能改变的是 X 或者 Y 轴的值），同时选择"旋转 X0"、"旋转 Y0"、"旋转 Z0"，单击右键在弹出的菜单中选择"为选定项设置关键帧"。
- 在第 5 帧上，使用快捷键 CTRL+G 打组，改变轴心位置（位置和图 6.3.10 一致），再次同时选择"旋转 X0"、"旋转 Y0"、"旋转 Z0"，单击右键在弹出的菜单中选择"为选定项设置关键帧"。
- 选择第 10 帧，旋转 Z 轴值改为-90，同时选择"旋转 X0"、"旋转 Y0"、"旋转 Z0"，单击右键在弹出的菜单中选择"为选定项设置关键帧"。
- 重复步骤 5 和 6，完成盒子的翻滚，如图 7.12 所示。

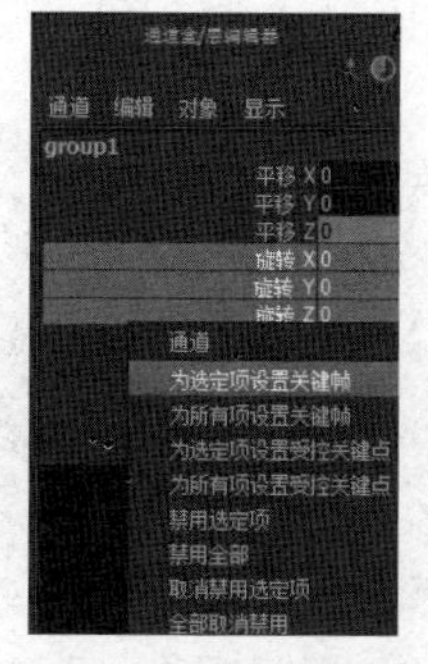

图 7.10 设置第 1 帧属性

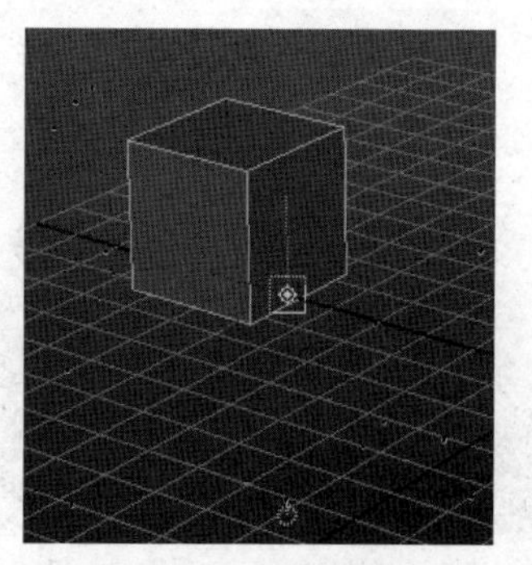

图 7.11 改变轴心

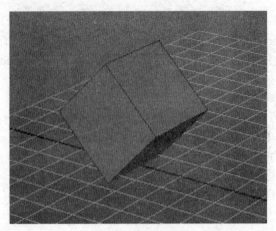

图 7.12 翻滚的盒子

（8）父子关系。

父子关系就是将两个物体进行一个父子关系的搭建。创建父子关系的命令是【Edit】|【Parent】（编辑|父对象），快捷键是 P 键；断开父子关系的命令是【Edit】|【Unparent】（编辑|断开父子关系），快捷键是 Shift+P 键。

父子关系实际上就是把两个物体建立一个组，而这个组是有层级关系的，在大纲视图中可以看出来。在确定了父子关系后，先选的物体在创建之后被称为子物体，后选的被称为父物体。

案例：太阳、地球和月亮之间的运动动画。

目的：熟悉父子关系。

步骤如下。

- 创建两个球体，调整大小。
- 地球自转：第 1 帧，单击右键，在弹出的菜单中选择“为选定项设置关键帧”；第 24 帧，旋转 Y 轴-720，单击右键，在弹出的菜单中选择“为选定项设置关键帧”。
- 地球打组，轴心默认为太阳轴心，第 1 帧，单击右键，在弹出的菜单中选择“为选定项设置关键帧”；24 帧，旋转 Y 轴 90，单击右键，在弹出的菜单中选择“为选定项设置关键帧”。
- 月亮围绕地球：创建球体，缩小，顶视图改变月亮的轴心位置为地球中心，如图 7.13 所示。第 1 帧，单击右键，在弹出的菜单中选择“为选定项设置关键帧”；24 帧，Y 轴-360，单击右键，在弹出的菜单中选择“为选定项设置关键帧”。
- 建立地球和月球的父子关系：选中地球和月球（先选择月亮，后选择地球），按 P 键，这时的运动才是正确的，如图 7.14 所示。

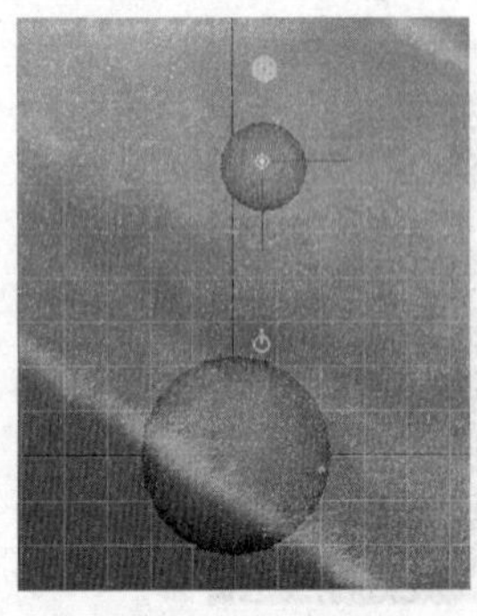

图 7.13 设置月亮轴心

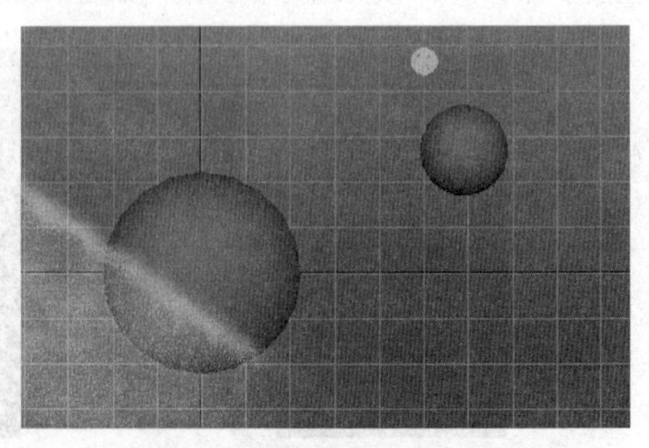

图 7.14 太阳、地球和月亮的运动状态

（9）显示和隐藏物体。

菜单操作如下。

- 显示：【Display】|【Show】（显示|显示），这里可以设置“显示当前选择”，或者“显示上次隐藏的项目”（快捷键为 Ctrl+Shift+H）等选项。
- 隐藏：【Display】|【Hide】（显示|隐藏），这里可以设置“隐藏当前选择”，快捷键为 Ctrl+H，或者“隐藏未选择对象”，快捷键为 Alt+H。

层面板中的操作如下。

将要显示或隐藏的对象选中，单击层，在出现的菜单中选择“从选定对象创建层”，在层中可以单击“V”按钮显示和/或隐藏物体。另外的“T”表示透明参考模式，“R”为实体参考模式。

（10）创建工程。

大家都知道一个工程在管理时，分门别类的重要性。Maya 提供了一套完整的工程创建方案，它会自动把场景、贴图、渲染输出、Mel、材质、声音等文件存放在相应的文件夹中，并且当你再次打开的时候它会自动去搜索这些文件。

一个 Maya 作品包括模型、场景、贴图等很多操作，都在一起会很混乱，工程是一个伟大的功能，它将常用的元素集合起来，包含所有工作的部分，这就是工程。

创建新工程的操作如下。

【File】|【Project Window】（文件|项目窗口），在“项目窗口”中单击“New”按钮创建新工程，同时在对话框中设置新建的设置，包括当前项目名称，路径等信息。

改变当前工程的操作如下。

【File】|【Set Project】（文件|设置项目）。如果要验证当前的工程，可以打开场景，通过路径来验证。

7.1.2 Polygon 建模

Polygon（多边形）建模是目前比较容易掌握而且应用比较广泛的一种建模方法，它所要求掌握的命令其实并不多，但多边形建模几乎可以创建出能想象到的任何物体。多边形建模不但对模型的造型易于控制，而且在材质、动画等后续环节上也很方便制作。

所谓的多边形就是三角形、四边形、五边形等，它是最直观的一类外形和编辑方式。多边形有顶点（Vertex）、边（Edge）、面（Face）、顶点法线（Vertex Normal）和面法线（Face Normal）等几个概念。

下面来介绍一下多边形建模的常用工具，首先按 F3 键，进入 Polygon（多边形）建块。

单击工具栏中的各种多边形按钮，如图 7.15，即可在场景中创建对应的多边形。

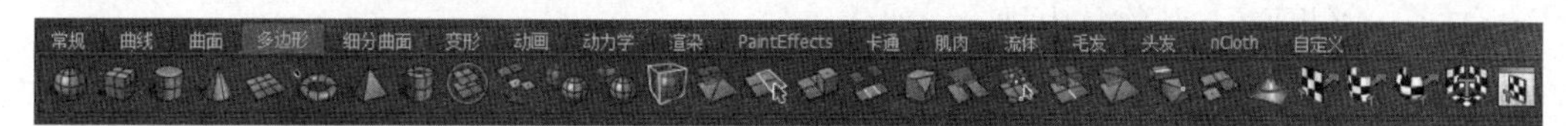

图 7.15 多边形工具栏

1. 多边形建模的基础操作

（1）光滑显示方式。

设置多边形物体的不同显示方式有如下几种。

- 数字 1 键：正常，默认状态。
- 数字 2 键：包裹光滑实体。
- 数字 3 键：光滑显示。

（2）软选择。

软选择是一种用来修改模型方式常用的方法。

双击“移动”图标，打开“工具设置”，如图 7.16 所示，勾选“软选择”。在其中可以调整软选择的参数。

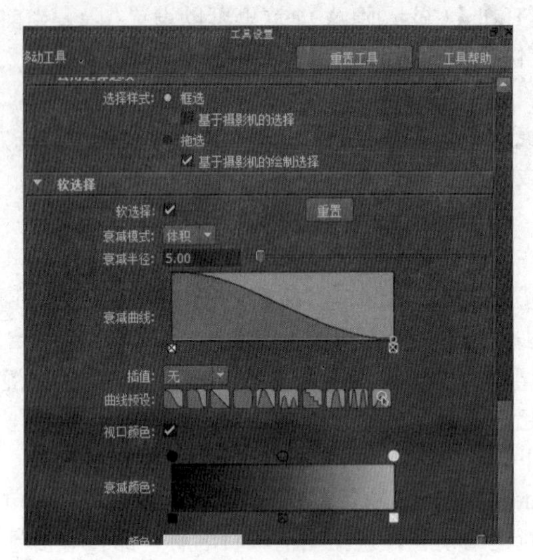

图 7.16 软选择

打开软选择的快捷键是 B 键。另外，按住 B 键的同时拖动鼠标也可以调整范围的大小。

（3）镜像操作。

镜像操作主要是对物体进行对称的操作。镜像操作主要有几下操作。

- 单个物体：进入面级别或点级别，双击移动工具，打开“工具设置”|“反射设置”，勾选“反射”，进行移动操作，可观察到对称的面或点进行同样的操作。
- 特殊复制：删除物体的一侧，选中剩余部分，【Edit】|【Duplicate Special】（编辑|特殊复制），打开对话框设置，几何体类型为“实例”；缩放设置（根据删除的旋转方向，将对应的轴向变为负值），即可复制另一半。特殊复制后，在进行一侧物体操作时，另一侧也会进行同样的操作。

2．多边形建模常用菜单

（1）Mesh（网格）。

- Combine（结合）：该命令可以将两个以上的物体合并成一个物体。
- Separate（分离）：将合并的物体进行分离。分离时如果物体有共用点或边，则不能进行分离。
- Extract（提取）：从物体中排除一部分。
- Booleans（布尔）：将两个有重合的物体，进行并、交、差的运算。
- Smooth（光滑）：就是将多边形进一步细分，使模型更加平滑，该命令可以对多边形重复使用。光滑后得到与光滑显示方式操作后相似的光滑物体，它们之间的区别是光滑增加了更多的面。
- Fill Hole（填充洞）：在多边形上删除一部分后，使用此命令，会将删除的部分以一个面的形式填充。

当有多个洞存在时，使用此命令可全部填充；若只想填充其中一个时，可选择该洞的任意一条边，再“填充洞”即可。

- Sculpt Geometry Tool（雕刻几何体工具）：

单击命令后的“□”符号，打开雕刻几何体工具面板进行设置（如图 7.17 所示），其中常用的是“雕刻参数”中的“操作”项，其中包括“推动”、“拉动”和“平滑”等来改变雕刻的方式，以及修改“最大置换”的值来设置雕刻的幅度。范围的扩大与缩小可以使用软选择进行设置。

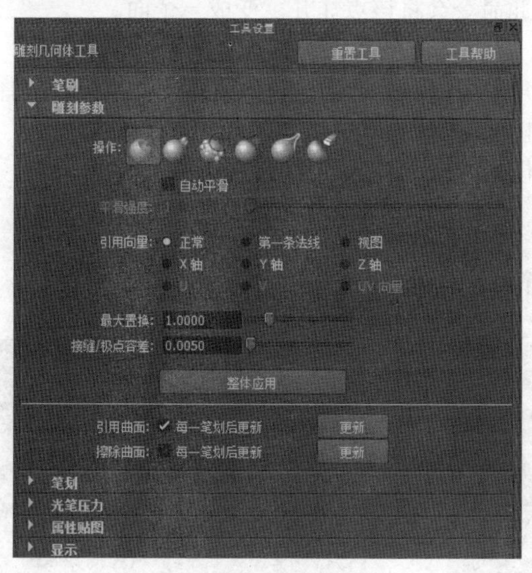

图 7.17　雕刻几何体工具面板

（2）Edit Mesh（编辑网格）。

- Extrude（挤出）：对面片进行挤压操作。

直接挤出的面是重叠在一起的，一定要进行操作，才会从原来的面上分离出来，否则容易出错。

当对一圈的面进行挤压操作时，取消对“保持面的连接性”的选择（【编辑网格】菜单最上面的第一项），观察到每个面是单独挤出的。

- Append to Polygon Tool（附加到多边形工具）：

删除多个面时，若要填充其中一个面，可使用此工具，在一个面的两个对边上单击，按 Enter 键即可填充。

- Interactives Split Tool（交互式分割工具）：

这实际上就是一个加线工具，可对模型进行分割。若要从顶点进行分割，则从边起始，拖曳到顶点即可。

- Insert Edge Loop Tool（插入环形边工具）：

在模型上使用鼠标拖曳，可以产生一个环形边。

- Duplicate Face（复制面）：

选择一些面，对这些面进行复制。

- Merge（合并）：

当选择任意的两个点时，这个点可以被焊接在一起。

- Merge To Center（合并到中心）：

当多个点进行合并操作时，要使用此命令进行焊接。

- Delete Edge/Vertex（删除边/顶点）：

当删除模型的边线时，不要用 DEL 键操作，因为残留的点会影响操作。这时使用此命令项可删除对应的边或者点。

- Chamfer（切角顶点）：

选择一个顶点，应用此命令会将该点炸开，变成一个面。

- Bevel（倒角）：

使用此命令会产生倒角。可以选择物体进行倒角操作，也可以选择边进行倒角。

（3）案例：飞机三维模型制作。

目的：熟悉多边形建模的方法，掌握各种命令的使用。

步骤如下。

- 建立一个方盒子，在通道栏里把细分宽度设为 7。
- 在顶视图中，使用缩放和位移工具调整形状，如图 7.18 所示。

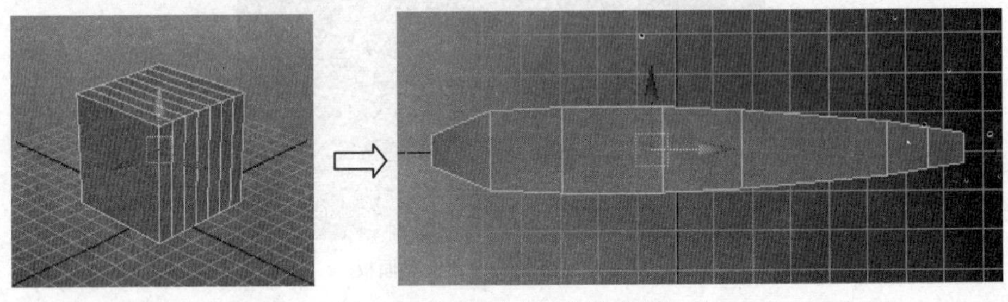

图 7.18 建立的方盒子并调整形状

- 编辑网格-交互式分割工具，在机翼的位置劈开，如图 7.19 所示。
- 进入面选择模式，选中两侧机翼位置的面（4 个面），如图 7.20 所示。

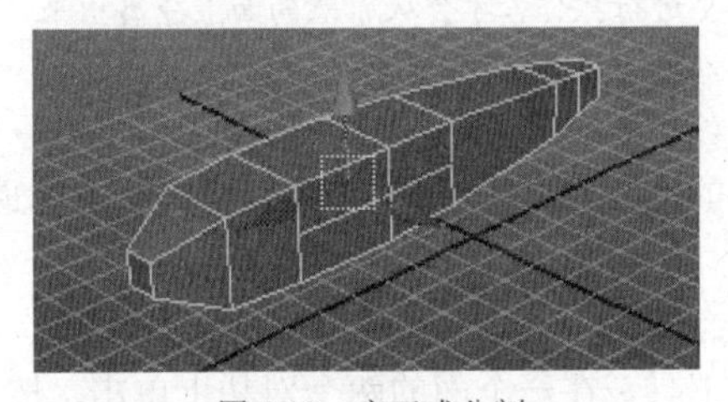

图 7.19 交互式分割

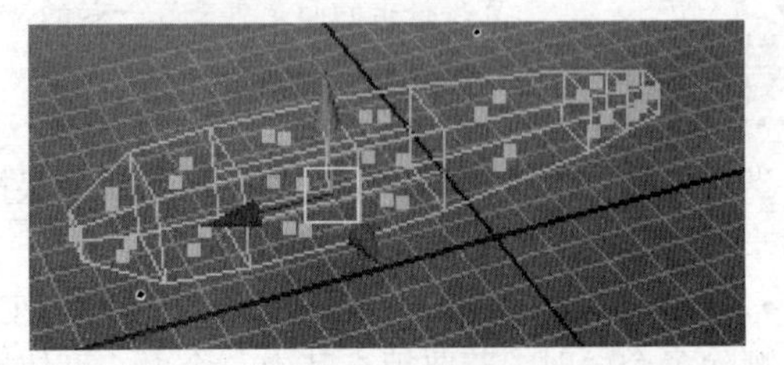

图 7.20 选择面

- 编辑网格-挤出，如图 7.21 所示。
- 编辑网格-插入循环边，如图 7.22 所示。

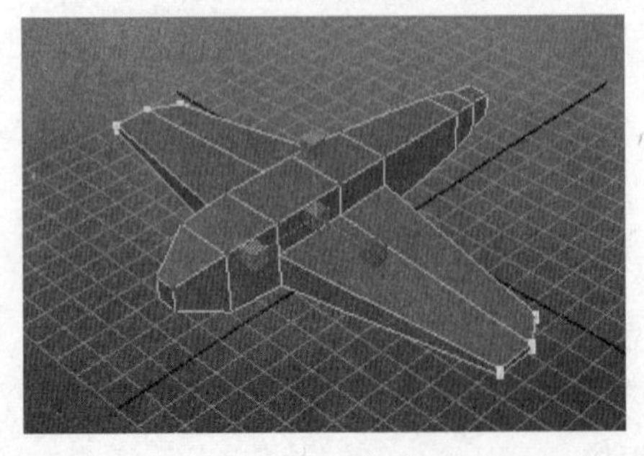

图 7.21 挤出

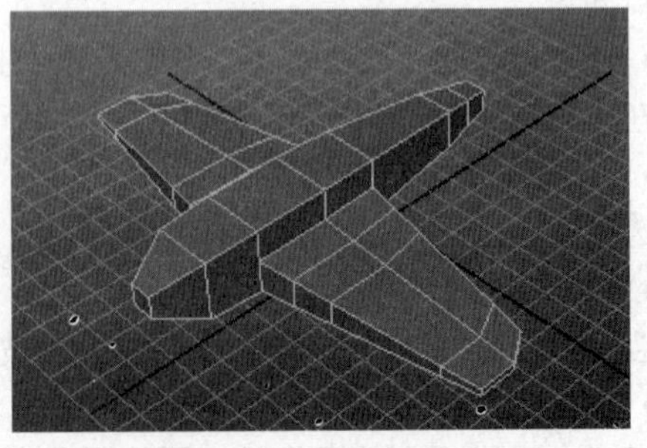

图 7.22 插入循环边

- 采用相同方法挤出尾翼，调整形状，如图 7.23 所示。
- 对飞机模型进行光滑显示（快捷键是数字键 3），如图 7.24 所示，可以在右边的通道栏里修改细分的次数，进一步修改模型。

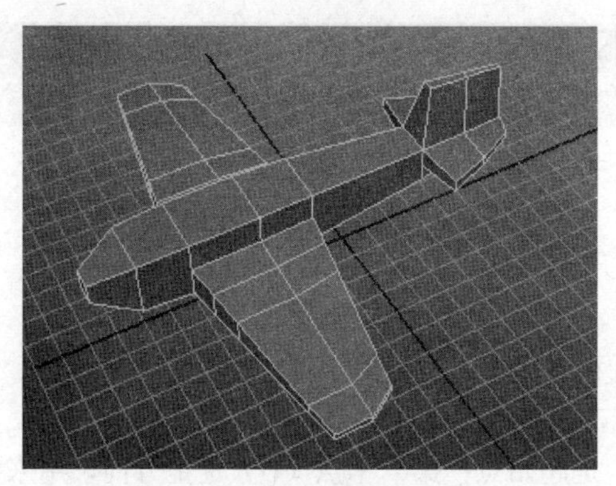

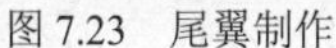

图 7.23 尾翼制作

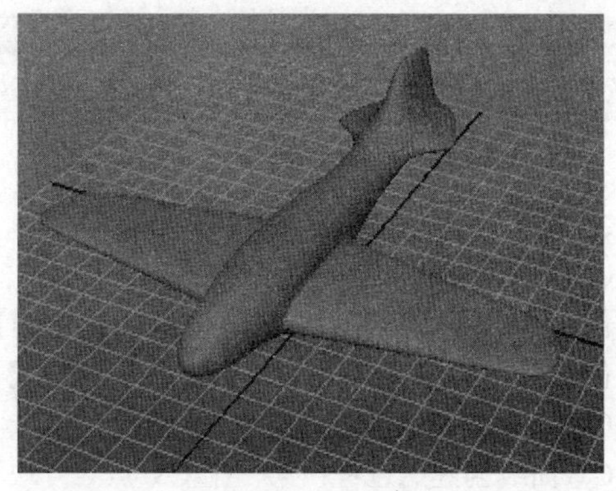

图 7.24 飞机模型

（4）Normals（法线）。

法线代表的是多边形面的正方向，与面垂直相交。显示法线的方法是：【Display】|【Polygons】|【Face Normals】（显示|多边形|面法线）。

- Soften Edge（软化边）：对应的是物体表面光滑的显示效果。
- Harden Edge（硬化边）：对应的是物体表面有棱角的显示效果。
- Set Normal Angle（设置法线角度）：进行法线角度设置，范围是 0～180°。软化边的法线角度为 180°，硬化边的法线角度为 0°。
- Set to Face（设置为面）：此命令用来解决法线错误，例如下载的模型或操作后模型有黑白相间的错误的显示，就可用此命令来解决。
- Reverse（反向）：翻转法线，改变法线原来的方向。例如地面和天花板的法线方向是相反的，就可应用此命令进行操作。
- Conform（一致）：一个物体的某些面的法线反向之后，其显示的效果会不同；使用“一致”后，可对法线进行反向，按 3 键即可正常显示。

7.1.3 Nurbs 建模

Nurbs 建模技术的优势是用较少的点控制较大面积的平滑曲面，以建造工业曲面和有组织的流线曲面见长。而且 Maya 在特效、贴图方面对 Nurbs 的支持比较充分，使用 Nurbs 模型在后续工作中会很方便。不过，Nurbs 对拓扑结构要求严格，在建立复杂模型时会比较麻烦，这需要我们耐心学习。

下面来介绍 Nurbs 建模的常用工具，首先按 F4 键，进入 Nurbs 建块。

1．Nurbs 曲线

如图 7.25 所示，Nurbs 曲线有 Nurbs 圆形、Nurbs 方形、CV 曲线、EP 曲线等。

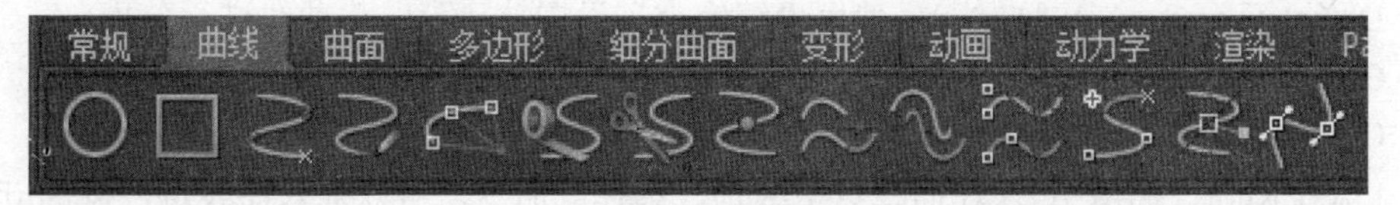

图 7.25 Nurbs 曲线

2. Nurbs 标准几何体

Nurbs 标准几何体与 Polygon 标准几何体类似，有立方体、球体、圆锥体、平面、圆柱等，如图 7.26 所示。

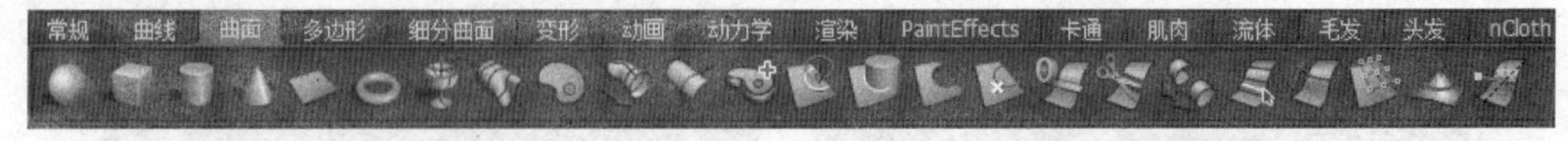

图 7.26 Nurbs 曲面

3. Nurbs 曲线编辑

（1）曲线创建方法。

创建 CV 曲线：【Create】|【CV Curve Tool】（创建|CV 曲线工具）。

创建 EP 曲线：【Create】|【EP Curve Tool】（创建|EP 曲线工具）。

（2）CV 曲线工具。

CV 曲线创建的过程：第一个 CV 点（方块）是起始点；第二个点（U）是正方向，用来判断曲线的方向；第三个点创建后是一条红色的连接线；第四个点创建后，白色的线条是 CV 曲线。

CV 曲线的特点：创建的 CV 点在曲线以外，除了起始点和结束点。

使用 DEL 键可删除刚刚建立的 CV 点。按回车键结束 CV 曲线的创建。

在 CV 曲线上，单击鼠标右键进入 CV 曲线的子层级。

- 控制顶点：重新编辑曲线形状（对应 CV 点）。
- 编辑点：重新编辑曲线形状（对应 EP 点）。
- 曲线点：只能选中，不能编辑。
- 壳线：选中所有 CV 点。

（3）EP 曲线工具。

EP 曲线的创建过程：用鼠标单击出前两个点就成一条直线，有第三个点时就变成曲线。

所有的 EP 点都在曲线上。其他操作与 CV 曲线相同。

4. Nurbs 曲面编辑

在曲面上，单击鼠标右键进入曲面的子层级。

- 控制顶点：编辑曲面形状。
- 壳线：可选中一圈的 CV 点，进行整体修改。
- 等参线：类似曲线点。

5. Nurbs 建模常用菜单

（1）Edit Curves（编辑曲线）。

- Duplicate Surface Curves（复制曲面曲线）：复制选中的曲线，此命令可以方便地将曲线的曲率进行复制。
- Attach Curves（附加曲线）：连接多条曲线。

附加曲线参数设置："保持原始"的目的是确定是否保留原始曲线；"插入结"的目的是最大限度地保持现有曲线的曲率。

- Detach Curves（分离曲线）：使用"编辑点"设置分离点，将曲线进行分离。
- Cut Curve（切割曲线）：两条相互交叉的曲线，从交叉点将曲线分离。
- Open/Close Curves（开关\闭合曲线）：使闭合曲线断开；断开的曲线闭合。
- Insert Knot（插入结）：在曲线点子级别，选择此命令，可以插入曲线点，按 Shift 键可继续插入。

- Offset（偏移）：Offset Curve 偏移曲线是指选中一条曲线后，会复制一条平行曲线，两条曲线之间会偏离一个距离。历史记录中“距离”可以设置偏移距离，距离可以是负值。
- Reverse Curve Direction（反转曲线方向）：Nurbs 方形是由 4 条独立的曲线组成。将前 3 条使用“附加曲线”进行连接，第 4 条因为开始点和正方向不同，所以第 4 条曲线使用此命令进行反转，再“附加曲线”，最后一个点需要闭合（选中对象，使用闭合曲线），然后就可建立方的闭合曲线。
- Rebulid Curve（重建曲线）：曲线点不均匀分布的情况下，使用此命令可以使其均匀分布。
- Add Points Tool（添加点工具）：为创建完毕的曲线继续添加 CV 点，延长曲线；若要从起始点添加，可先反转曲线。

（2）Surfaces（曲面）。

该菜单下的命令是使用曲线来创建曲面。

- Revolve（旋转）：绘制一条曲线（前视图），旋转后会按照曲线沿中心轴旋转 360°之后的轨迹形成曲面（由点成线，由线成面，由面成体）。该命令通常用来制作环形形状，如水缸、水杯等。图 7.27 所示为旋转前后的曲线和曲面。

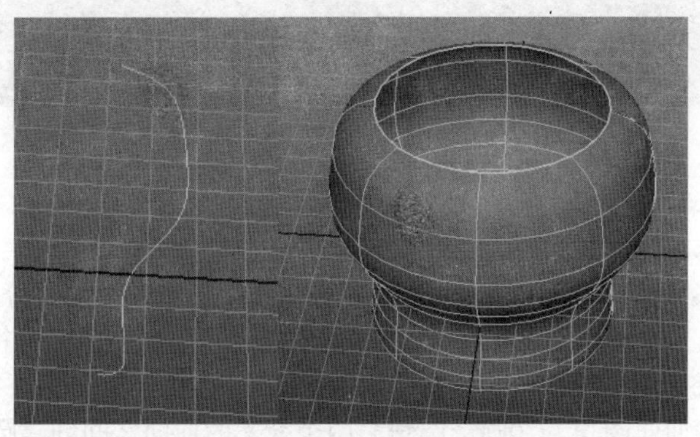

图 7.27 旋转前后的曲线和曲面

- Loft（放样）：通过几条曲线描述物体的外形，然后在多条曲线之间生成表面，可修改其中任意曲线改变曲面形状。
- Planar（平面）：需要一个闭合的、平面的曲线，可生成以曲线为边界的曲面。
- Extrude（挤出）：需要两条曲线，一条曲线作为路径，一条曲线作为截面，按照路径挤出截面形状的曲面，如图 7.28 所示。改变截面的形状可修改曲面。

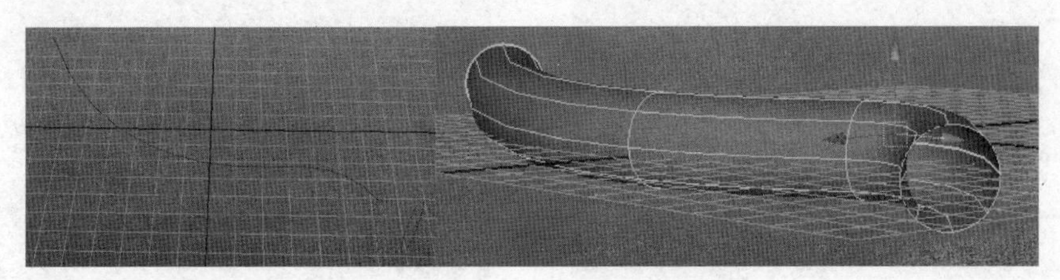

图 7.28 挤出前后的曲线和曲面

- Birail（双轨成形）。

双轨成形 1：创建 3 条曲线，顶点重合；选择一条曲线，回车，再分别加选两条曲线，就会形成以第一条曲线为侧面的曲面。

双轨成形 2：4 条曲线，首尾连接，选择两条，回车，加选另外两条形成曲面。

双轨成形 3+：两侧曲线不变，增加与其他曲线平行的多条曲线（顶点必须在两侧曲线上），先选择中间的边，回车，再选择两侧的边。

- Boundary（边界）：一次选中 4 条边线，生成四方曲面。
- Square（方形）：功能同“边界”，但此命令要求 4 条曲线必须首尾相交。

（3）Edit NURBS（编辑 Nurbs）。

- Project Curve on Surface（在曲线上投影曲线）：在曲面上投影曲线形状。
- Intersect Surfaces（曲面相交）：在两个相交的曲面之间生成一个相交曲线，方便对模型进行相交的编辑。
- Trim Tool（修剪工具）：将曲面上有闭合曲线的区域删除或保留。

曲面相交，保留相交曲线，选中曲面和曲线，应用此命令，单击曲面，变成实线，再按回车键删除虚线部分，如图 7.29 所示。

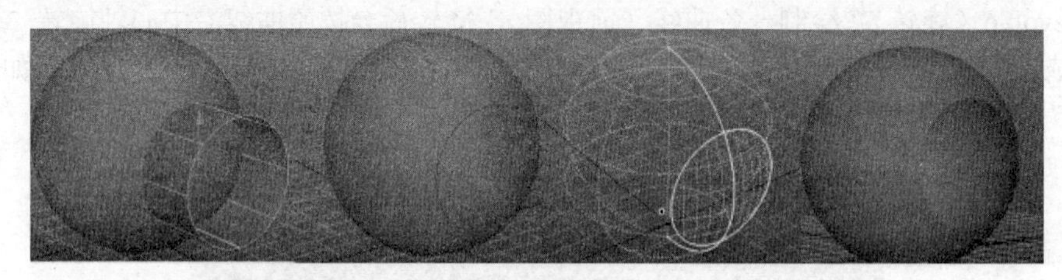

图 7.29 修剪操作

- Untrim Surfaces（取消修剪曲面）：撤销修剪工具。
- Attach Surfaces（附加曲面）：连接两个曲面。
- Detach Surfaces（分离曲面）：等参线设置分离线，一个曲面会被分离。
- Insert Isoparms（插入等参线）：插入更多的 CV 点，以便对曲面进行控制。
- Rebulid Surfaces（重建曲面）：使曲面均匀分布。
- Surface Fillet（曲面圆角）：（圆形圆角）两个交叉的曲面之间创建圆角。

（4）案例：鼠标垫模型。

目的：熟悉 Nurbs 建模的基本操作。

步骤如下。

- 在侧视图绘制一条 CV 曲线，如图 7.30 所示。
- 在透视图下，旋转该曲线，使其成曲面，如图 7.31 所示。

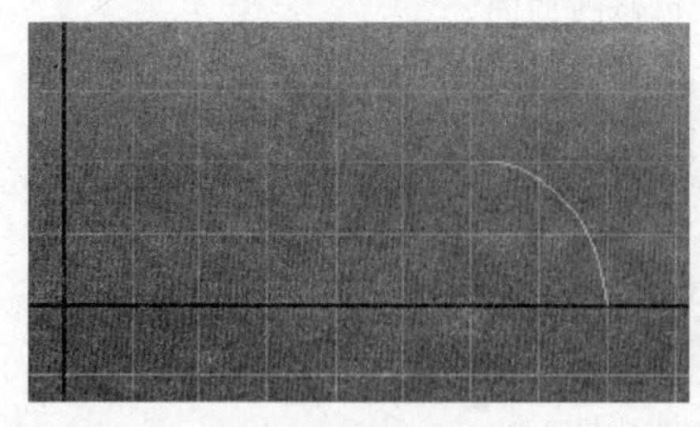

图 7.30 CV 曲线

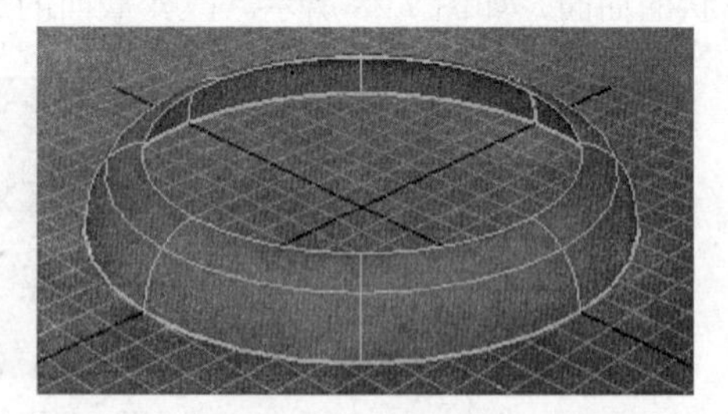

图 7.31 旋转曲面

- 在顶视图下，进入等参线级别，按住 Shift 键拖曳出一些等参线，使用“插入等参线”命令；进入顶点级别，调整曲面形状（调整时可使用 R 键同时进行缩放），如图 7.32 所示。
- 在透视图下，进入等参线级别，拖曳圆形的等参线到最顶部，使用“平面”命令生成上面。使用相同方法生成下面，如图 7.33 所示。

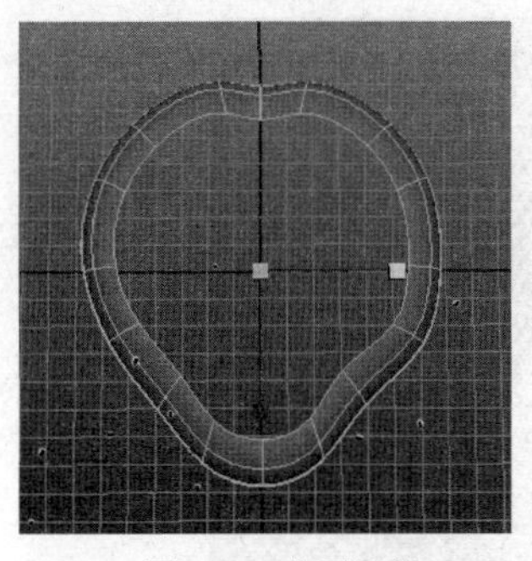
图 7.32 曲面调整

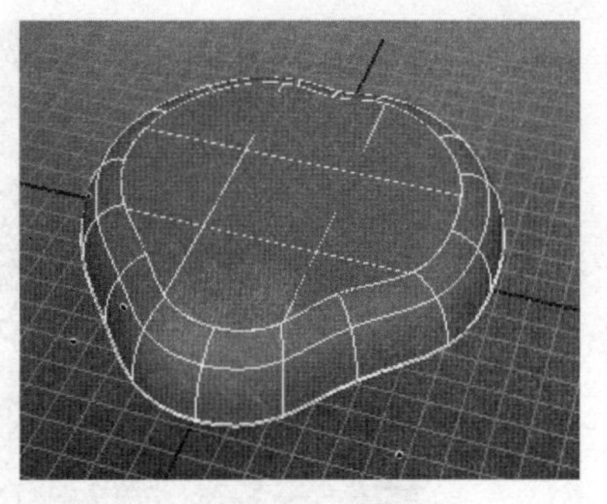
图 7.33 平面操作

- 创建 Nurbs 球体，缩放，移动，调整位置，如图 7.34 所示。
- 选中两个物体，使用“分离曲面”命令，将球体的下半部删除。
- 对上半部的球体插入等参线，在前视图中调整形状，如图 7.35 所示。

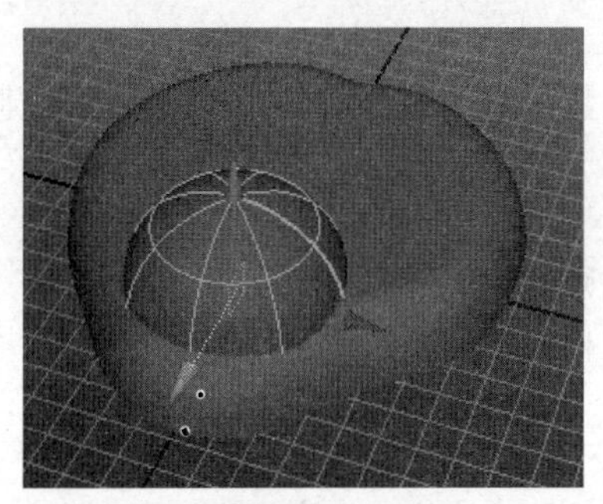
图 7.34 创建球体

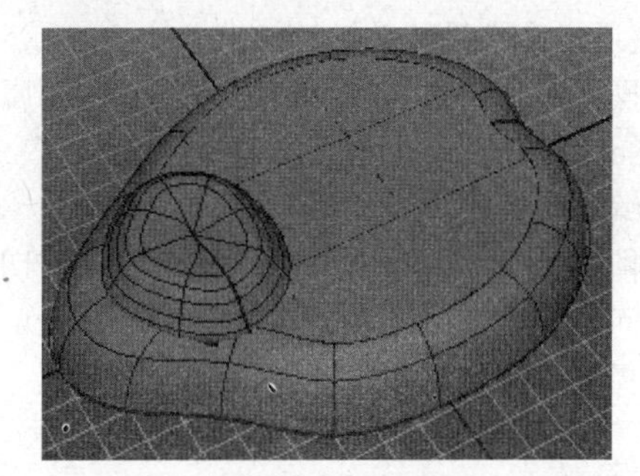
图 7.35 球体调整

7.1.4 Maya 动画基本操作

Maya 作为三维动画制作系统中的代表，为三维动画的创作提供了强大、灵活且直观的工具。在实际的动画制作过程中，需要运用 Maya 不同的动画制作技术。一般 Maya 的动画制作技术可以分为关键帧动画、非线性动画、路径动画以及通过运动捕捉形态形成动画等。

动画制作过程就是创造和编辑随着时间变化的对象的过程。对于一个将要完成动画运动的物体来说，它必须随着时间的变化而变化运动，因此用于标记特定时间上对象属性变化值的关键帧在制作动画中尤为重要。

下面将分别介绍关键帧动画、路径动画和变形动画中常用的动画制作技术。

1. 关键帧动画

（1）关键帧的设置方法。

- 通过菜单命令设置关键帧

关键帧是表明对象属性在某个特定时间的值的标记点。

设置关键帧的菜单命令是【Animate】|【Set Key】（动画|设定关键帧），快捷键是 S。

具体操作可先选择要设置的对象，然后执行该命令。只有当对象物体属性进行关键帧设置以后，在时间滑块中才会出现关键帧的标记（红色竖线），以记录当前时间对象的属性值。

设定关键帧后，物体通道盒面板会发生变化，如图 7.36 所示。

单击【Set Key】菜单命令后的“□”，可打开“设定关键帧选项”窗口，在其中可设置关键帧的属性。

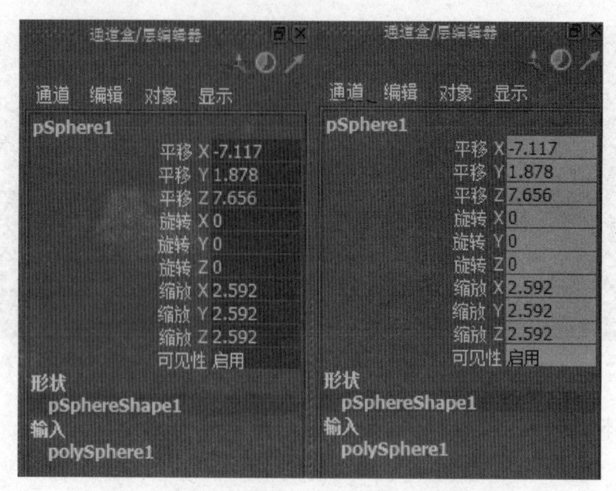

图 7.36 设定关键帧后，通道盒前后的变化

- 在通道盒中设置关键帧

具体操作是使用鼠标选择要设置关键帧的属性，然后单击鼠标右键，在出现的快捷菜单中选择“Key Selected”（为选定项设置关键帧）。

（2）编辑关键帧。

关键帧的编辑主要包含关键帧的复制、剪切、粘贴和删除等操作。

在时间滑块上，只要在设置好的关键帧上单击鼠标右键，即可看到编辑关键帧的快捷菜单，在其中选择要设置的操作选项即可。

在进行关键帧选择时，按住 shift+鼠标左键在时间滑块上左右拖曳，可以选择多个关键帧。

在范围滑块中的图标是“自动关键帧切换”按钮，在设置了关键帧的前提下使用此按钮，可自动插入关键帧。其后面的图标是“首选项”，在其中可设置动画播放的各种参数。

（3）案例：小球的运动。

目的：掌握插入关键帧的方法。

步骤如下。

- 选择第 1 帧，插入多边形球体，放大，移动位置，然后按 S 插入关键帧。
- 单击“自动关键帧切换”按钮。
- 选择第 5 帧，移动小球位置，旋转 Z 轴。
- 选择第 10 帧，移动小球位置，缩小。
- 小球分别在第 1 帧、第 5 帧和第 10 帧进行移动、旋转和缩放的动画。

（4）驱动关键帧动画。

如果让上面案例中的小球在移动的过程中带动另外的盒子也同时进行动画，那么我们会想到之前的父子关系设置。但是如果小球进行前后移动、盒子进行旋转这样的不同动画状态时，父子关系就不能完成，解决这一问题将使用驱动关键帧设置。

驱动关键帧动画的具体操作如下。

- 分别插入多边形球体和立方体，改变位置。
- 【Animate】|【Set Driven Key】（动画|设置受驱动关键帧）。
- “加载驱动者”（球体），“加载受驱动项”（立方体）。

- 球体：平移 X；立方体：旋转 X，单击“关键帧”按钮，如图 7.37 所示。
- 平移球体位置，旋转立方体，再单击“关键帧”按钮。

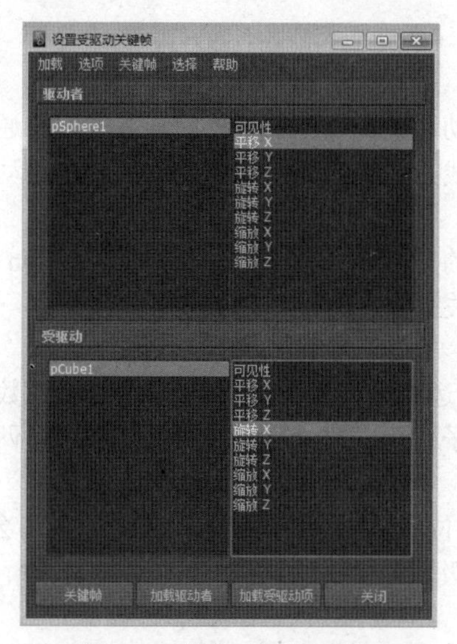

图 7.37　设置受驱动关键帧

此时，球体和立方体之间的动画建立。当球体移动时，立方体旋转。如果要删除此关键帧设置，可在关键帧上单击鼠标右键，在快捷菜单中选择“删除”命令。

（5）案例：电动门。

目的：熟练掌握驱动关键帧动画的操作。

步骤如下。

- 插入盒子，变形，作为加载驱动者。
- 创建门（4 个立方体变形）。
- 选择中间 2 个门为加载受驱动者，如图 7.38 所示。
- 在起始状态下单击“关键帧”按钮。
- 盒子前移中间位置，门不动，单击“关键帧”按钮。
- 盒子前移位置，门打开，单击“关键帧”按钮，如图 7.39 所示。

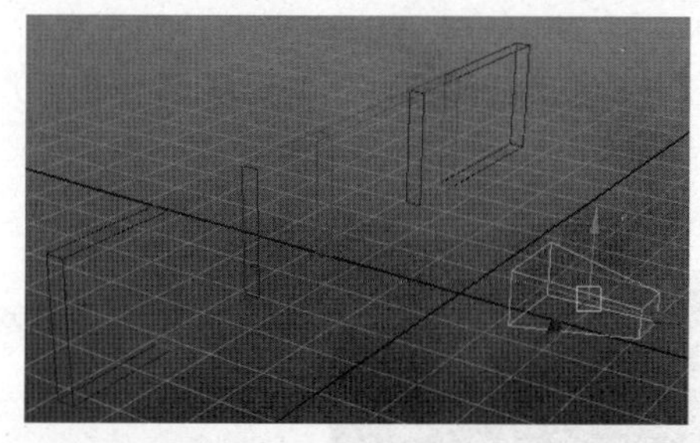
图 7.38　设置受驱动关键帧

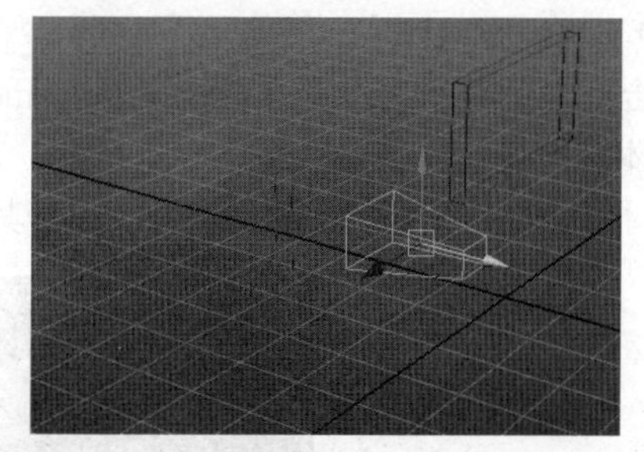
图 7.39　门打开状态

- 盒子通过门位置，门打开状态不变，单击“关键帧”按钮。
- 盒子前移位置，门关闭，单击“关键帧”按钮。

在设置驱动关键帧动画中，如果要查看动画的每一个运动状态，可使用【设置受驱动关键帧】|【转到上一个】或【转到下一个】命令。

要选中被驱动物体才能进行操作，以便观察物体运动状态。

2．路径动画

路径动画是设置对象的移动和旋转属性的一种动画方式，它通过将一条 Nurbs 曲线指定为对象的运动路径来实现，随着曲线方向的改变，对象自动从一边运动到另一边。

（1）设置运动路径关键帧。

设置运动路径关键帧动画的菜单命令是【Animate】|【Motion Paths】|【Set Motion Path Key】（动画|运动路径|设置运动路径关键帧）。

具体操作如下。

- 插入盒子，单击“设置运动路径关键帧”，盒子中心出现数字“1”。
- 选择第 10 帧，移动盒子位置，“设置运动路径关键帧”，两个关键帧之间出现曲线，曲线上标注关键帧的位置。
- 用同样的方法移动盒子位置，插入关键帧，在关键帧之间会出现一条曲线。对于曲线上的节点，可以进入曲线的控制点级别进行编辑。

（2）设置连接到运动路径。

设置连接到运动路径动画的菜单命令是【Animate】|【Motion Paths】|【Attach To Motion Path】（动画|运动路径|连接到运动路径）。

具体操作如下。

- 插入一条 CV 曲线，调整控制点位置。
- 插入盒子，改变细分值，前大后小形状（便于观察）。
- 先选择盒子，再选择曲线，单击“连接到运动路径”，盒子会自动匹配到曲线上进行运动。

使用 CTRL+A 打开属性面板，在“运动路径中”可修改物体的运动方向。

3．变形动画

在 Maya 的动画模块下的“创建变形器”菜单和“编辑变形器”菜单中可以获取所提供的各种不同的变形器。

（1）混合变形。

混合变形的菜单命令是【Create Deformers】|【Blend Shape】（创建变形器|混合变形）。

具体操作如下。

- 插入圆柱体，分别复制 3 个，改变其形状，如图 7.40 所示。

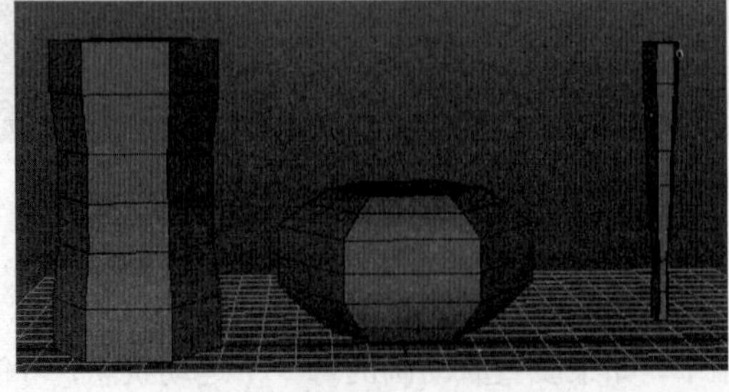

图 7.40　圆柱体的 3 种状态

- 先选择复制的圆柱体（后面 2 个），再选择原圆柱体，使用“混合变形”命令。
- 在通道盒面板的“输入”下中出现“blendshape1”，其中改变 pCylinder2 和 pCylinder3 的属性值（其值最大为 1，最小为 0），如图 7.41 所示。

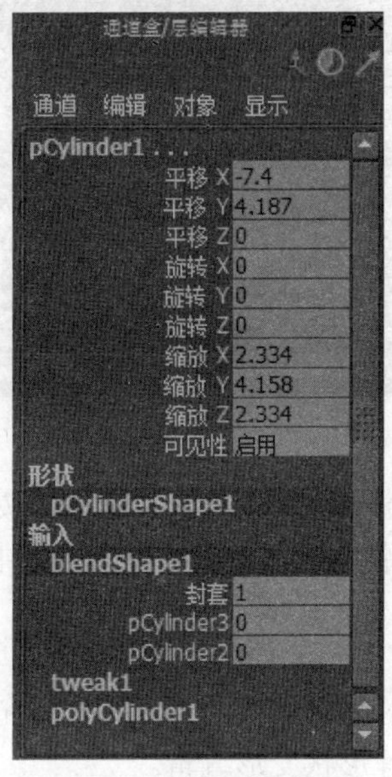

图 7.41 通道盒属性

- 在时间滑块中选择第 1 帧，按 S 键插入关键帧。
- 选择第 10 帧，分别改变 pCylinder2 和 pCylinder3 的属性值，按 S 键插入关键帧。
- 同样的方法继续插入关键帧。图 7.42 所示分别为第 10、20、30、40 帧的状态。

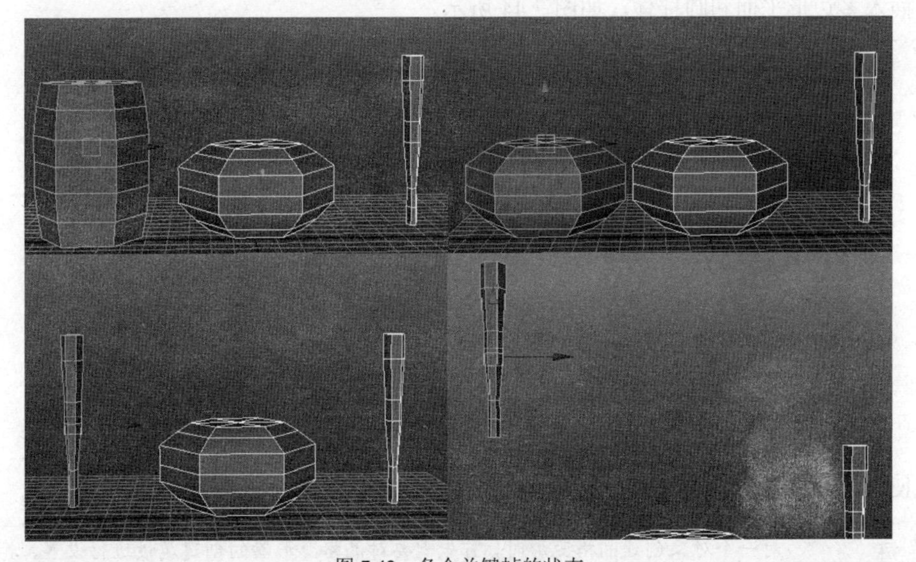

图 7.42 各个关键帧的状态

上述混合变形操作可以有另外一种更简便的设置方法，就是使用【Window】|【Animatin Edotors】|【Blend Shape】(窗口|动画编辑器|混合变形)，打开“混合变形”窗口，在其中进行滑块拖动的操作来改变变形效果。图 7.43 所示为上述案例中第 30 帧设置的窗口状态。

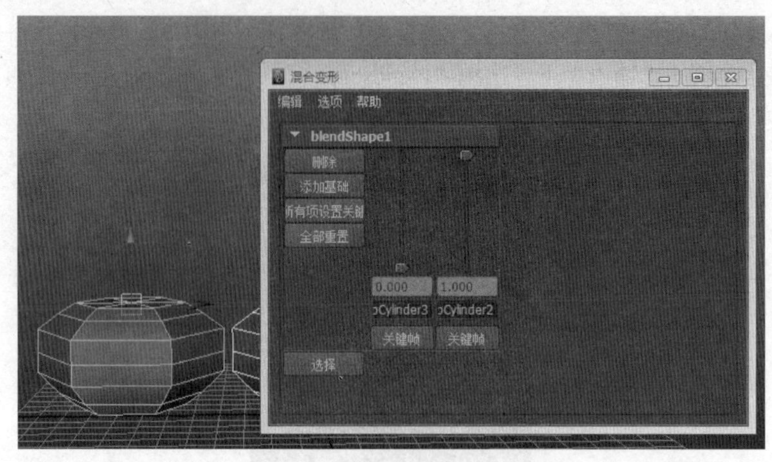

图 7.43 第 30 帧设置状态

在“混合变形”窗口中，单击每个滑块下的“关键帧”按钮可分别插入关键帧；也可以单击“所有项设置关键帧”按钮为所有属性插入关键帧；单击窗口中的“选择”按钮可使时间滑块中的关键帧显示“红色竖线”标记。

（2）晶格变形。

晶格就是一个点组织体，通过对晶格结构的移动、旋转和缩放或者对晶格的点直接进行编辑操作，从而对所有的可变形对象进行形状变形编辑。

使用晶格变形可以在应用并行的对象周围创建一个定义的晶格体，通过对晶格体的变形编辑使物体模型产生变形效果和变形动画等。

晶格变形的菜单命令是【Create Deformers】|【Lattice】（创建变形器|晶格）。

具体操作如下。

- 插入多边形平面和圆柱体，如图 7.44 所示。

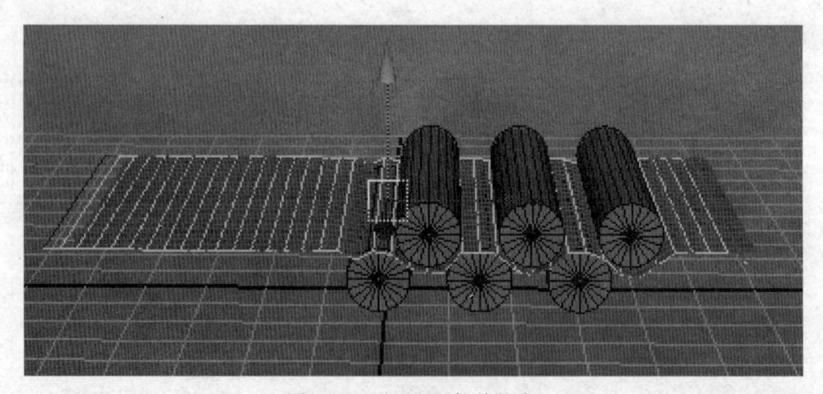

图 7.44 平面和圆柱体状态

- 使用【晶格】命令，对平面生成一个晶格，修改属性。

对一个对象创建晶格变形时，首先需要对晶格变形器的创建属性进行设置，其中“段数”是所要创建晶格的横纵段数设置，也是晶格的结构。该数值在通道面板中改变，分别是 S 分割度、T 分割度和 U 分割度。

对于晶格的选取可以在大纲视图中操作，单击晶格的名字即可选择。

- 在晶格上单击鼠标右键，选择“晶格点”，对影响晶格进行变形（前视图进行变形），如图 7.44 所示。

注意

当对象物体移出晶格时，其本身也跟着晶格的形态发生形变。

- 选择为第 1 帧，按 S 键插入关键帧。
- 选择最后一帧，按 S 键插入关键帧。

Maya 中的变形动画除了上述的混合变形和晶格变形以外，还有一些常用的变形方法，例如簇变形、雕刻变形、软变形、抖动变形、包裹变形、线变形、非线性变形等。

在 Maya 动画制作中设置关键帧可以实现动画的效果，驱动关键帧可以提高动画制作时对物体的控制程度。路径动画用来设置物体的运动路径。变形操作可以制作动画，也可以修改模型的外观。

7.2 Cult3D 技术

瑞典 Cycore 公司推出的全新的 Cult3D 技术是一种跨平台的网络应用程序，适用于电子商务、网络游戏、远程教学、网络产品展示、工程说明等诸多应用领域。Cult3D 现已是网络 3D 交互领域中的领导品牌，其目标是成为因特网领域中 3D 图形的内容标准，同时它还朝着更多的应用交互性发展。该软件利用现有的先进网络技术和强大的 3D 引擎在网页上建立互动的 3D 物件，让网络用户了解该物件的外观以及组成部分。当单纯提供图像已无法满足大众的需求时，Cult3D 使具有仿真效果的 3D 模型加上了可以交互操作的动画与声音，是网络传播功能的重大飞跃。

7.2.1 Cult3D 概述

Cult3D 提供交互与仿真程度更高的全 3D 操作界面，文件量非常小（20KB～200KB），却有优秀的三维质感表现，通常浏览器只需安装一个插件，即可浏览。Cult3D 的内核基于 Java，同时可以嵌入 Java 类，利用 Java 来增强交互和扩展。Cult3D 技术具有可信度高和实用性强的特点已经有多家全球闻名的公司在网站上使用该技术。Cult3D 的技术优点主要有如下几点。

（1）交互性好，质量高。

无论二维模型或是三维模型，逼真的图像质感都是 3D 技术追求的关键。而 Cult3D 正是一种强有力的三维渲染技术，它采用先进的压缩方式，支持多重阴影效果、贴图和双线性滤镜。这样制作出来的物体模型具有高度逼真的画质，用户可以获得照片级真实的视觉效果。而且 Cult3D 可以实现复杂的动画，这就为物体添加交互性创造了条件。

（2）文件小。

一般的三维动画文件的容量都是庞大的，少则几十兆，多则数百兆。在现有的 Internet 网络传输环境，大容量的数据无法在很短的时间内传输，限制了一些 Web3D 技术的应用。然而 Cult3D 技术生成的文件非常小，通常只有几十千字节到几百千字节，一般的网络用户可以在很短时间内接收到文件。

（3）硬件环境要求低。

Cult3D 是一个混合的三维引擎，用于在网页上建立互动的三维模型。该技术是一个纯软件环境的引擎，甚至不需要任何的3D加速卡就可以体验完美的网络3D技术。Cult3D技术支持ActiveX和Adobe的pdf文件格式，只需要安装一个插件就可以在包括Microsoft的Powerpoint及Arcobat等软件中应用Cult3D。新版本的Cult3DView引擎比原来的版本在执行速度上提高了50%，而且增加了对Nvidia系列显卡三维加速的硬件支持。

（4）跨平台性能好。

用Cult3D技术生成的文件可以无缝地嵌入到HTML页面中。其实，除了在线发布（发布到HTML页面中）以外，文件还可以离线发布。用Cult3D创建的模型几乎可以在所有操作系统的网络浏览器中被流畅地读取。由于主流的Internet接入方式将从单纯的PC扩展到新的应用平台，例如台式游戏机、个人数字助理和移动电话，因此Cult3D也将会出现在这些应用平台上。

（5）应用较多。

Cult3D已经帮助财富500强中超过50家的企业获得了媒体所带来的商机，并且到目前为止，已经较其他VR技术工具软件拥有了更多的客户基础。许多大型的成功公司，如梅塞德斯、加拿大广播公司、Acer等都使用Cult3D在网络上展示自己的产品。Cult3D不需要硬件支持并声明支持即将出现的新的平台和操作系统，将帮助其客户获得比任何可行的兼容技术更多的支持者。

（6）较高经济价值。

事实证明，Cult3D已经为提高网站的业绩起了极大的作用，为相应的公司带来了丰厚的商业利润。75%～98%的网站访问者选择浏览Cult3D展示的产品，并且多花费了一倍的时间浏览产品。它使线销售额增加10%～15%，并且提高了产品的透明性，从而降低了产品的退返率。

7.2.2 Cult3D的模块

Cult3D是由3个不同功能的程序所组成，即Cult3D Exporter插件、Cult3D Designer、Cult3D Viewer插件。

（1）Cult3D Exporter模型输出成Cult3D Design的c3d格式。这个插件是针对3ds Max、Maya等三维软件的，用户可以通过这个插件将文件导出到Cult3D Designer来制作。

（2）Cult3D Designer是Cult3D的主要制作工具，用户可以通过它将模型加上缩放、移动等诸多交互特性。

（3）Cult3D Viewer是其他软件的插件，用户必须安装这个插件才可以在IE等其他网络形式中看到Cult3D模型。

7.2.3 Cult3D的工作流程

Cult3D的开发过程只需要简单的步骤就可以制作出Cult3D作品。由于Cult3D本身没有创建物体三维模型的能力，所以创建三维模型时还必须使用其他的三维制作软件来进行建模，目前以3ds Max最为常见。

首先在3ds Max中，新建一个所需图形的模型，或将一个建好的三维模型导入到3ds Max中。3ds Max作品通常用于网络浏览，所以最好在模型的细节、真实度上做较多的工作，如可以将隐面（用户无法看到的面）删除、尽可能用最经济的面来做模型等，以控制好文件的大小，太多的面会延长网络传送的时间。当然在这里也可以预设动画。模型建好后，将模型从3ds Max里导出，如果在3ds Max中安装了Cult3D Export插件，在3ds Max的Export里将多一个3ds Max的文件格式。选择保存后会出现一个对话框，在这里可以预览模型，其中还有很多输出的参数，用以调整模型材质的压缩比例，保存为c3p格式的文件。

启动Cult3D Designer，将刚才保存的文件导入。这里的主要工作是将模型加入互动效果，例如事件和声音等。Cult3D Designer已经将很多基本的命令模块化，一般不需懂编程语言也可以很方便地制作想要的效果。用户如果精通 Java 的话，还可以自己编写脚本，进行高级交互，然后将文件保存成 c3d 格式，这是 Cult3D 的源程序，可用于以后再修改。

最后，导出 Internet 文件。在 Cult3D Designer 的 file 下面选择 Save Internet file，然后选择压缩方式。在这里可以对模型的每一个物件的贴图和材质以及声音进行压缩。软件有不同的压缩方式可供选择，但是如果压缩比过大，会导致模型的面破损和贴图的位置偏移。当然，也可以输出到 Office 等应用程序中，也可输出成.co 格式，在 Internet 上发布并观看效果。图 7.45 所示为 Cult3D 的工作流程。

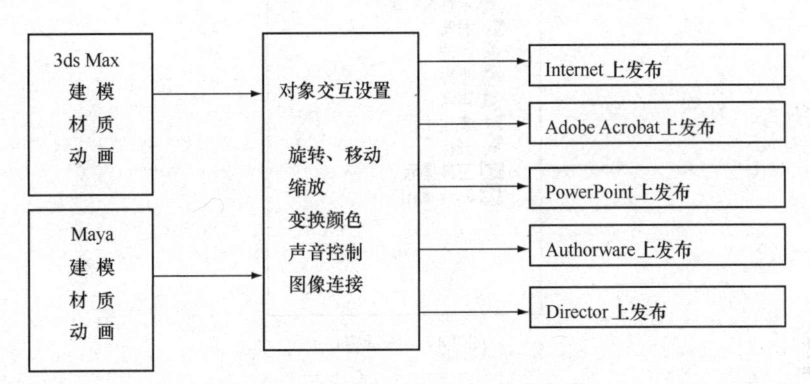

图 7.45 Cult3D 工作流程

7.2.4 Cult3D 的窗口简介

首先运行 Cult3D 程序。选择【开始】|【程序】|【Cult3D Designer】|【Cult3D Designer】命令，如图 7.46 所示。

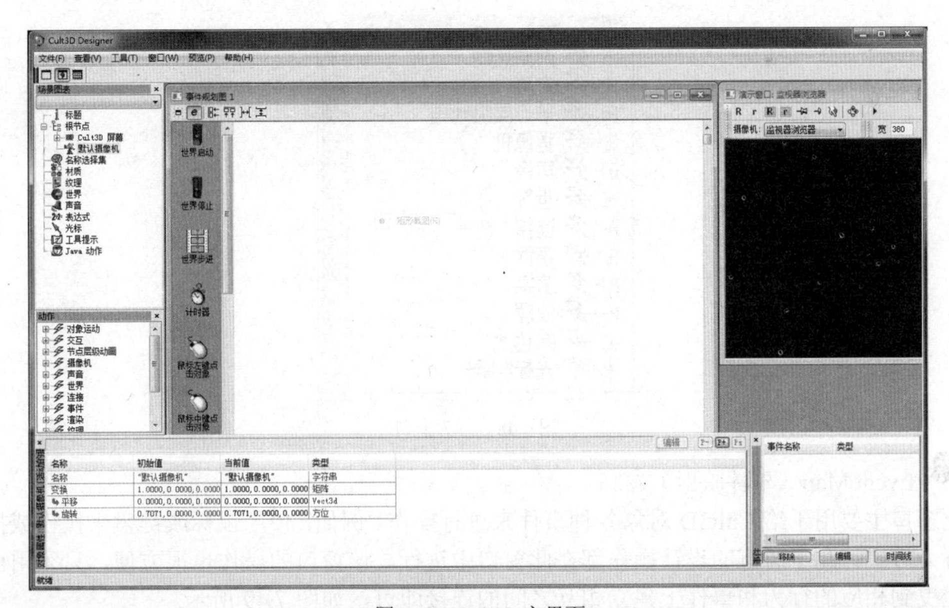

图 7.46 Cult3D 主界面

（1）Scene graph（场景图形）窗口。

Scene graph（场景图形）窗口如图 7.47 所示，是由节点和分支构成的。此窗口用于放置 Cult3D 场景文件、材质、纹理、声音、表达式等元素。当选择了【File】|【Add Cult3D Designer file】命

令后，c3d 图像文件的各个元素就包含在了下面的各个节点和分支里，这样就可以进行图形文件的操作。

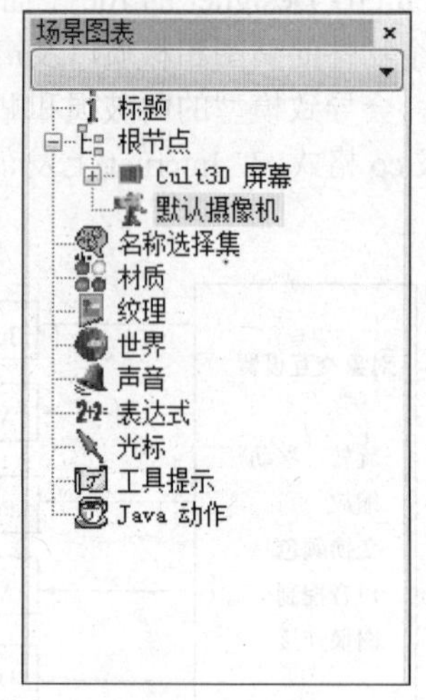

图 7.47　场景窗口

（2）Actions（行为）窗口。

此窗口用于给场景中的对象以相应的行为，也就是设置以何种方式来控制对象，如图 7.48 所示，包括旋转、移动、缩放、停止、动画播放、摄像机切换、激活操作、粒子等行为方式。该窗口操作起来非常方便，只须把物体拖曳到想要加的行为上，这样物体和行为之间就自动建立了连接，然后进一步设置行为的属性就可以了。

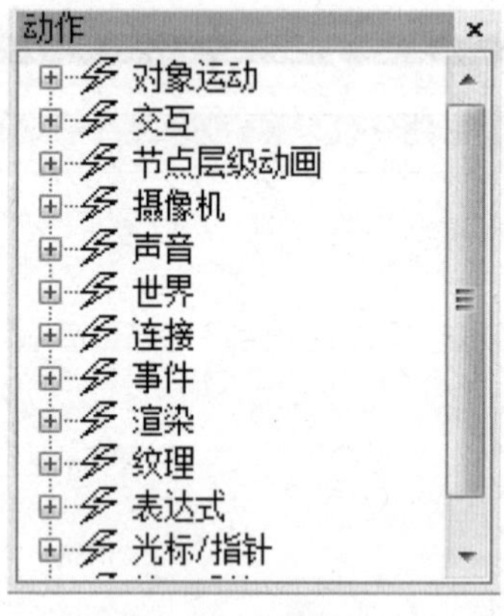

图 7.48　行为窗口

（3）Event Map（事件映射）窗口。

此窗口主要用于给 Cult3D 对象各种事件来进行操作。例如，使用鼠标或键盘来操作或控制对象的行为方式。几乎所有的设计操作都在此窗口中进行。该窗口的操作也很方便，只须用鼠标把物体拖曳到相应的行为和事件上建立相互之间的连接即可，如图 7.49 所示。

（4）Preview（预览）窗口。

此窗口主要用于预示和检测 Cult3D 场景在施加各种行为后的正确性及其结果。当用户在 Event Map（事件映射）窗口中为对象制作完了所有或部分程序后，就可以在 Preview（预览）窗口里单击播放图标进行预示。还可以选择 Camera 下拉列表中不同的视图从各个视角来观看其结果。

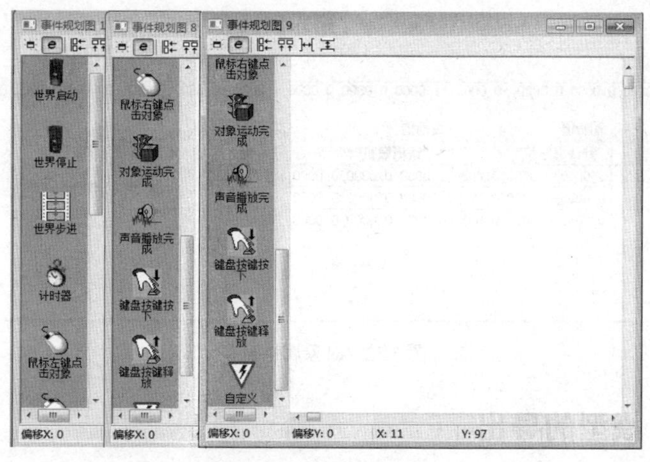

图 7.49 事件映射窗口

此窗口的默认视图显示是 Default Camera（默认摄像机）显示，当增加了 Cult3D 设计文件后，在其 Camera 下拉列表中就会出现 Front（前）视图、Left（左）视图、Top（顶）视图等视图，如图 7.50 所示。

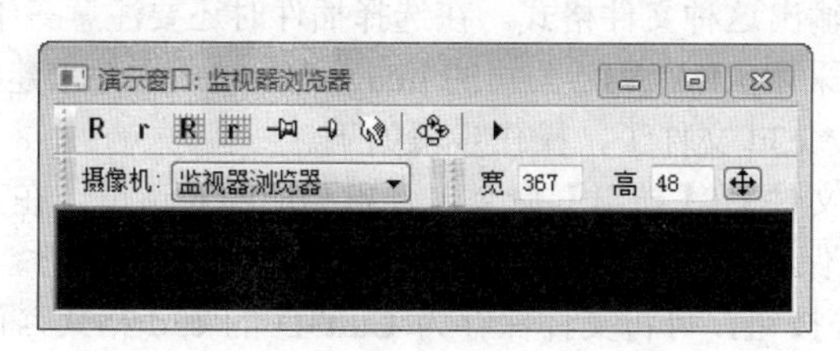

图 7.50 演示窗口

（5）Object position and orientation（对象位置和方向）窗口。

此窗口用于控制对象的移动、旋转和缩放操作。当选择了物体后，就可以用鼠标在中间的滑动框中左右拖动来改变物体的位置、旋转和缩放并能够在 Preview（预览）窗口中实时地观看变化。

（6）Events（事件）窗口。

此窗口主要反应 Event Map（事件映射）窗口中的各个事件，可以直接在此窗口中对事件进行编辑、删除和创建新事件。当你在 Event Map（事件映射）窗口中为物体施加了事件后，就会自动在此窗口中表现出来。如果想改变其中事件，只须在此窗口中按“Edit”（编辑）按钮即可。如果想改变事件的时间顺序，单击“Time Line”（时间线）按钮就可以进行改变，如图 7.51 所示。

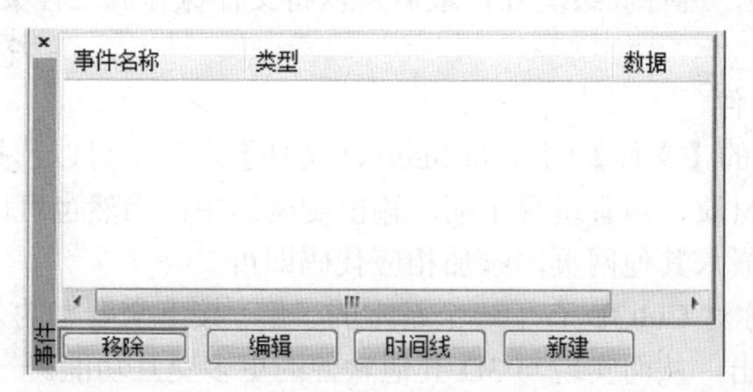

图 7.51 事件窗口

（7）Objects Proterties（对象属性）窗口。

此窗口用于显示当前场景中对象的各种属性，如对象名、移动旋转的坐标位置、类型等，如

图 7.52 所示。

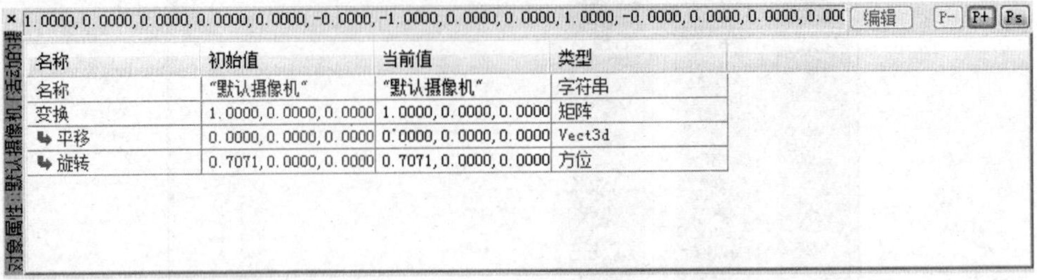

对象属性:默认摄像机 [活动的]

1.0000, 0.0000, 0.0000, 0.0000, 0.0000, -0.0000, -1.0000, 0.0000, 0.0000, 1.0000, -0.0000, 0.0000, 0.0000, 0.000 编辑 P- P+ Ps

名称	初始值	当前值	类型
名称	"默认摄像机"	"默认摄像机"	字符串
变换	1.0000, 0.0000, 0.0000	1.0000, 0.0000, 0.0000	矩阵
↳ 平移	0.0000, 0.0000, 0.0000	0.0000, 0.0000, 0.0000	Vect3d
↳ 旋转	0.7071, 0.0000, 0.0000	0.7071, 0.0000, 0.0000	方位

图 7.52 对象属性窗口

7.2.5 Cult3D 模型的导出

1. 导出模型

由于 Cult3D 本身没有建模能力，因此在 Cult3D 的制作过程中，必须采用第三方软件来进行建模。常见的三维建模软件有 3ds Max、Maya 和 Image Modeler 等。可以在三维建模软件中建立 3D 模型、动画，最后输出成为 Cult3D Designer 可以接受的 c3d 文件格式。Cult3D 提供了 3ds Max 和 Maya 的插件，使之能输出这种文件格式。在选择插件时还要注意三维建模软件相应的版本。

在实际应用中，可以采用 REALVIZ 公司的 Image Modeler 软件来建模。当建立完模型，设置好场景动画后就可以输出*.c3d 文件了，操作步骤如下。

在 3ds Max 中选择【文件】|【导出】命令，弹出相应的对话框，在其中选择输入要保存的文件路径与文件名，单击“保存”按钮后将出现输出设置界面。

单击“save”（保存）按钮，可将文件保存为 Cult3D 的 c3d 格式，而且也将有关输出的设置保存在 3ds Max 软件中。

- Reduce（减少）：当对场景中的所有多边形进行了减少面设置后，此按钮将变为可用，单击后执行减面操作。
- Apply（运用）：调整了参数设定后，只有单击此按钮，刚才的设置才能被执行。
- Viewer（预览）：打开（关闭）预览窗口。选择打开时，会弹出一个 Viewer 窗口，在此窗口中可用鼠标对模型进行旋转、缩放和移动等操作。

2. 加入交互事件

将*.c3d 文件导入 Cult3D 设计后，即可加入互动效果，如声音和事件。Cult3D Designer 已经将很多基本的命令模块化，即使不懂编程语言也可以很方便地制作想要的效果。精通 Java 的用户还可以自己编写 Java 类，进行高级交互，最后可以将文件保存成工程文件即*.c3p 的格式，用于日后修改。

3. 输出 Internet 文件

在 Cult3D Designer 的【文件】|【发布 Internet 文件】选项中可以选择压缩方式。可以对模型的每一个物件的贴图、材质、声音进行压缩，输出到网络中，当然也可以输出到 Office 等应用程序中。如果要把该文件嵌入其他网页，添加相应代码即可。

通过上述的学习，你对 Cult3D 有了一个基本的了解，接下来要做的是熟悉其工作流程及窗口的操作、掌握模型的导出，从而实现与 3D 其他软件的更多交互功能。

7.2.6 Cult3D 应用实例

本实例通过 Cult3D 软件实现了对一个.c3d 文件进行运动控制的功能。

1．c3d 文件的导入

- 选择一个.c3d 格式的文件导入 Cult3D 中，如图 7.53 所示。

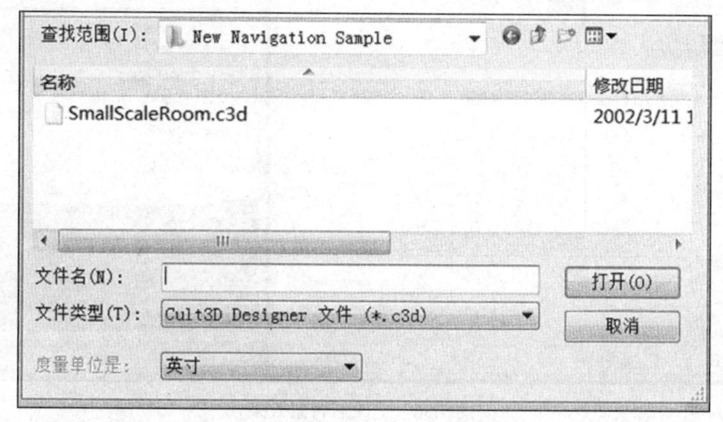

图 7.53　导入.c3d 文件

- 步骤 1～步骤 4 实现了对导入对象的基本设置，如缩放和居中该对象，使其适合实际渲染的窗口大小等，右侧的演示窗口可以实时查看动作更新后的效果，如图 7.54 所示。

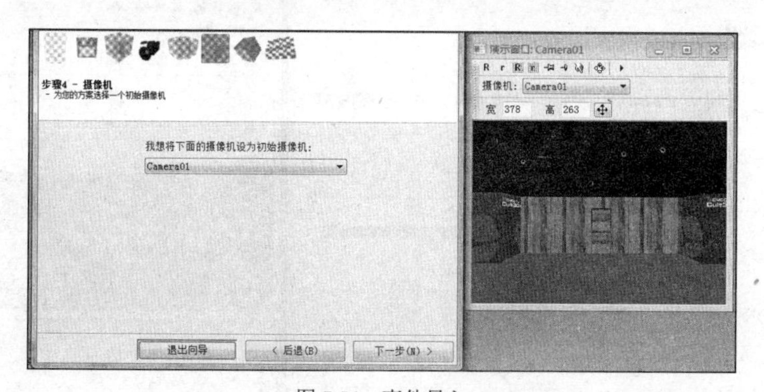

图 7.54　事件导入

- 更改背景。通常导入的.c3d 文件都自带在 3ds Max 中的背景，对该背景可以进行替换，如图 7.55 所示。

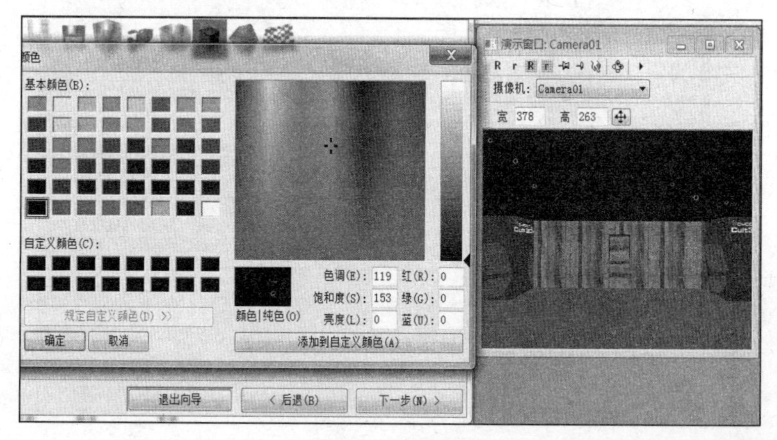

图 7.55　更改背景

- 更改背景后和效果如图 7.56 所示。

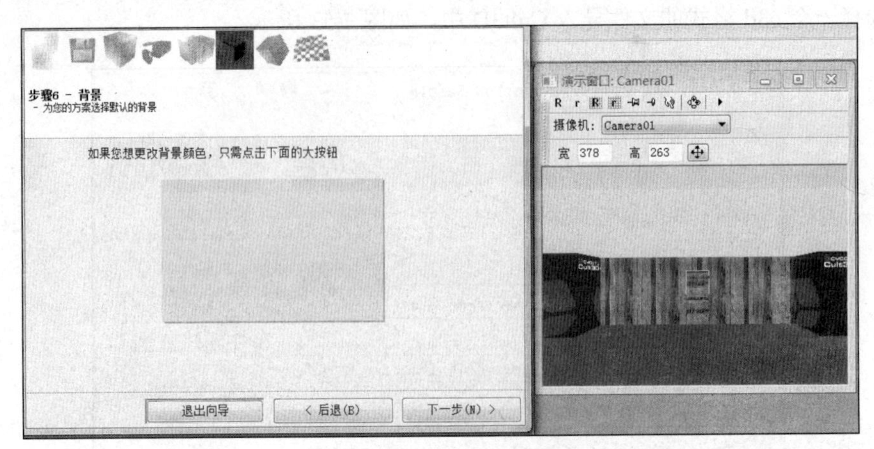

图 7.56 更改后背景效果

- 载入操纵球、显示事件关联，如图 7.57 和图 7.58 所示。

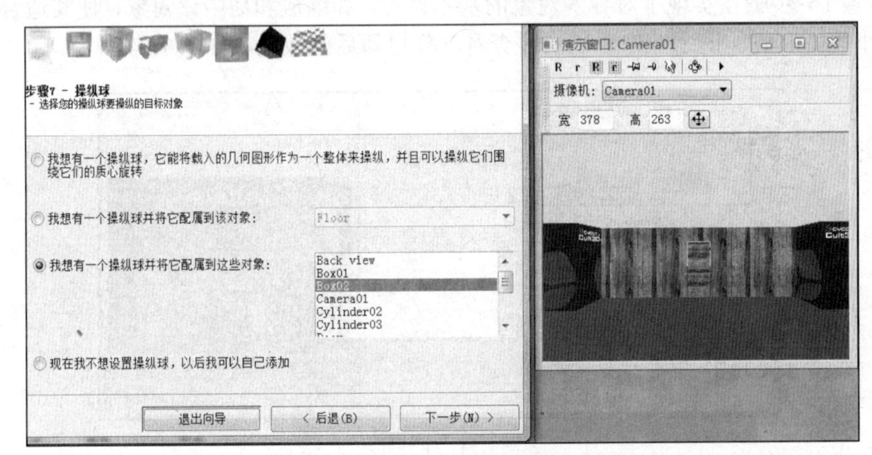

图 7.57 设置操纵球

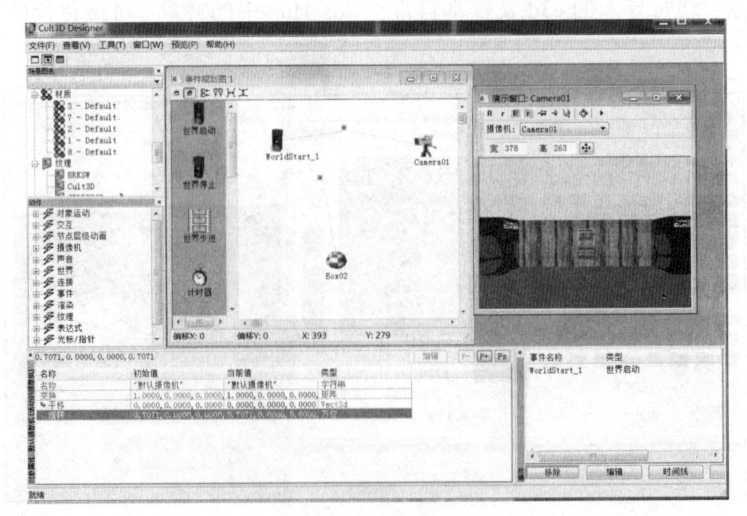

图 7.58 设置事件规划

2．使用 World star 事件来实现.c3d 模型控制

● 首先运行 Cult3D 程序。选择【开始】|【程序】|【Cult3D Designer】|【Cult3D Designer】命令来启动 Cult3D 软件，如图 7.59 所示。

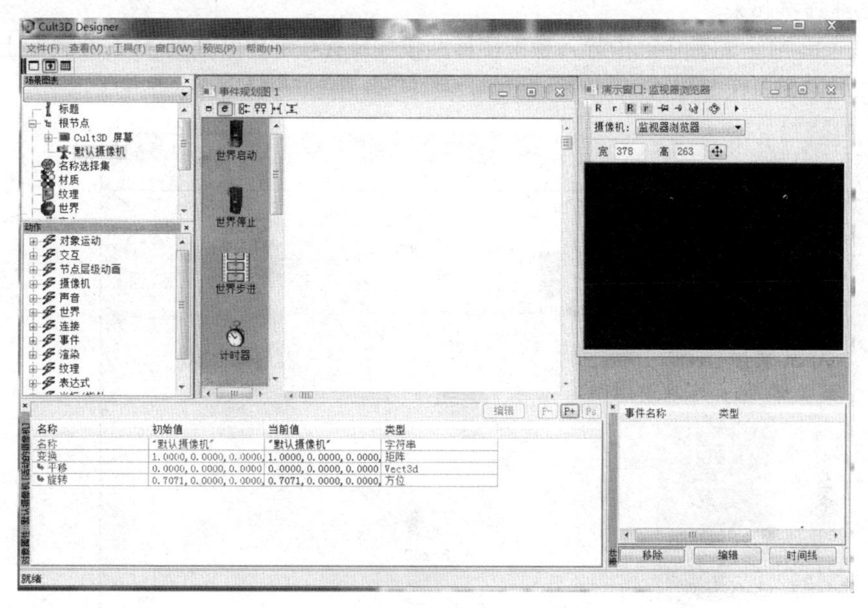

图 7.59 打开 Cult3D

● 选择【File】|【Add Cult3D Designer File】增加 Cult3D 设计文件命令，将选定的.c3d 格式的文件导入，如图 7.60 所示。此时，在 Scene Graph（场景图形）窗口中增加了新的场景文件，并且模型也在预览窗口中及时显示出来。

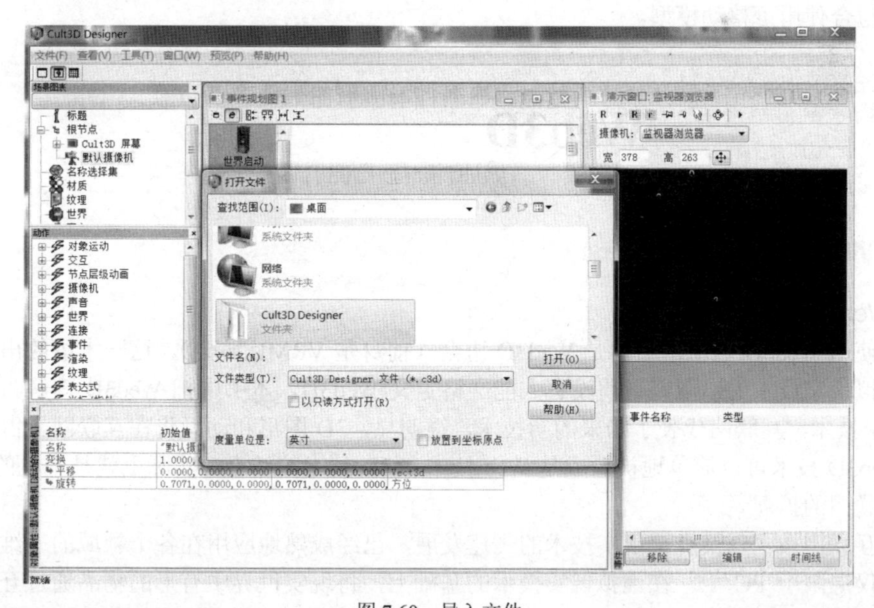

图 7.60 导入文件

● 为选定模型制作事件触发设置来驱使其运动。选择并拖曳 Scene Graph（场景图形）窗口中的物体图标到 Event Map（事件映射）窗口中。

- 从 Event Map（事件映射）窗口中的左边拖曳 World star（场景开始）图标到右边区域。
- 从 Actions（行为）窗口中拖动 Object montion（物体运动）节点下的 Arcball 图标到 Event Map 窗口中的 World star_1 图标上，然后松开鼠标按键。此时 World star_1 图标和导入文件图标之间就被一条线连接起来。
- 在 Event Map 窗口中选中导入模型图标并按住鼠标按键将其拖到 Arcball 图标上，松开鼠标按键。此时，导入模型和 Arcball 图标也被连接起来，如图 7.61 所示。

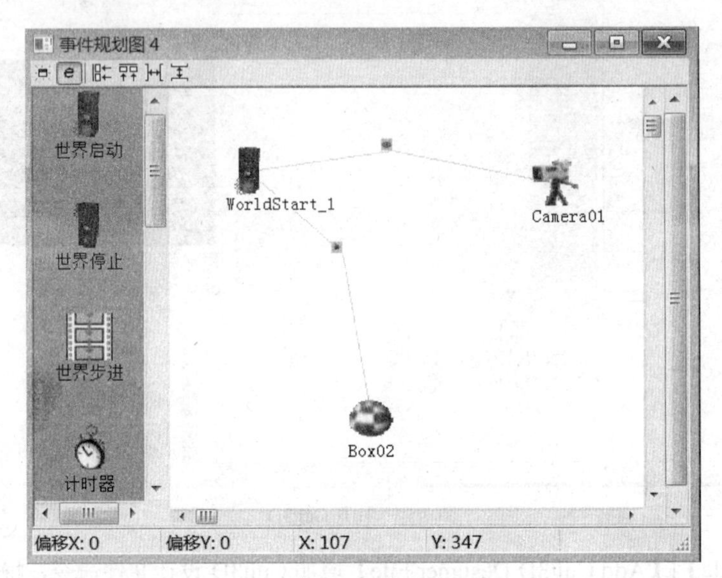

图 7.61　事件连线

- 最后通过预览窗口看效果，可以随意用鼠标左键拖动来旋转模型，用右键来缩放模型，左键和右键组合使用可移动模型。

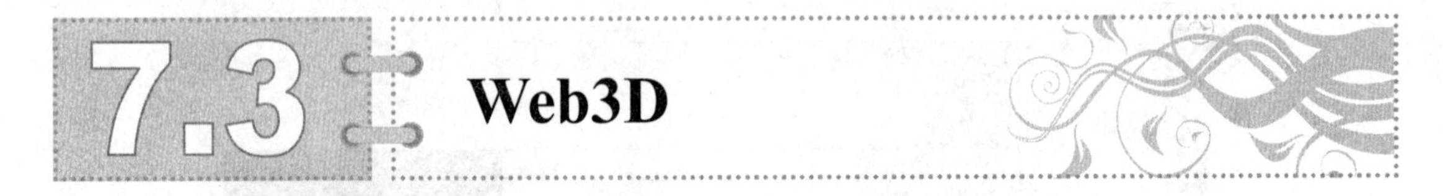

7.3 Web3D

7.3.1 Web3D 简介

1. Web3D 定义

最先使用 Wed3D 这个术语的是 Wed3D 协会（前身是 VRML 协会），这一术语的出现反映了网络中虚拟现实技术的出现。目前没有人能严格定义 Wed3D，本书中把 Wed3D 理解为互联网上的 3D 图形技术。互联网代表了未来的新技术，很明显，3D 图形和动画将在互联网上占有重要的地位。Web3D 技术可以简单地被看成是 Web 技术和 3D 技术的结合，实际上就是本机的 3D 图形技术向互联网的扩展。

随着互联网技术以及虚拟现实技术的飞速发展，已经成熟地应用在各个领域的三维图形技术已经不仅仅局限于 PC 上。在虚拟现实技术的基础上，将现实世界中有形的物品通过互联网进行虚拟的三维立体展示并可以对这些三维对象进行互动浏览和各种交互操作的虚拟现实技术，即为 Web3D 技术，又称为网络三维技术。Web3D 技术实现了用户浏览网页时的自主感，浏览者可以以自己的角度去观察，并进行许多虚拟特效和交互操作。

2．Web3D 的发展初期

网络三维技术的出现最早可追溯到 VRML（Virtual Reality Modeling Language），即虚拟现实建模语言。VRML 开始于 20 世纪 90 年代初期，VRML 协会最早承担起了制定互联网上的 3D 图形标准与规范的任务，它的最初版为 1994 年的 VRML 1.0，然后是 VRML97（具体时间表如表 7-1 所示）。VRML 是 3D 图形和多媒体技术通用交换的文件格式，它基于建模技术，描述交互式的 3D 对象和场景，不仅可应用在互联网上，也可以用在本地客户系统中，应用范围极广。由于网上传输的是模型文件，故其传输量大大小于视频图像。VRML97 使任何一个 3D 图形制作者能制作可在互联网上实时渲染的 3D 场景模型。VRML 规范支持包括纹理映射、全景背景、雾、视频、音频、对象运动和碰撞检测在内的一切用于建立虚拟世界的所具有的技术。但是，由于当时普遍的调制解调器的速度是 14.4kbit/s，而且 VRML 是几乎没有得到压缩的脚本代码，加上庞大的纹理贴图等数据，要在当时的互联网上传输这些文件简直是不现实的，所以 VRML 并没有得到预期的推广运用。

表 7–1 VRML 发展时间表

时间	事件	备注
1994 年 3 月	首次正式提出 VRML 这个名字	日内瓦召开的第一届 WWW（万维网）大会
1994 年 10 月	公布规范的 VRML1.0 草案	芝加哥召开的第二届 WWW（万维网）大会
1996 年 8 月	公布规范的 VRML2.0 第一版	新奥尔良召开的优秀 3D 图形技术会议
1997 年 12 月	VRML 作为国际标准正式发布	
1998 年 1 月	正式获得 ISO 批准简称 VRML97	在 VRML2.0 基础上进行了少量修改

1998 年，VRML 协会改名为 Web3D 协会，同时制订了一个新的标准——Extensible 3D（X3D）。2000 年，Web3D 协会完成了从 VRML 标准到 X3D 标准的转换。X3D 整合了正在发展的 XML、JAVA、流技术等先进技术，包括了更强大、更高效的 3D 计算能力、渲染质量和传输速度，以及对数据流强有力的控制、多种多样的交互形式。X3D 标准的发布，为 Web3D 图形的发展提供了广阔的前景。2002 年，X3D 标准及相关 3D 浏览器正式发表。由此，虚拟现实技术进入了一个崭新的发展时代。X3D 标准的发布，为互联网 3D 图形的发展提供了广阔的前景，无论是小型的具有 3D 功能的 Web 客户端应用，还是高性能的广播级应用，X3D 都应该是大家共同遵守的标准，从而结束当前互联网 3D 图形的混乱局面。使用统一的 X3D 基本框架可保证不同软件厂家开发的软件具有互操作性。

3．Web3D 现状

自从 VRML 协会开启了 Web3D 技术的发展之门，一场 Web3D 技术标准的竞争就开始了。在早些年的优秀 3D 图形技术上就出现了 30 多种 Web3D 格式。这些实现技术面向不同的应用需求，并没有完全遵循 VRML 标准，但在渲染速度、图像质量、造型技术、交互性以及数据的压缩与优化上都有胜过 VRML 之处。尽管出现了如此之多的 Web3D 技术方案，Web3D 技术的困难和障碍仍然存在。首先就是至今没有统一的技术标准，每种技术方案都使用不同的格式和方法。没有标准，3D 技术在 Web 上的实现过程还将继续发展。其次是插件问题。几乎每个 Web3D 技术方案都需要自己插件的支持，这些插件的大小通常从几百千字节到几兆字节不等，如果想在网页中浏览或者操作 3D 元素，必须要安装相应插件。这样，在带宽不理想的条件下，必然给实际的使用带来困扰。

4．Web3D 应用与发展

Web3D 技术属于桌面级的非沉浸式虚拟现实，由于会受到周围现实环境的干扰，用户不能完全沉浸在虚拟现实环境中，因而真实感体验相对较差。但是，这种虚拟现实技术的投入比较少，对于硬件的要求相对较低，一般不借助于传感设备，也不强求用户的沉浸感，而是注重在Web上实现三维图形的实时显示和动态交互，因而应用范围比较广泛。

目前，互联网上的图形元素仍以2D图像为主，但是，随着互联网技术和Web3D技术发展的不断提高，3D图形元素必将在互联网上占有重要地位。互联网上的交互式3D图形技术Web3D正在取得更新的进展，逐步实现脱离本地主机的3D图形元素，可以通过网页进行浏览和交互操作。Web3D技术将在互联网上有着广泛的应用，如电子商务、联机娱乐、休闲与游戏、科技与工程的可视化、教育、医学、地理信息、虚拟社区等。

在中国，最典型的应用是网上世博会。该技术的应用使得世界上各个地方的人，只要能上网，便可足不出户，轻松浏览世博园的风光。网上世博会（VirtualExpo，Online Exhibition）是中国2010年上海世博会的，重要组成部分，于2010年5月1日正式上线，是世博会的导引、补充与延伸，它是服务于2010年上海世博会的，集推介、导引、展示、教育四大功能于一体的综合性、国际性的网上平台。网上世博会网址为http://www.expo.cn/，首页效果如图7.62所示。

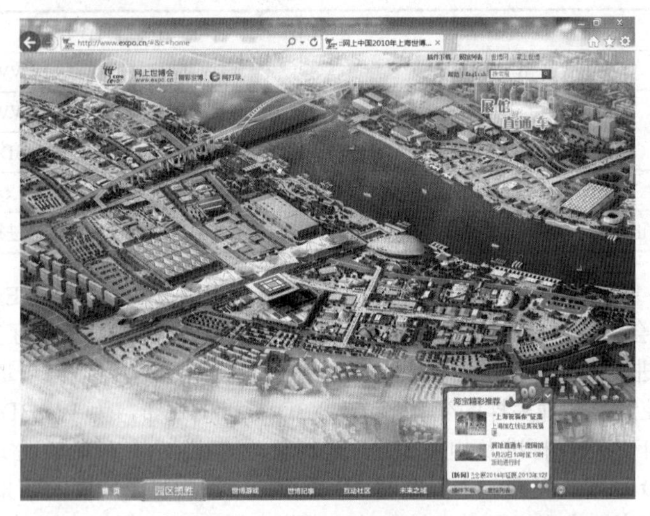

图7.62 网上世博会首页

在科技研究和工程中，Web3D技术自动化可以应用于在线控制系统，实现工业自动化在线操控，如物料配比、温度设置、水位异动等技术的精确控制可视化和实时在线操控。Web3D技术还可以应用在工矿企业实现危机可视化管理，如井下瓦斯超标预警、矿井结构异常变动预警、井下人员作业位置跟踪、最佳逃生和营救路线指挥等可视化的、实时的、动态的指挥管理系统。

在教育领域中，Web3D的直观性、真实性、互动性，无疑与教育中的教学方式相吻合。许多实际经验告诉我们，使用具有交互功能的3D课件，使学生可以在实际的动手操作中得到更深的学习体会。Web3D技术不仅仅可以将物体拟真化，还可以让学生参与交互。对计算机远程教育系统而言，引入Web3D内容必将达到很好的在线教育效果。

在电子商务中，企业可以将产品发布成Web3D的形式，展现产品外形的方方面面，加上互动操作，演示产品的功能和使用操作，这样就可以充分利用互联网高速迅捷的传播优势来推广公司的产品。对于网上电子商务，将销售商品展示做成Web3D的形式，顾客通过对商品进行观察和操作能够对商品有更加全面的认识和了解，使得顾客购买的几率必将大幅增加，为销售者带来更多的利润。

在医学领域中，Web3D技术除了在医学教学中的应用之外，还可以应用在远程医疗中。医生在外地就可以通过 Web3D 技术传递信息来医治病人，这使得高水平的医疗服务能够在更广泛的范围的得到享受，同时也能够提高其他人员的视野和经验。把 Web 技术和虚拟技术结合起来完成远程手术，使一些专家在外地出差也可以进行手术指导等，手术后还可以指导一些病人的生活恢复状况等。

虽然，Wed3D 技术将有好的发展前景，但仍然不可盲目乐观，它还面临着很多问题，如带宽、处理器速度等。现在的 Wed3D 图形有几十种可供选择的技术和解决方案，然而多种文件格式和渲染引擎的存在却也是 Wed3D 图形在互联网上应用的最大障碍，而这种局面还将长时间存在。

7.3.2 Web3D 的实现技术

Web3D 的工作原理为：在 B/S 模式下，由服务器提供三维模型文件，用户根据需要将相应的模型文件下载到本地后由相应的浏览器插件来提供对模型文件的动态显示和实时渲染。如果用户与三维场景发生了交互，则服务器会继续提供其他相应的模型文件。

制作 Web3D 图形的软件并没有完全遵循 VRML97 标准，许多公司推出了自己的制作工具，使用专用的文件格式和浏览器插件，类似的软件大约有三十几种之多。这些软件各有特色，都比 VRML 有了进步，在渲染速度、图像质量、造型技术、交互性以及数据的压缩与优化上有都胜过 VRML 之处。

手工编写 VRML 的场景模型文件（.wrl 文件）是非常繁琐而复杂的工作，对于大型场景模型几乎是不可能的。近几年，许多软件厂商都使用 3ds Max 建立场景模型，安装相应的输出插件，再直接建立场景模型文件。现在最有名的 Wed3D 图形软件，如 Cult3D 和 Viewpoint 都可以在 3ds Max 中直接输出它们的专用文件格式的场景模型文件，即使不能直接输出，也可以用相关软件进行格式的转换。但在建模时需要注意，由于 Web3D 实现的是在 Web 上显示三维模型，因此在三维建模时必须时刻考虑实现效果的真实性与模型描述文件大小之间的平衡关系。三维模型的效果真实性越强，模型描述文件就会越大。太大的文件在网络上传输时势必会影响其传输速率，对于实时渲染的 Web3D 技术来说这是不切实际的。通常可采用模型简化及压缩技术、细节层次（LOD）技术以及按需传输等技术手段来解决这一问题。下面的内容介绍目前较为常用的 Web3D 软件。

1. VRML 技术

VRML（Virtual Reality Modeling Language）即虚拟现实建模语言，是一种用于建立真实世界的场景模型或人们虚构的三维世界的场景建模语言，也具有平台无关性。VRML 是目前 Internet 上基于 WWW 的三维互动网站制作的主流语言。VRML 本质上是一种面向 Web、面向对象的三维造型语言，而且它是一种解释性语言。VRML 的对象称为结点，子结点的集合可以构成复杂的景物。结点可以通过实例得到复用，对它们赋以名字，进行定义后，即可建立动态的虚拟世界。VRML 是一种用在 Internet 和 Web 超链上的，多用户交互的，独立于计算机平台的，网络虚拟现实建模语言。虚拟世界的显示、交互及网络互联都可以用 VRML 来描述。VRML 浏览器既是插件，又是帮助应用程序，还是独立运行的应用程序（VRML 的具体使用方法见本书第 8 章）。

2. X3D 技术

X3D 是一种专为万维网而设计的三维图像标记语言，全称为可扩展三维（语言），是由 Web3D 联盟设计的，是 VRML 标准的最新升级版本。X3D 基于 XML 格式开发，所以可以直接使用 XML DOM 文档树、XML Schema 校验等技术和相关的 XML 编辑工具编辑。目前，X3D 已经是通过 ISO 认证的国际标准。X3D 拥有一套丰富的组件功能，可以使用在工程和科学可视化定制、CAD 和建筑、医疗可视化、培训和模拟、多媒体、娱乐、教育等方面领域。

3. XML 技术

VRML 是一种通用的 Web 图形表达格式，可以在 Internet 上高效传输。主流的三维建模软件基本都支持VRML的三维或者二维输出，但是，当三维模型直接以VRML格式输出时，会丢失大量的设计信息。为了实现VRML格式的交流与协同，需要借助XML技术。XML即可扩展标记语言。可扩展标记语言，是标准通用标记语言的子集，是一种用于标记电子文件使其具有结构性的标记语言。它可以用来标记数据、定义数据类型，是一种允许用户对自己的标记语言进行定义的源语言。它非常适合万维网传输，提供统一的方法来描述和交换独立于应用程序或供应商的结构化数据。

4．Java 3D技术

Java在互联网上几乎随处可见，而它在3D图形上正在显示出更大的威力。使用Java的重要理由之一是它的平台无关性。因此，只要支持JVM，就能运行Java小程序。两种最有名的浏览器Netscape和IE都支持JVM。因此，用Java制作的3D图形几乎都可以在互联网的浏览器上显示。Java 3D建立在Java 2基础之上，Java语言的简单性使Java 3D的推广有了可能。Java 3D是Java语言在三维图形领域的扩展，是一组应用编程接口（API）。利用Java 3D提供的API，可以编写出基于网页的三维动画、各种计算机辅助教学软件和三维游戏等。利用Java 3D编写的程序，只需要编程人员调用这些API进行编程，而客户端只需要使用标准的Java虚拟机就可以浏览，因此具有不需要安装插件的优点。（Java 3D最新版本Java 3D 1.5.1官方下载网址为：http://www.oracle.com/technetwork/java/javasebusiness/downloads/java-archive-downloads-java-client-419417.html#java3d-1.5.1-oth-JPR，下载时注意选择所用操作系统对应的软件。）它实现了以下三维显示能够用到的功能。

（1）生成简单或复杂的形体（也可以调用现有的三维形体）。

（2）使形体具有颜色、透明效果、贴图。

（3）在三维环境中生成灯光、移动灯光。

（4）具有行为的处理判断能力（键盘、鼠标、定时等）。

（5）生成雾、背景、声音。

（6）使形体变形、移动、生成三维动画。

（7）编写非常复杂的应用程序，用于各种领域如VR（虚拟现实）。

5．Viewpoint技术

Viewpoint技术是Viewpoint公司的一项独有的技术，其功能是实现在互联网上使用浏览器播放插件Viewpoint Media Player（VMP）对流式3D对象和丰富多采的多媒体内容的浏览。

Viewpoint技术具有以下特点：通过物理纠正灯光、反射、阴影的设置来进行模拟渲染，使3D对象更加真实；通过全面广泛的兼容，与其他的网页多媒体格式和内容可以相互作用，产生更为复杂和生动的描述。Viewpoint Scene Builder是一个用来编辑Viewpoint场景内容的应用程序，最终输出Viewpoint媒体文件（*.mts和*.mtx/*.mtz）。一个Viewpoint场景是由以下媒体元素组成的：3D对象、材质、动画、交互动作和场景的定义信息（比如全景图片或场景贴图）。Viewpoint Scene Builder程序使用微波技术和程式运算，输出的文件出奇得小，而且质量也很不错。最终可以使用Viewpoint Media Publisher程序把一个Viewpoint场景嵌入到网页中浏览。在Viewpoint Scene Builder程序中，可以进行以下操作。

（1）导入*.ase、*.obj、*.mts（Viewpoint）和*.nff等3D文件。

（2）自如地操作一个3D场景中的对象之间的布局和关联。

（3）载入一个Viewpoint XML（*.mtx）文件进行编辑并生成一个新的*.mtx文件。*.mtx文件是一个XML代码文件，包含着场景中元素的层次关联信息和分批下载各元素的脚本。这是一个可以编辑的文件，可以任意添加和改变功能以及动画信息。

（4）载入一个未经压缩的Viewpoint*.mts文件（从3D建模程序或Viewpoint Stream Tuning

Studio 程序中导出的文件），加入交互功能，并发布成为一个压缩的文件格式。

6．Adobe Atmosphere 技术

Adobe Atmosphere 软件（如图 7.63 所示）是用于组合和创建三维交互式场景设置的专业创作工具。这个新嵌入的多媒体产品使 Web 或文档设计人员可以制作大量丰富的交互式内容，包括三维对象、声音、流式音频和视频、Macromedia Flash™（SWF）动画以及进行物理操作，所有这些内容都是在 Adobe Atmosphere 环境中完成的。Adobe Atmosphere 是 Adobe 公司新推出的一个三维制作软件，利用 Adobe Atmosphere 可以把普通 Web 界面转变为广袤的三维世界。通过 Adobe Atmosphere 可以创建一个逼真的可触摸环境，从而将三维世界加入到 Web 体验中来。这种环境为用户提供了一个创新的获取内容、网络导航、社区沟通和互动交流的方法。（下载网址：http://www.adobe.com/products/atmosphere/main.html）

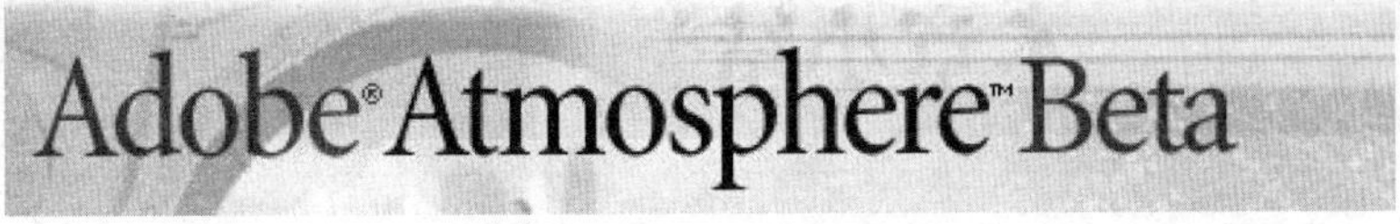

图 7.63　Adobe Atmosphere 软件

7．Shockwave 3D 技术

Shockwave 3D 是一种用于动画和交互式展示的图形格式，Shockwave 3D 文件是由名为 Director 的程序创建的。Director 是美国 MacroMedia 公司的产品，Director 的最新版本融合了 Intel 体系结构实验室开发的 Intel 互联网三维技术。使用该程序，可以创建交互式三维动画并发表在网页上。Shockwave Player 的最新版本则允许大多数的互联网用户（甚至是采用拨号上网方式的用户）都可以查看到这些复杂的动画。 借助 Shockwave 3D 技术，用户可以自己下载和处理三维模型。

8．Cult3D 技术

Cult3D 是 Cycore 公司开发的一种 3D 网络技术，它可以将图像质量高和速度快的、交互的、实时的物体送到所有的因特网用户手上。该技术可以做到档案小、3D 真实互动、跨平台运用，只要用鼠标在 3D 物件上直接拖动，就可以实现移动、旋转、放大和缩小，还可以在 Cult3D 物件中加入音效和操作指引。Cult3D 对硬件要求相对较低，即使是低配置的桌面计算机或笔记本电脑用户也能流畅浏览 Cult3D 作品。现在，Cult3D 技术在电子商务领域已经得到了广泛的推广和运用。和 Viewpoint 相比，Cult3D 的内核是基于 Java 的，它可以嵌入 Java 类，利用 Java 来增强交互和扩展，但是对于 Viewpoint 而言，它的 xml 构架能够和浏览器与数据库达到方便通信。Cult3D 的开发环境比 Viewpoint 人性化，并且更具条理性，开发效率也要高得多。

9．Unity3D 技术

Unity3D 是由 Unity Technologies 开发的一个让玩家轻松创建诸如三维视频游戏、建筑可视化、实时三维动画等类型互动内容的多平台的综合型游戏开发工具，是一个全面整合的专业游戏引擎。Unity 类似于 Director、Blender game engine、Virtools 或 Torque Game Builder 等利用交互的图形化开发环境为首要方式的软件。其编辑器运行在 Windows 和 Mac OS X 下，可发布游戏至 Windows、Mac、Wii、iPhone、Windows phone 8 和 Android 平台。也可以利用 Unity web player 插件发布网页游戏，支持 Mac 和 Windows 的网页浏览。它的网页播放器也被 Mac widgets 所支持。

10．VRPIE 技术

VRPIE（Virtual Reality Platform Internet Explorer，又称 VRPIE3D 互联网平台）是由中视典数字科技有限公司自主研发的一款用于在互联网上进行三维互动浏览操作的 Web3D 应用软件，它

可将三维的虚拟现实技术成果用于互联网应用。VRPIE 是中视典数字科技有限公司虚拟现实仿真平台软件 VR-Platform（简称 VRP）产品体系的一个子产品，也是 VRP 产品体系中研发最早，应用最广泛的产品之一。2007 年，中视典数字科技有限公司在原有 VRP 三维虚拟仿真平台产品线的基础上，成功研发了新一代面向网络的全新三维互动软件平台——VRPIE，又称 VRPIE3D 互联网平台，一举打破了长期以来国外软件对中国市场的垄断地位。利用 VRPIE，用户可在任意一台连上互联网的计算机上访问 VRPIE 网页，实现全三维场景的浏览和交互。其开放的体系结构设计、高效的 VRP-BUILDER 编辑器以及高性能 VRPIE 插件，给国内 Web3D 的发展带来了革命性的进步，引起了国内外虚拟现实领域的一片轰动，在很短的时间内便成为国内普及率最高的一款 Web3D 软件。

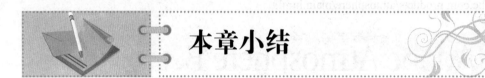

本章小结

本章主要介绍了 Maya 2013 的基础操作、Cult3D 和 Web3D 技术。通过学习应了解 Maya 的基本功能，掌握 Maya 在 Polygon（多边形）建模、Nurbs 建模和动画制作中常用的基本操作和命令，能够进行模型和动画的创建；了解 Cult3D 的技术优点和工作流程，掌握模型导出方式；掌握 Web3D 技术的具体应用情况，了解目前主流的 Web3D 技术。

习　题

一、选择题

1．进入多边形模块的快捷键是________键。

A．F2　　B．F3　　C．F4　　D．F5

2．可以快速在单个透视视图和 4 个视图之间进行切换的快捷键是________。

A．Enter　　B．Tab　　C．Space　　D．Ctrl

3．实体显示的快捷键是________键。

A．4　　B．5　　C．6　　D．7

4．移动视图使用 Alt+鼠标________滑动来完成。

A．左键　　B．右键　　C．中键　　D．以上都不对

5．缩放命令的快捷键是________键。

A．Q　　B．W　　C．E　　D．R

6．C+鼠标中键，可以将物体捕捉到________。

A．网格　　B．边线　　C．顶点　　D．面

7．打组后，在场景中选择组中的一个子物体，再按键盘上的________键，即可选中这个组。

A．↑　　B．↓　　C．→　　D．←

8．光滑显示多边形物体的快捷键是________键。

A．1　　B．2　　C．3　　D．4

9．对面片进行挤压操作的命令是________。

A．Extract　　B．Combine　　C．Extrude　　D．Interactives Split Tool

10．在多条曲线之间生成表面的命令是________。

A．Revolve　　B．Planar　　C．Boundary　　D．Loft

11．动画制作中插入关键帧的快捷键是________键。

A．W　　B．P　　C．R　　D．S

12．通过一个属性的变化控制另一个属性随之变化的动画为________。

A．关键帧动画　　B．驱动关键帧动画

C．混合变形动画　　D．晶格动画

二、填空题

1．在Maya中，显示和关闭工具栏可以使用【Display】（显示）菜单中的________命令。

2．在Maya中，当选择一个对象，使用________键，可以最大化显示该对象。

3．在Maya中，使用________键，然后单击不需要移动或者缩放的轴向，拖动鼠标，可以进行双轴向的移动或者缩放。

4．在Maya中，改变物体轴心要使用________键。

5．在Maya中，复制并变换的快捷键是________。

6．在Maya中，按Z键可以实现________操作。

7．在Maya中，打开软选择的快捷键是________键。

8．在Maya中，当有多个洞存在时，若只想填充其中一个时，可选择该洞的任意________，再填充洞即可。

9．在Maya中，可为创建好的曲线继续添加CV点，延长曲线；若要从起始点添加，可先________曲线。

10．在Maya中，在晶格上单击鼠标右键，选择________，对影响晶格进行变形。

11．Cult3D是一种跨平台的网络应用程序，适用于________、________、________、________、________等应用领域。

12．Cult3D由________、________、________3部分组成。

三、简答题

1．简述通过Cult3D技术实现Web3D的制作流程。

2．简述3D技术主要优点是什么。

3．简述Cult3D技术的工作原理。

4．Cult3D软件都有哪几个主要事件窗口？

5．查找并分析目前国内外3D相关技术都有哪些，并比较它们的优缺点。

6．简述Web3D技术的应用方向有哪些。

四、操作题

1．结合自己的计算机，分别对显示器、机箱、键盘、鼠标以及连接线进行建模操作。

2．结合自己构建一个人体模型。

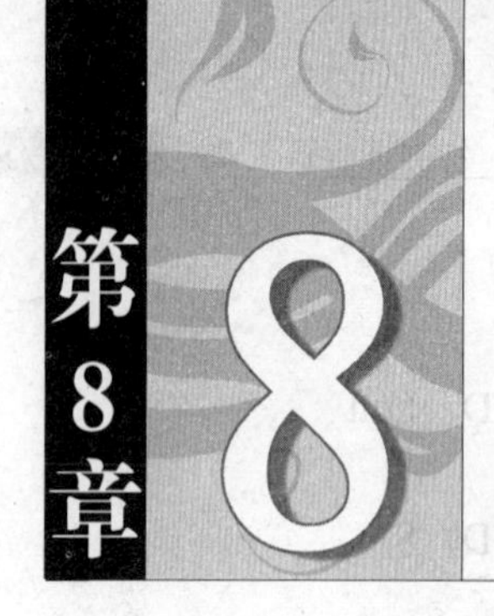

第8章 虚拟现实建模语言 VRML

随着计算机网络技术的快速发展，人们已不满足于从网上查询一般的静态结果，而是希望能通过视、听、触、嗅觉及形体、手势，参与到具体的实际环境中去，获得身临其境的体验。虚拟现实建模语言（VRML）就提供了这样一种在网络上既能创建又能体验虚拟世界的沉浸式交互环境，使用户可以以自然的方式与虚拟环境中的对象交互影响，从而产生等同真实环境的感受和体验。

8.1 VRML 虚拟现实建模语言

VRML 是一种建模语言，用来在 Web 环境中描述三维物体及其行为，从而在 Web 环境中构建虚拟场景。VRML 的基本目标是建立 Internet 上的交互式三维多媒体，它以 Internet 作为应用平台，作为构筑 VR 应用的基本构架。

8.1.1 VRML 基本概念

VRML 即虚拟现实建模语言，是 Virtual Reality Modeling Language 的简称，其本质上是一种面向 Web、面向对象的三维造型语言，是一种用于建立真实世界的场景模型或人们虚构的三维世界的场景建模语言，也具有平台无关性。VRML 是目前 Internet 上基于 WWW 的三维互动网站制作的主流语言。VRML 是一种国际标准，其规范由国际标准化组织（ISO）定义。

1．VRML 简介

熟悉 WWW 的人都知道，受 HTML 的限制，网页只能是平面的结构，就算 Java 语言能够为网页增色不少，但也仅仅停留在平面设计阶段，而且实现环境与浏览者的动态交互是非常繁琐的，于是 VRML 应运而生。尤其是 VRML 2.0 标准，被称为第二代 Web 语言，它改变了 WWW 上单调、交互性差的弱点。

VRML 创造的是一个可进入、可参与的世界。你可以在计算机网络上看到一个个生动、逼真的三维立体世界，你可以在里面自由地遨游；你可以将网络上流行的 MUD 游戏转换为立体图形世界；你可以将你公司的主页改编成三维主页，让浏览者领略到你公司的实貌。

2．VRML 发展历史

（1）VRML 1.0。

1994 年 5 月，在第一届因特网国际会议上，有关专家发表的在网络上运行三维立体世界的研究引起了广泛的讨论。1994 年 10 月，VRML 1.0 规范正式发布。

VRML 1.0 只定义了 36 种节点类型，涉及的对象也只有静态对象，而没有声音、动画等动态对象。实际上，由于 VRML 1.0 近似 HTML 的“3D 版本”，现在已基本被淘汰。

（2）VRML 2.0。

1996 年 8 月，VGA 决定设计小组决定将 SGI 的 Moving Worlds 方案改造为 VRML 2.0。VRML 2.0 已经完全脱离 HTML 的影响，被正式命名为虚拟现实建模语言（Virsual Reality Modeling Language）。VRML 2.0 较 VRML 1.0 添加了场景交互、多媒体支持，碰撞检测等功能。

（3）VRML 97。

1997 年 12 月 VRML 作为国际标准正式发布，1998 年 1 月正式获得国际标准化组织 ISO 批准，简称 VRML 97。VRML 97 只是在 VRML 2.0 基础上进行少量的修正，但这意味着 VRML 已经成为虚拟现实行业的国际标准。从此，VRML 的发展更为迅速，更为成熟。

（4）X3D。

1999 年年底，VRML 的又一种编码方案 X3D 草案发布。X3D 整合正在发展的 XML、Java、流技术等先进技术，包括更强大、更高效的 3D 计算能力、渲染质量和传输速率。

2002 年 7 月 23 日，Web3D 联盟发布了可扩展 3D（X3D）标准草案并且配套推出了软件开发工具供人们下载和对这个标准提出意见。这项技术是虚拟现实建模语言（VRML）的后续产品，是用 XML 语言表述的。X3D 基于许多重要厂商的支持，可以与 MPEG-4 兼容，同时也与 VRML97 及其之前的标准兼容。X3D 标准的发布，为 Web3D 图形的发展提供了广阔的前景。

3．VRML 的应用

与其他在 Web 实现虚拟环境的实现技术相比，VRML 的学习相对容易，但这并不意味着 VRML 的功能简单。在构建 Web 虚拟场景方面，VRML 具有很强的能力，并且由于可以嵌入 Java、JavaScript，其表现能力得到极大的扩充，不仅仅限于虚拟的三维场景，还能实现动画。更为重要的是，它能够实现人机交互，形成更为逼真的虚拟环境。

VRML 融合了二维和三维图像技术、动画技术和多媒体技术，借助于网络的迅速发展，构建了一个交互的虚拟空间。VRML 技术和其他计算机技术的结合，使得在 Web 环境中创建虚拟城市、虚拟校园、虚拟图书馆以及虚拟商店已经不再是一种幻想。比如在电子购物中，用户在虚拟商店里感受到的是和真实商品一样实在的质地，而不再是简单的图片。又如在线房产的推销中，虽然制作精良的建筑效果图能够给用户以很好的感官认识，但是如果借助于 VRML 构建的虚拟场景，能使用户有如身临其境，这无疑更具有吸引力和感召力。

4．VRML 的基本特性

（1）平台无关性。

VRML 的访问方式为基于 C/S 模式，其中服务器提供 VRML 文件，客户通过网络下载希望访问的文件，并通过本地平台的浏览器（含有 VRML 插件） 对该文件描述的虚拟现实世界进行访问。也就是说，VRML 文件包含了虚拟现实世界的逻辑结构信息，浏览器根据这些信息可以实现许多虚拟现实的功能，由于浏览器是本地平台提供的，从而实现了虚拟现实的平台无关性。

（2）网络传输高速性。

VRML 像 HTML 一样，用 ASCII 文本格式来描述世界和链接，保证在各种平台上通用，同时也降低了数据量，从而在低带宽的网络上也可以实现。

（3）实时性。

传统虚拟现实中使用的实时 3D 着色引擎在 VRML 中得到了更好的体现。这一特性把虚拟现实的建模与实时访问更明确地隔离开来，也是虚拟现实不同于三维建模和动画的地方。后者预先着色，因而不能提供交互性，VRML 提供了 7 个自由度，即 3 个方向的移动和旋转，以及和其他 3D 空间的超链接。

（4）可扩充性。

VRML 作为一种标准，不可能满足所有应用的需要，有的应用希望交互性更强，有的希望画面质量更高，有的希望 VR 世界更复杂，这些要求往往是相互制约的，同时又受到用户平台硬件性能的制约。据此，VRML 是可扩充的，即可以根据需要定义自己的对象及其属性，并通过 Java 语言等方式使浏览器可以解释这种对象及其行为。

8.1.2 VRML 文件的基本特点

1. VRML 文件的基本要素——节点和域

VRML 文件的扩展名为 wrl，其中最为重要的两个基本要素是节点（Node）和域（Field）。节点是 VRML 文档中基本的组成单元，是 VRML 的精髓和核心。节点用来完成某个功能，是实现功能的最小单位和场景图的基本组件。VRML 借助于节点可以描述对象某一方面的特征，比如形状、大小、材质以及颜色等，也可以描述对于场景的渲染方式，如光照、背景声音等，还可以设置浏览者与场景交流的方式，如视点的变化、用户鼠标动作的检测等。

VRML 文件就是若干表现功能各异的节点层层嵌套构成的。

例 8-1

```
#VRML V2.0 utf8
Shape {
appearance Appearance {
     material Material {
            diffuseColor 1 0 0 }}
     geometry Cylinder {
            radius 2.0
            height 8.0}}
```

例 8-1 中的 VRML 文档描述了一个红色圆柱体的构建，其中 Shape、Appearance、Material 和 Cylinder 就是节点。节点的第一个字母必须大写。一个节点由节点名和一对花括号组成，花括号内可包含一条语句或多条语句，节点具有节点名、节点类型、包含的域、事件接口等基本组成部分。

域定义了节点的各个属性，不同的域代表不同的属性，域具有域值，它指明了节点所描述的对象的特征。在例 8-1 中的 VRML 文档中，Cylinder 是一个节点，用来构造一个圆柱体，而 radius 和 height 则是 Cylinder 节点的两个域，分别表示圆柱体的半径和高，它们描述了圆柱体所具有的形状特征。可以直观看出，其半径为 2.0VRML 单位，高为 8.0VRML 单位。该文档中的 appearance、material 和 geometry 也都是域。

不同的节点包含不同的域，各个域之间没有次序之分。节点中域的作用各不相同，域值的数据类型也不一定一样。有的域可以用布尔型数据 True 或者 False 表示一种状态，另外的域可以用（RGB）三原色表示颜色。而且从上面的一段 VRML 文档也可以看出，有些域还用同名的节点作为域值，比如 appearance 域，其域值是 Appearance 节点。

在使用域的时候，不必设置每个域，因为每个域都有自己的默认值。对于一个节点，如果不设置域，则每个域都取自己的默认值。下面 3 个 VRML 文档都表示一个边长为 1.0 的正方体，但是由于设置不同，表现的材质特征（比如颜色、发光状态等）则不同。

例 8-2

```
#VRML V2.0 utf8
Shape {appearance Appearance {
          material Material {}}
              geometry Box {}}
```

例 8-3

```
#VRML V2.0 utf8
Shape {appearance Appearance { }
      geometry Box {}}
```

例 8-4

```
#VRML V2.0 utf8
Shape {geometry Box {}}
```

例 8-2 设置了造型的外观、材质；例 8-3 设置了造型、外观；例 8-4 只设置了造型。

域和节点书写的情况不同，节点应该用大括号{ }将所有的域括起来；域值一般可以跟在域名称后面直接写。如果是多域值的情况，要用中括号[ ]将多个域括起来，域值之间用逗号或者空格隔开，如 skyColor[0.0 0.0 1.0,0.2 0.2 0.8,1.0 1.0 1.0]。

根据域值情况的不同，可以把域分为两类，一类为单值域，用 SF 标记；另一类为多值域，可以标记为 MF。VRML 的域值类型有很多。比如 SFBool 表示单域值布尔型，取值为 True 或者 False，以确定某个属性是否打开；SFVec2f、MFVec2f 分别表示单域值、多域值二维浮点型，取值为一组和多组两个浮点数值，用来确定一个二维的位置；而 SFVec3f、MFVec3f 则分别表示单域值三维浮点型和多域值三维浮点型，取值为一组和多组 3 个浮点数值，用来确定一个三维的位置。

2．事件和路由

在现实环境中，物体状态往往会随着时间有相应的变化，比如，物体的大小随着时间发生变化。在 VRML 中借助事件（Event）和路由（Route）的概念反映这种现实情况。

在 VRML 中，每个节点一般都有两种事件：“入事件”（eventIn）和“出事件”（eventOut），每个节点都通过这些“入事件”和“出事件”来改变节点的域值。事件相当于高级程序语言中的函数调用，其中，“入事件”相当于函数调用的参数，而“出事件”相当于函数返回的参数。事件的命名规律：“入事件” 以 set_开头，“出事件”以_changed 结尾。如当节点的颜色发生改变，可以表示为接收了 set_color 事件。

路由的功能是连接一个节点的出事件 eventOuts 和另一个节点入事件 eventIns 的路径，其任务是描述节点对象之间进行值传递的路线。路由的出现，可使虚拟空间具有交互性、动感性与灵活性。路由的说明可以在 VRML 顶部，也可以在文件节点的某个域中。

借助于事件和路由，可以创建动画效果以及方便浏览者和场景的交互，使得所建立的虚拟场景更接近于现实。

3．VRML 的语法结构

VRML 语法主要包括文件头、节点、原型、事件和路由等。当然并不是所有的文件都必须有这 6 个部分，只有文件头是必需的。

下面观察一个 VRML 文件，如例 8-5 所示。

例 8-5

```
#VRML V2.0 utf8     #VRML文件的第一行必须有这一行
Shape {
     appearance DEF Yzt Appearance {
          material Material {
               diffuseColor 0 0 1}}
               geometry Sphere {radius 2}}
```

例 8-5 中的 VRML 文档描述了一个蓝色的球，虽然是一个很简单的几何体，但却是一个很典型的 VRML 文件，它表达了下述几个方面的内容。

（1）文档中的第一行“#VRML V2.0 utf8”是 VRML 文件头，任何 VRML 文件都必须有这样的文件头，并且必须放在第一行，它表述了以下 4 个含义。

① 这里的“#”不是注释，而是 VRML 文件的一个部分。

② V2.0 表示告诉浏览器，这个文件使用 VRML 2.0 版的规范完成。

③ utf8 表示文件是使用国际 UTF-8 的字符集合。

④ UTF：国际字符集转换格式（Universal Character Set Transform Format）。

（2）文档中的“#VRML 文件的第一行必须有这一行”是一个注释语句，用以对这一行进行说明，在它之后的每一个字都会被忽略，直到换行符。在 VRML 中，注释是在语句的前面加上“#”，但不支持多行注释，当注释信息多于一行时，会产生语法错误。注释不是必需的，但是在必要的地方加上注释是一个很好的习惯，这样便于读程序、调试和修改程序。浏览器在执行中会跳过#这一行后面的内容。另外，浏览器自动忽略 VRML 中所有的空行与空格。

（3）文档中的“DEF Yzt Appearance”这是为 Appearance 节点定义一个名称。有时候，一个造型、一个造型的外观甚至一个场景可能在文档中会多次出现，这时可以将描述造型的节点、描述外观的节点或者描述场景的一组节点定义一个新名称，在需要的地方引用，这样就节省了开发时间，同时也使得程序不至于太过繁杂。节点定义的基本方法如下。

```
DEF 节点名称 节点{……}
```

这里，节点名称用来给所要引用的节点起一个名字，它可以由大小写字母、下划线和数字组成，但是节点名称是区分大小写的，并且名称不能以数字开头。节点名称不能包括非打印字符，如空格等。节点名称中也不能含有各种运算符号、括号以及一些特殊字符，如@等。节点名称不能用 VRML 中有特殊作用的字符串，也可称为保留字。

定义好节点后，在需要引用该节点的时候，就可以直接引用，使用语法如下。

```
USE 节点名称
```

4. VRML 的空间坐标与计量单位

在构建虚拟场景时，构成场景的造型有大小的差别，物体间有相对位置的不同，并且造型还会有旋转、移动等运动，这就涉及到物体的空间坐标系、相应的长度、角度及颜色等。在 VRML 中，采用空间直角坐标系确定造型的位置，并且用特定的计量单位定量表示长度。

在 VRML 场景中，空间直角坐标满足右手螺旋法则。图 8.1 所示为空间直角坐标系，用右手 4 指从 X 方向转到 Y 方向，则拇指的指向是 Z 方向。在默认情况下，X 坐标向右为正，Y 坐标向上为正，而 Z 坐标指向观察者为正。

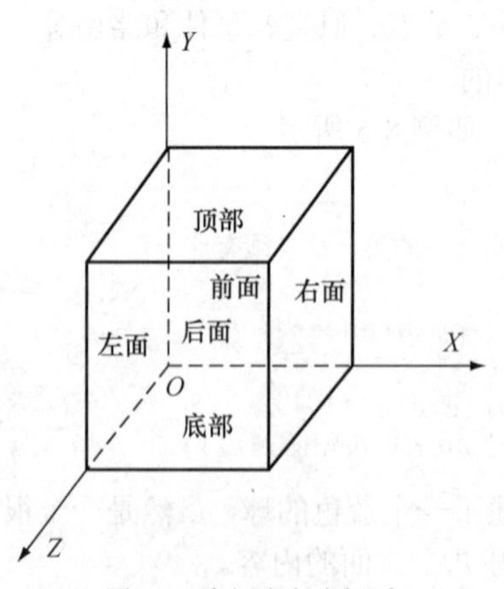

图 8.1 空间直角坐标系

在 VRML 中，长度及坐标的计量单位采用 VRML 单位计量，可以简称为单位。在本书中，为叙述简练而省去“单位”字样。

例 8-6

```
#VRML V2.0 utf8
geometry Cylinder {
         radius 0.8
         height 5.0 }
```

例 8-6 中的 VRML 文档表示的是一个圆柱体造型，半径为 0.8，高为 5.0。需要注意的是，这里表示的计量单位和实际环境中的计量没有任何可比性，和一些三维建模软件如 3ds Max 的计量单位也没有可比性。在 VRML 场景中，只有物体间的大小和相对位置都用 VRML 单位计量，才能模拟出真实的物体。

在 VRML 中，使用的角度也不是普通的角度，而是用弧度表示的，这是浏览器接所能接受的角度描述。当在 VRML 中使用角度单位时，要先将其换算成弧度后，再将其写入到 VRML 文档中。VRML 中的 360° 角度等于 2π 弧度，由此，1 弧度约等于 57°。

8.1.3 VRML 场景的编辑与浏览

同许多程序设计语言类似，VRML 是文本叙述文件，因而可以用各种文本编辑器（比如 Windows 中的记事本 NotePad、写字板 WordPad 等）来编辑 VRML 源程序代码，但要求程序存盘时文件的扩展名必须是.wrl（world 的缩写），否则 VRML 的浏览器将无法识别。

1. VRML 场景的编辑

在实际创作中，由于 VRML 文件往往结构比较复杂，节点相互嵌套，文本编辑的过程中很容易由于疏忽而出现错误，而一般的文本编辑器没有纠错提示的功能。针对 VRML 的编程需求，为了提高效率，可以借助于专门的 VRML 编辑器编写 VRML 文档。VrmlPad 就是一个功能非常强大并且使用简便的编辑器。

VrmlPad 由 ParallelGraphics 公司出品，此工具具有 VRML 代码下载、编辑、预览、调试功能，是当今 VRML 代码编辑最强的工具之一。图 8.2 所示为 VrmlPad 的操作界面，右边是编辑区，VrmlPad 提供了节点和域的提示功能，每当输入节点或者域的第一个字母时，会出现相应的节点列表或者域列表，供设计者选择，极大地提高了编辑 VRML 文档的效率。此外，在编辑过程中，VrmlPad 对不同的代码用不同的颜色标记以便区别，并可以自动检测 VRML 的语法、语义和结构性错误。

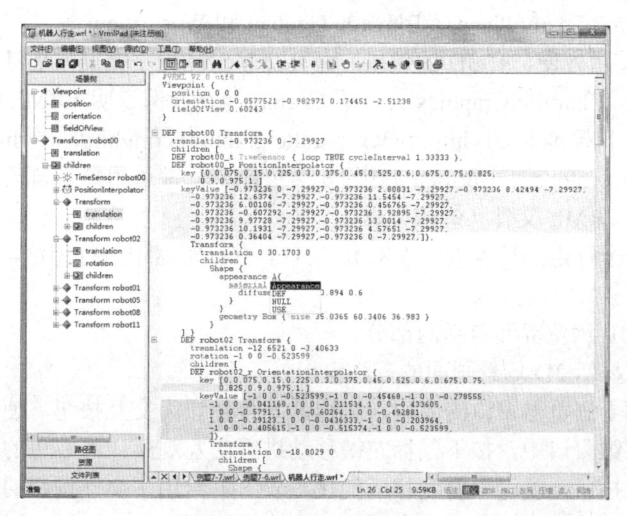

图 8.2 VrmlPad 操作界面

在VrmlPad编辑器中主窗口的左半部分，还提供了一些辅助窗口以帮助设计者更方便地设计和管理VRML文件，主要包括场景树、路径图、资源和文件列表。

（1）场景树（Scene Tree）：可以显示场景的结构树，提供浏览层次结构、编辑标志符名称和文本快速定位的功能，如图 8.3 所示。

（2）路径图（Routing Map）：显示 VRML 文件中所有的节点、事件等信息，如图 8.4 所示。

（3）资源（Resources）：显示了该文件引用到的所有外部资源文件，可以包括纹理贴图、声音和插入的 VRML 文件。

（4）文件列表（File List）：相当于资源管理器里的文件列表，可以方便地管理文件。

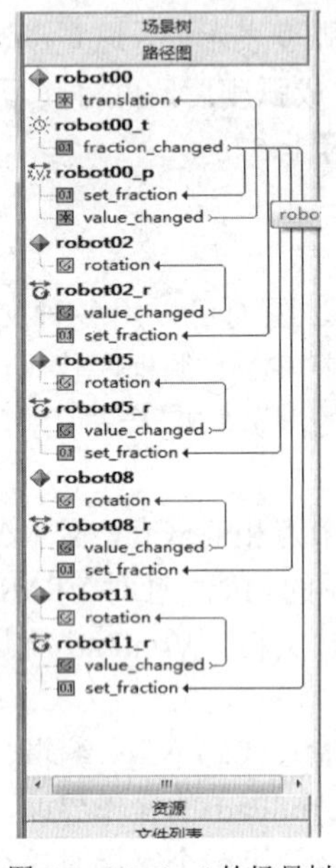

图 8.3　Vrmlpad 的场景树

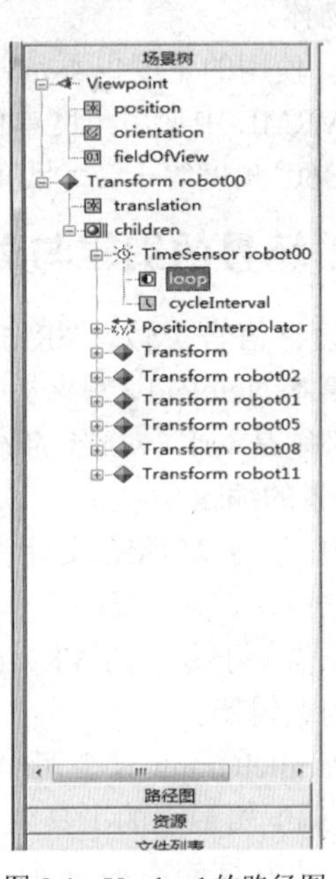

图 8.4　Vrmlpad 的路径图

2．VRML场景的浏览

要在浏览器中观察 VRML 场景需要另外安装 VRML 浏览器插件。目前，有许多 VRML 浏览器插件，例如 Cortona、CosmoPlayer、Blaxxun Contact 和 WorldView 等。

Cortona 浏览器使用方便，有 3D 的效果，而且交互性能近乎完美，是目前大多数用户使用的 VRML 浏览器，下面以 ParallelGraphics 公司的 Cortona 4.0 为例说明 VRML 浏览器的使用。先将 Cortona 4.0 下载，下载地址为 http://www.parallelgraphics.com/bin/cortvrml.exe 或 http://www.parallelgraphics.com/downloads。Cortona 4.0 的安装很简单，都可用默认自动设置，安装完毕自动识别后缀名为.wrl 的 VRML 文件（蝴蝶标志）。

本例子是打开一个行走的机器人的 VRML 文件，在浏览器中进行浏览，出现的三维场景如图 8.5 所示。

Cortona 4.0 VRML 浏览界面包括两部分。

（1）三维窗口：显示 3D 场景画面的三维窗口。

（2）控制栏：位于浏览器窗口的底边，左边的 8 个按钮为交互按钮，使用方法一般是先按一下按钮，然后回到三维窗口中，按下鼠标左键移动进行交互观察；而右边的 4 个按钮则是非交互式按钮，只要按一下按钮，就可以看到相应变化。表 8-1 给出了交互按钮的具体功能；表 8-2 给出了非交互按钮的具体功能。

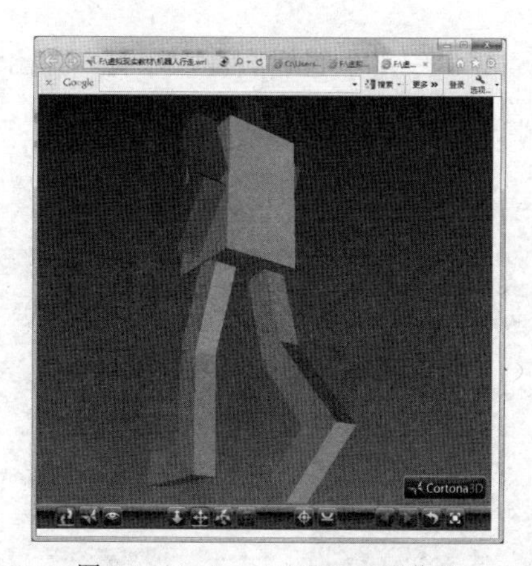

图 8.5 Cortona 4.0 VRML 浏览器

表 8-1 交互按钮的使用

按　钮	功　能
	Walk 按钮：漫步浏览模式。在窗口中按下鼠标左键并拖动，观察者可以类似于在地面上前进、后退、左右旋转等方式观察行为。可与物体发生碰撞
	Fly 按钮：飞行浏览模式。在窗口中按下鼠标左键并拖动，观察者可以在三维空间中做上升、下降、前进、后退、左右旋转等方式观察行为。不与物体发生碰撞
	Examine 按钮：观察浏览模式。按下鼠标左键并拖动，可以将三维场景绕其自身的中心沿任意轴旋转，或平移、缩放三维场景。不与物体发生碰撞
	Plan 按钮：水平平移方式。在窗口中按下鼠标左键并拖动，可以在水平面内任意前后左右移动
	Pan 按钮：垂直平移方式。在窗口中按下鼠标左键并拖动，可以在垂直面内任意上下左右移动
	Turn 按钮：水平旋转方式。此时拖动鼠标可以改变观察的方向，在水平面内任意前后左右旋转三维场景
	Roll 按钮：垂直旋转方式。此时拖动鼠标可以改变观察的方向，在垂直面内任意上下左右旋转三维场景
	Goto 按钮：走近方式。先单击此按钮，然后单击三维场景上的某一对象或部分，浏览器会自动将观察的位置和视角调整到浏览该对象的最佳状态

表 8-2 非交互按钮的使用

按　钮	功　能
	Straighten 按钮：恢复水平面。单击此按钮，视角恢复到水平面或地面
	View 按钮：视点切换。单击此按钮，前进一个或后退一个视点
	Restore 按钮：恢复初始状态。场景变换了方位、移动了位置后，单击此按钮，视角会恢复到初始状态
	Fit 按钮：自动适应视角。单击此按钮，可以自动切换到一个能观察到整个三维场景的视角

此外，在浏览器的三维场景窗口中单击鼠标右键，还可以弹出一个快捷菜单，通过该菜单可对观察效果进行更进一步的设置，如图 8.6 所示。

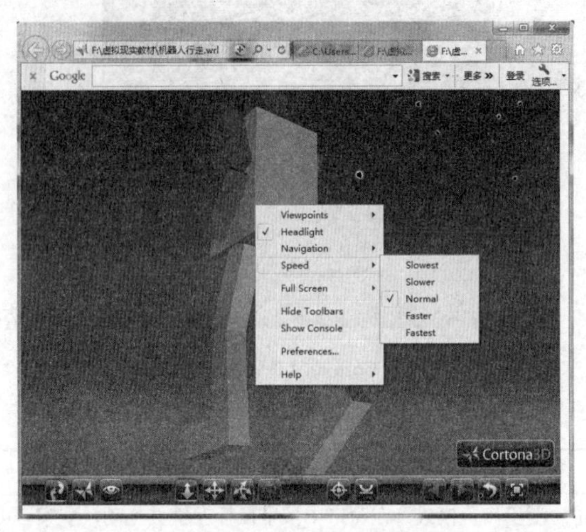

图 8.6 VRML 浏览器浏览参数设置

参数说明如下。

- Viewpionts：视点切换。如果设置了视点，则在下级菜单中会看到选项，否则为空。
- Headlight：顶头灯。关闭它时，若场景中没有设置光源并且造型没有设置发光则场景中将一团漆黑。
- Navigation：浏览模式选择。有几个选项供浏览者选择。
- Speed：浏览移动速度选择。如图 8.6 所示，选择了标准（Normal）模式。
- FullScreen：全屏浏览。屏蔽 IE 浏览器的导航条等，能达到显示器最大分辨率，令三维场景画面质量更高。
- HideToolbars：隐藏控制栏。
- ShowConsole：显示 Console 信息提示。如果程序有错误，在运行时会出现提示信息。
- Preferences：浏览器参数选择。有几个类别的选项供浏览者选择。
- Help：浏览器帮助文件。

8.2 在场景中建造基本几何模型

在现实生活中，诸如球体、圆柱体、圆锥体和长方体等基本几何形状到处可见，是现实世界场景的基本元素。VRML 中设定了一些基本的几何造型节点，用来模拟真实的几何图形。这些几何造型的节点组合灵活，能够构建出较为复杂的场景造型。掌握好这些几何造型节点的使用是非常重要的，同时，学习文本造型的知识也是场景建造中必不可少的部分。

8.2.1 外形节点 Shape 的使用

对于实际的物体来说，最主要的基本特征就是它的外观、材质和形状。在 VRML 中，用 Shape 来创建造型的节点，它是最重要的一个节点。使用这个节点可以创建和控制 VRML 支持的造型的外观、材质和形状。

1. 使用语法

```
Shape{
    appearance NULL # SFNode
    geometry   NULL # SFNode}
```

2. 域值说明

Shape 节点有 2 个域，而且这 2 个域的域值都是单域值节点型。

（1）appearance：包含一个 Appearance 节点，定义造型的材质和外观。

（2）geometry：包含一个几何节点以及诸如文本造型等其他造型节点（如 Box、Material、Text 等），定义造型的形状和空间尺寸。

例 8-7

```
#VRML V2.0 utf8
Shape {
appearance Appearance {
    material Material {
        diffuseColor 0 0 0
        specularColor 0.5 0.7 0.2
        emissiveColor 1 0.2 0.25
        ambientIntensity 0}}
    geometry Cylinder{
        radius 1
        height 4.5}}
```

例 8-8

```
#VRML V2.0 utf8
Shape {
appearance Appearance {
    material Material {
        diffuseColor 0 0 0
        specularColor 0.5 0.7 0.2
        emissiveColor 1 0.2 0.25
        ambientIntensity 0}}
    geometry Sphere {
        radius 2}
    }
```

可以直观地看到，例 8-7（运行效果如图 8.7 所示）和例 8-8（运行效果如图 8.8 所示）造型不同，但是因为在 Shape 下面的 appearance 域中的设置一样，所以表现出来的材质相同。

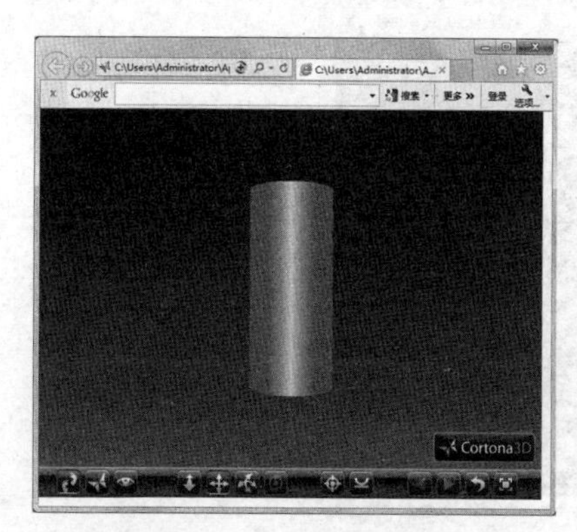

图 8.7 例 8-7 运行效果

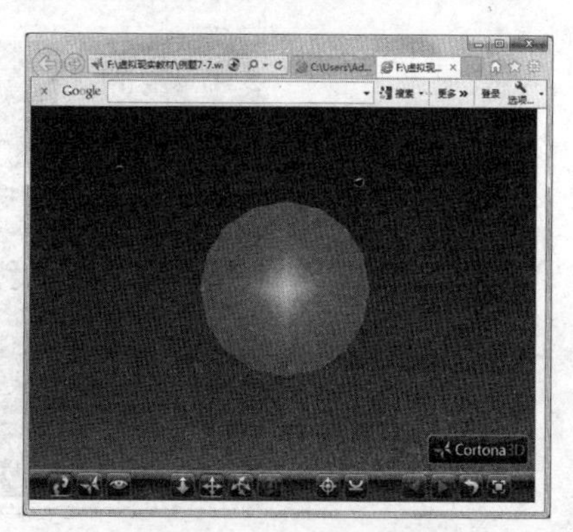

图 8.8 例 8-8 运行效果

8.2.2 构建虚拟场景的几何造型 geometry 域

在 VRML 中，用来描述造型的形状特征的域是 geometry。VRML 的基本几何造型节点有 Box 节点、Sphere 节点、Cone 节点和 Cylinder 节点，从它们的名称很容易看出所要建造的基本几何造型，这些节点都是 geometry 域的节点型域值。除了基本造型以外，geometry 的域值还包括另外一些创建复杂造型的节点，例如点集合、线集合以及面集合节点等。

geometry 的语法格式如下。

geometry 造型节点

{造型节点的域值}

需要注意的是，geometry 的域值是单域值节点型（SFNode），这意味着只能把一个节点作为域值。对于若干个几何造型构建的场景必然要使用多个 Shape 节点组合而成。

8.2.3 创建基本几何造型

1. 创建立方体对象

创建长方体几何造型的节点是 Box，它是 geometry 域的节点型域值。

（1）使用语法。

```
Box {size 2.0 2.0 2.0 #SFVec3f}
```

（2）域值说明。

① 该节点只有一个域 size，用于控制立方体的尺寸（长、高、宽），长、高、宽分别位于 X 轴、Y 轴、和 Z 轴。默认值是边长为 2.0 的正方体。

② 域值类型为单域值三维向量型。

例 8-9

```
#VRML V2.0 utf8
Shape{
      appearance Appearance { }
      geometry Box {
            size 4 5 4}}
```

例 8-9 的运行效果如图 8.9 所示。该例创建了一个边长分别为 4.0（X 方向）、5.0（Y 方向）以及 4.0（Z 方向）的白色长方体（为便于观察，图示加了一些颜色）。size 取不同的数值，就会得到不同尺寸的长方体。

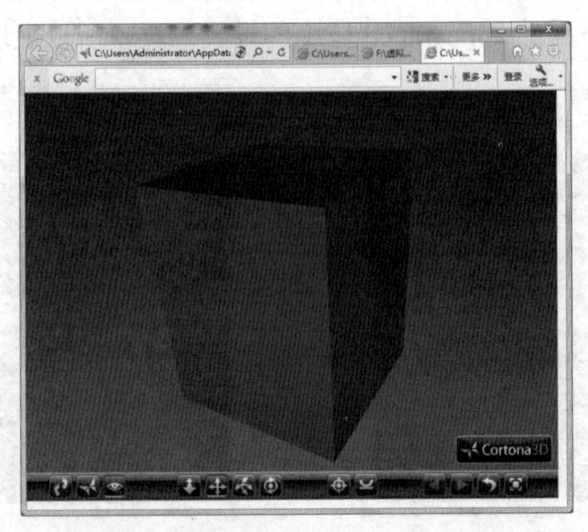

图 8.9 例 8-9 运行结果

2．创建球体对象

（1）使用语法。

```
Sphere{radius 1.0 # SFFloat}
```

（2）域值说明。

① 该节点只有一个域 radius，用来规定以原点为圆心的球体的半径，默认值为 1.0。

② 域值类型为单域值浮点型。

例 8-10

```
#VRML V2.0 utf8
Shape{
     appearance Appearance { }
     geometry Sphere {
          radius 3 }
     }
```

例 8-10 的运行效果如图 8.10 所示。本例创建了一个半径为 3.0、几何中心位于坐标原点的白色球体（为便于观察，图示加了一些颜色）。Sphere 唯一能够变化的只有球体的半径，半径不同，得到不同大小的球体。

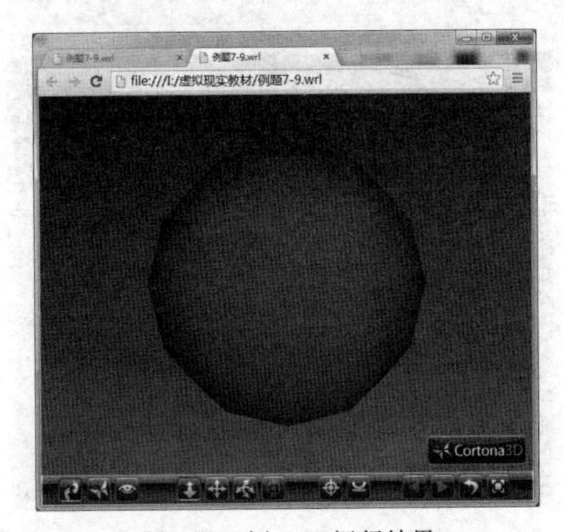

图 8.10 例 8-10 运行结果

3．创建圆柱体对象

在场景中创建圆柱体几何造型的节点是 Cylinder，该节点也是 geometry 域的域值。

（1）使用语法。

```
Cyilnder {
       bottom   TRUE  # SFBool
       height   2.0   # SFFloat
       side     TRUE  # SFBool
       top      TRUE  # SFBool
       radius   1.0   # SFFloat
     }
```

（2）域值说明。

① bottom：用来确定圆柱体是否有底面。如果为 TRUE，则圆柱体底部是可见的；如果为 FALSE，则底部不可见。默认值为 TRUE。

② height：用来确定圆柱体沿轴线的高度，默认值为 2.0。

③ side：用来确定圆柱体是否有侧面。如果为 TRUE，则圆柱体侧面是可见的；如果为 FALSE，

则侧面不可见，意味着虽然这时也是圆柱体的造型，但是却看不到侧面。默认值为 TRUE。

④ top：用来确定圆柱体是否有顶面。如果为 TRUE，则圆柱体顶部是可见的；如果为 FALSE，则顶部不可见。默认值为 TRUE。

⑤ radius：用来确定圆柱体的半径，默认值为 1.0。

例 8-11

```
#VRML V2.0 utf8
Shape{
     appearance Appearance { }
     geometry Cylinder {
              top  FALSE
              radius 2
              height 3.5}
}
```

例 8-11 的运行效果如图 8.11 所示。本例创建了一个类似于木桶那样的圆柱体（top 的值为 FALSE，所以无顶面），该圆柱体半径为 2，高为 3.5。为便于观察，图中的造型旋转了一个角度。Cylinder 创建的圆柱体的几何中心位于坐标原点，且圆柱体的母线平行于 *Y* 轴方向。

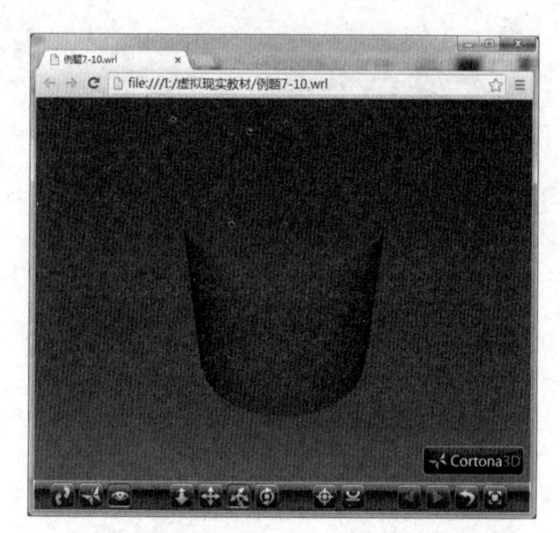

图 8.11 例 8-11 运行结果

4．创建圆锥体对象

圆锥体也是一个基本几何造型。在 VRML 中，创建圆锥体几何造型用节点 Cone。

（1）使用语法。

```
Cone {
       bottomRadius 1.0   # SFFloat
       height       2.0   # SFFloat
       side        TRUE   # SFBool
       bottom       TRUE  # SFBool
     }
```

（2）域值说明。

① bottomRadius：用来确定圆锥体底面的半径，默认值为 1.0。

② height：用来确定从圆锥体底部到顶部的垂直高度，默认值为 2.0。

③ side：用来确定圆锥体的侧面是否可见。如果为 TRUE，则圆锥体侧面是可见的；如果为 FALSE，则侧面不可见，情况同圆柱体的 side 域一样。默认值为 TRUE。

④ bottom：用来确定圆锥体的底面是否可见。如果为 TRUE，则圆锥体底部是可见的；如果

为 FALSE，则不可见，情况同 side 域。默认值为 TRUE。

例 8-12

```
#VRML V2.0 utf8
Shape{
     appearance Appearance { }
     geometry Cone
            {
            bottomRadius 2.5
            height 4
            bottom FALSE}
            }
```

例 8-12 的运行效果如图 8.12 所示。本例创建了一个底面半径为 2.5，高为 4 且没有底面的圆锥体。利用 Cone 节点创建的圆锥体其轴线和 *Y* 轴是重合的，并且造型的几何中心位于坐标原点。由于设置了 bottom 的域值为 FALSE，则锥体内部是不可见的，比如，这里展示的结果就是如此。如果希望能从几何体的内部观看它，要使用其他的节点，比如 IndexedFaceSet 节点，并将其 solid 域设为 FALSE。

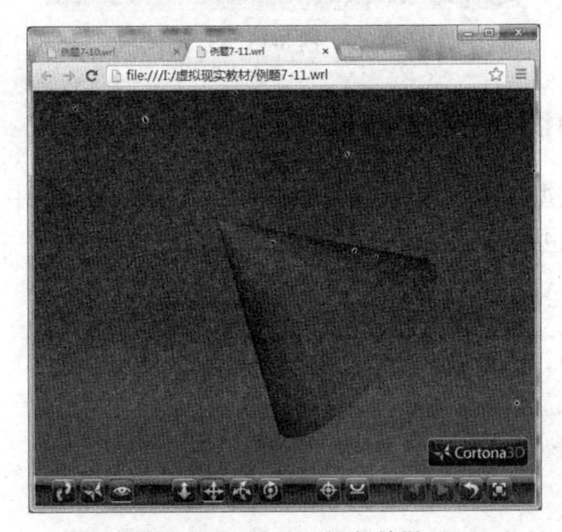

图 8.12 例 8-12 运行结果

这些基本的几何造型节点（Box、Sphere、Cylinder 和 Cone）虽然很简单，但是对于创建场景来说是不可缺少的，必须能够非常熟练地使用它们。在实际场景中，往往要用到多个基本几何造型组合使用。目前只能创建简单的组合造型，根本的原因就是它们的默认位置都是几何中心位于坐标原点，必须经过坐标变换才能使它们处于不同的位置和不同的方位。例 8-12 使用了多个 Shape 节点的组合，运行效果如图 8.13 所示。

例 8-13

```
#VRML V2.0 utf8
Shape {
   appearance Appearance {
     material Material {diffuseColor 1 0 0}}
     geometry Cone { bottomRadius 0.5
     height 7.5} }
Shape {
     appearance Appearance {
 material Material {diffuseColor 0 1 0}}
     geometry Sphere {
```

```
        radius 0.8} }
    Shape {
        appearance Appearance {
        material Material {diffuseColor 0 0 1}}
        geometry Box {
        size 2.5 0.15 2.5 } }
```

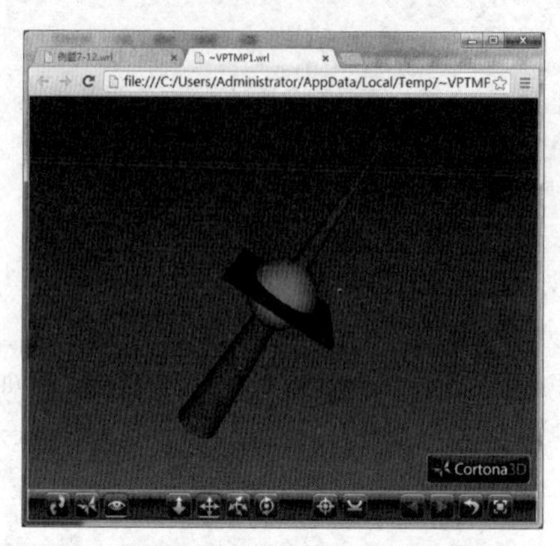

图 8.13 例 8-13 运行结果

8.2.4 在虚拟场景中添加文本造型

在虚拟场景中，除了造型以外，文本也是不可少的。在 VRML 中，文本也是一种造型，用节点 Text 创建它。节点 Text 也是 geometry 域的一个域值。

1. 使用语法

```
Text {string     [ ]      # MFString
      fontStyle  NULL     # SFNode
      maxExtent  0.0      # SFFloat
      length     [ ]      # MFFloat }
```

2. 域值说明

（1）string：指定要显示的文本字符串。它是多域值字符串型，可以添加多个字符串，每个字符串用双引号扩起来。如果是多行字符串，也可以分行写，也可以在一行书写，中间以逗号或者空格分隔开。字符串采用 UTF-8 编码，默认值是空字符串，即不添加任何字符串。

（2）fontStyle：用来确定文本字符串的相关特性。这个域值有一个同名的节点 FontStyle，该节点说明了如何绘制文本。fontStyle 域的默认值是 Null，即不设置文本特征。

（3）maxExtent：用来确定文本的任意一行在主要方向上的最大范围，其值必须大于等于 0。主要方向由 FontStyle 节点的 horizonal 域来确定。如果该域值是 TRUE，则主要方向是水平方向，否则是垂直方向。maxExtent 域值的默认值为 0，表示字符串可为任意长度。

（4）length：设置单个文本串的长度，0 表示可以为任意长度。这个域是多值的，值的个数取决于设置的字符串的个数，每个依次对应 string 域的每个字符串的长度。

例 8-14

```
#VRML V2.0 utf8
Shape { appearance Appearance { }
      geometry Text {
            string ["VRML"  "Virtual Reality Modeling Language"
                  "虚拟现实建模语言"]
```

```
        maxExtent 0.0
        length [8,8]}}
```

例 8-14 的运行效果如图 8.14 所示。本例创建了三行文本，并且设置文本的长度均相同。可以看出，较短的文本字符串被拉长了，而较长的文本字符串被压缩以适应域 length 的设置值。这里没有设置 Fontstyle 节点，默认文本造型是水平向右排列的。

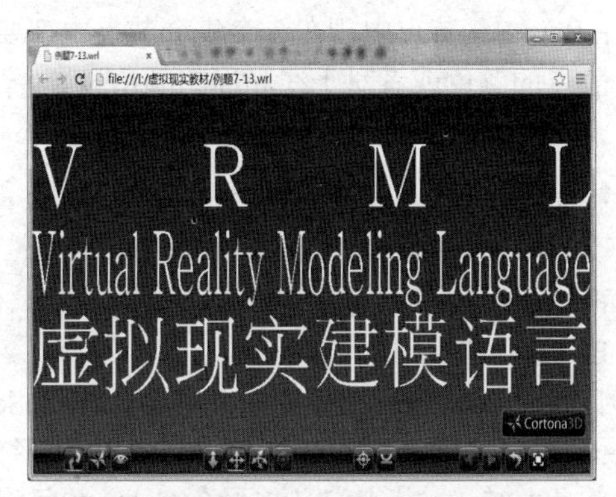

图 8.14　例 8-14 运行结果

8.2.5　在场景中构建复杂造型

基本造型是创建场景的基础，但是在自然界中，物体并非都是规则的基本几何造型。单纯用基本造型创建场景并不能真实地反映现实中的所有场景。尽管有的时候可以借助于基本几何造型的组合反映现实，但是这样往往使得建模工作过于烦琐。下面我们来介绍另外一些造型，它们也都是 geometry 的域值，在创建复杂造型的时候非常有效。

1．虚拟场景中点、线、面的创建

从根本上说，点、线、面是所有造型的基本元素，在空间的点按照某种规律分布或者连接就能够构成点的集合、各种各样的线以及千变万化的面。在 VRML 中，有 3 个节点分别对应这 3 种情况：点、线、面集合节点。在创建各种集合节点的时候最基本的工作是要确定一系列的点集，然后再来定义这些点，以便在创建点集合、线集合和面集合造型的时候确定如何引用或者连接这些点。

在 VRML 中，对于点、线以及面集合造型确定一系列的空间点用节点 Coordinate。

（1）使用语法。

```
Coordinate { point   [ ]   # MFVec3f }
```

（2）域值说明。

point：指定一个或一组空间点的 *X*、*Y*、*Z* 坐标，它是多域值三维向量型，意味着给出的是一个三维坐标的列表。这个节点作为 PointSet 以及 IndexedFaceSet、IndexedLineSet 之类的点、线和面的几何节点的 coord 域的节点型域值。对这些点的不同处理就能够创建出许多满足要求的造型。

2．构造离散点的集合造型

（1）点集合节点 PointSet。

在 VRML 虚拟环境中，创建离散的点用点集合节点 PointSet。点集合节点 PointSet 是 geometry 域的一个域值，其作用是在空间构造、定义一系列与色彩相关联的点的集合。

① 使用语法。

```
PointSet { coord NULL # SFNode
```

```
color NULL # SFNode }
```

② 域值说明。

coord：包含一个 Coordinate 节点，用来给出一些列空间坐标点。

color：包含一个 Color 节点，Color 节点包含一个 color 域，使空间的点与颜色联系起来。

（2）Color 节点。

Color 节点不仅仅使用在 PointSet 节点中，在 3 个集合节点中都要用到。Color 节点给出一个颜色列表，用于点集合中离散点的颜色或者对于线和面的颜色设置。

① 使用语法。

```
Color { color [ ]   #  MFColor }
```

② 域值说明。

color 指定一个物体的每一个面、每一根线或每个顶点的 RGB 值。用于 IndexedFaceSet、IndexedLineset、PointSet 或 ElevationGrid 节点的 color 域。

Color 节点可为一个几何形体指定多种颜色，如一个 IndexedFaceSet 节点的每一个面或每一个顶点可以是不同颜色。Material 节点可被用来指定一个照亮的几何形体的所有材料属性。如果一个几何形体既由 Material 节点又由 Color 节点定义，那么 Color 颜色将取代材料的漫反射成分。

color 不是必需的，如果不指定该域，则可用表示造型材质的 Material 节点的 emissivecolor 作为 PointSet 节点中的点的默认色彩。一般情况下，emissivecolor 的默认值是黑色，在创建 PointSet 时应该注意这一点。

例 8-15

```
#VRML V2.0 utf8
Shape {
  appearance Appearance {}
     geometry PointSet {
        coord Coordinate {
           point [0 1 0,0 2 0, 0 3 0, 0 4 0,
                  1 1 0,1 2 0, 1 3 0, 1 4 0,
                  2 1 0,2 2 0, 2 3 0, 2 4 0,
                  3 1 0,3 2 0, 3 3 0, 3 4 0,] }
   color Color {
      color [1 1 0,0 1 0,0 1 0,0 1 1
             1 1 0,0 1 0,0 1 0,0 1 1
             1 1 0,0 1 0,0 1 0,0 1 1
             1 1 0,0 1 0,0 1 0,0 1 1]}
          }}
```

例 8-15 的运行效果如图 8.15 所示。使用 PointSet 节点建立了 16 个离散点集，可用来制作星星等分离的带有颜色的点。点集不受光源影响，不能增加纹理，不进行碰撞检测。通常颜色的个数要大于等于点的个数。

3. 构造空间折线造型

线段在场景中是经常要用到的，直线往往可以用圆柱体替代以减少编码。但是空间的各种各样的折线、封闭线也用圆柱体来替代就会增加编程的难度，使得程序的结构比较复杂。此时直接采用线造型无疑会方便许多。

空间的任意两个点可以构成一根直线，多根线在空间中相互连接可以构成各种封闭线或者折线。在 VRML 中，也是采用这样的思想构造空间的直线段、折线或者封闭线。多条线在空间的集合依据一定的关系，由 Index（索引）定义出来。

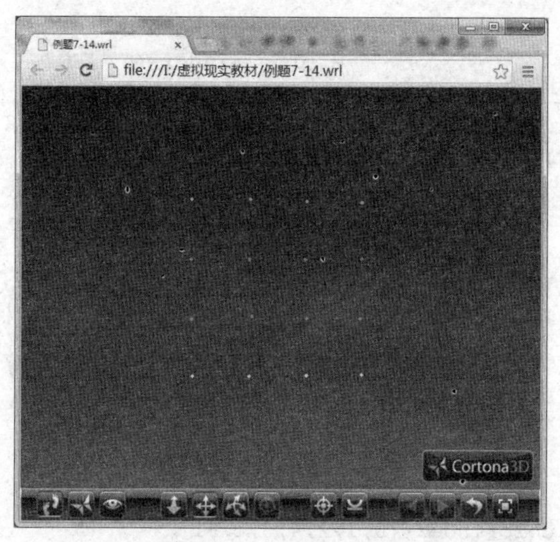

图 8.15 例 8-15 运行结果

节点 IndexedLineSet 用来构建各种线造型。IndexedLineSet 节点是 geometry 域的值，共有 5 个域以及两个描述事件的接口。

（1）使用语法。

```
IndexedLineSet{ coord     NULL      # SFNode
        coordIndex        [ ]       # MFInt32
        color             NULL      # SFNode
        colorIndex        [ ]       # MFInt32
        colorPerVertex    TRUE      # SFBool }
```

（2）域值说明。

① coord：用来提供空间线段的顶点的点坐标，其域值是 Coordinate 节点。Coordinate 节点的域 point 给出这些点坐标的列表。这些点的列表按照先后顺序从 0 开始每一个分配一个索引值，后面的域 coordIndex 引用的时候直接针对索引值即可。

② coordIndex：指向 Coordinate 节点的索引列表，指明哪些顶点相连和以什么顺序相连。

color 域值是 Color 节点，Color 节点的域值也是 color，它列出了用于作为每个线段的顶点的坐标点着色的一个颜色列表。这些颜色值也同 coord 情况一样按照先后顺序从 0 开始分配一个索引，以后按照索引引用相应的颜色即可。

③ colorIndex：对应 Color 节点的 color 域值的索引列表。按照这里给出的顺序为线段的顶点着色或者线段着色。如果是给顶点着色，在两个顶点之间的线段的颜色是顶点颜色的过渡色。

④ colorPerVertex：如果在 color 域有一个 Color 节点给出了颜色列表，则这个域的域值指明是把对应的颜色赋给每个顶点，还是赋给每条折线。域值设置为 TRUE 则表示为线段的顶点着色；如果域值设置为 FALSE 则表示为线段着色。

例 8-16

```
#VRML V2.0 utf8
      Shape {
              appearance Appearance {}
              geometry IndexedLineSet {
                      coord Coordinate {
                              point [-1  0  1,   #index=0
                                      1  0  1,   #index=1
                                      1  0 -1,   #index=2
```

```
                -1  0  -1,   #index=3
                -1  2  0,   #index=4
                 1  2  0]   #index=5
                 }
        coordIndex [ 0,1,2,3,0,-1,
                     1,2,5,1,-1,
                     0,3,4,0,-1,
                     0,1,5,4,0,-1,
                     2,3,4,5,2,-1,]
        color Color {
               color [ 1.0 0.0 0.0,
                       1.0 1.0 0.0,
                       0.0 1.0 0.0,
                       1.0 1.0 0.0,
                       0.0 0.0 1.0,
                       1.0 0.0 0.0]}
        colorIndex [0,1,2,4,3,1,-1]
        colorPerVertex TRUE
      }}
```

例 8-16 的运行效果如图 8.16 所示。该例创建了一个五面体，因为将 colorPerVertex 设置为 TRUE，这时给线段的顶点着色，顶点之间，颜色是慢慢地过渡过去的。图 8.17 为例 8.16 建模示意图，表 8-3、表 8-4 为坐标值索引。

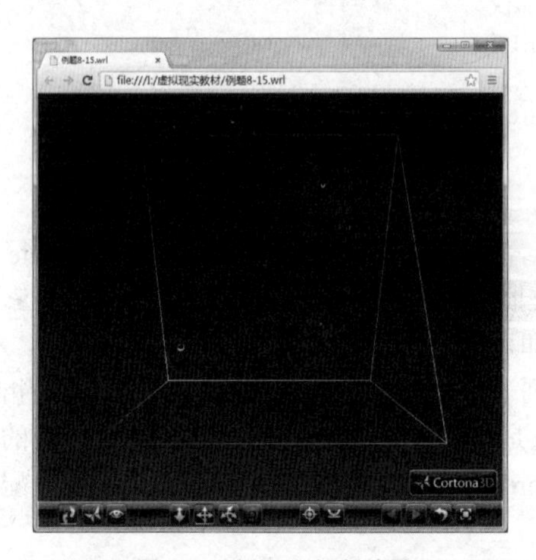

图 8.16　例 8-16 运行结果

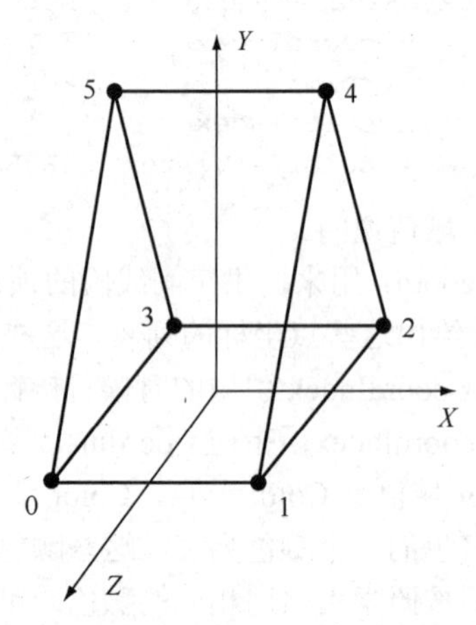

图 8.17　例 8-16 建模示意图

表 8-3　例 8-16 坐标值和索引

coordIndex	Coordinate	coordIndex	Coordinate
0	-1.0 0.0 1.0	3	-1.0 0.0 -1.0
1	1.0 0.0 1.0	4	-1.0 2.0 0.0
2	1.0 0.0-1.0	5	1.0 2.0 0.0

表 8-4　按索引构建封闭线框

封闭线	索引顺序	封闭线	索引顺序
底面线框	0，1，2，3，0	正 Z 区域四边形线框	0，1，5，4，0
正 X 区域三角形线框	1，2，5，1	负 Z 区域四边形线框	2，3，4，5，2
负 X 区域三角形线框	0，3，4，0		

一个 IndexedLineSet 节点代表一个由一组指定顶点构建的一系列线段而形成的 3D 形体。coordIndex 域的索引值指明如何连接各个顶点以形成线段。索引值为 - 1 时，表明当前连接的线段已经结束，下一个线段将开始。在 coordIndex 域值中，前面的一个永远是后面一个的起始点，然后顺序连接，直到碰到-1 为止。

IndexedLineSet 节点只存在于 Shape 节点的 geometry 域中。直线构成的折线集合不受光照的影响而且不能做纹理映射。可以用 geometry 节点有关颜色的域如 diffuseColor、emissiveColor 等给线集合添加颜色。但是，如果既在 geometry 里设置了颜色，又设置了 color 域的值，则 color 域的设置将取代 geometry 域颜色的设置。

4．构造空间平面集合造型

在现实中，平面是无数个点的集合。在 VRML 中创建平面并不是把很多个点集合在一起，而是确定该平面的各个顶点，然后由浏览器计算构建该平面。由此可见，这种方法和前面介绍的构建空间的直线集合的情况类似，只是由于使用节点的不同，最终的效果也不一样。在 VRML 中构造空间的平面集合用节点 IndexedFaceSet，面集合节点 IndexedFaceSet 同样是 Shape 节点中 geometry 域的域值。一系列空间点按一定关系集合构建 VRML 的平面以及平面的集合，创建的平面的形状完全由各个顶点确定。IndexedFaceSet 节点共有 14 个域，共同决定了构建的面集合的形状以及颜色属性等特征。

（1）使用语法。

```
IndexedFaceSet { coord           NULL     # SFNode
                coordIndex       [ ]      # MFInt32
                texCoord         NULL     # SFNode
                texCoordIndex    [ ]      # MFInt32
                color            NULL     # SFNode
                colorIndex       [ ]      # MFInt32
                colorPerVertex   TRUE     # SFBool
                normal           NULL     # SFNode
                normalIndex      [ ]      # MFInt32
                normalPerVertex  TRUE     # SFBool
                ccw              TRUE     # SFBool
                solid            TRUE     # SFBool
                convex           TRUE     # SFBool
                creaseAngle        0      # SFFloat}
```

（2）域值说明。

① coord：这个域的用法同线集合节点 IndexedLineSet 情况类似，只是这个域用来提供空间平面多边形的顶点的点坐标。其域值是 Coordinate 节点，Coordinate 节点的域 point 给出这些点坐标的列表。这些点的列表按照先后顺序从 0 开始每一个分配一个索引值，用域 coordIndex 直接针对索引值引用各个坐标点。

② coordIndex：对应 Coordinate 节点的 point 域的坐标列表的一个索引列表，按给定的索引顺序连接坐标点形成空间的多边形。由于其是多域值的，也就相当于提供了一个索引列表，要创建的每个多边形通过一组指向 Coordinate 节点中的顶点索引来指明。

③ texCoord：这个域包含一个 TextureCoordinate 节点，指明将一幅纹理图片映射到面集表面上。IndexedFaceSet 所构建的表面可以通过贴图增加表现力。texCoord 域和 texCoordIndex 域两者共同决定了贴图的方式。

④ texCoordIndex：对应 TextureCoordinate 节点的索引列表。

⑤ color：域值是 Color 节点，Color 节点的域值也是 color，它列出了用于为每个面的顶点的

坐标点着色的一个颜色列表。这些颜色值也同 coord 情况一样按照先后顺序从 0 开始分配一个索引，以后按照索引引用相应的颜色即可。它列出了用于为每个顶点或每个面着色的颜色列表。

⑥ colorIndex：对应 Color 节点的 color 域值的索引列表。按照这里给出的顺序为面的顶点着色或者面本身着色。

⑦ colorPerVertex：如果在 color 域有一个 Color 节点给出了颜色列表，则这个域的域值指明是把对应的颜色赋给每个顶点，还是赋给每个表面。域值设置为 TRUE 表示为平面的顶点着色；如果域值设置为 FALSE 则表示为平面着色。

⑧ normal：这个域含一个 Normal 节点，给出了给表面指定法线向量的值。法向量并不是必须指定的。如果不指定的话，浏览器会计算默认的法向向量。这里指定的法线向量是一系列的多组值，每一组值对应了一个从 0 开始的索引，针对每一个构造面。

⑨ normalIndex：对应于 Normal 节点的索引的列表，由索引的排列顺序决定了表面法线向量的方向排列。

⑩ normalPerVertex：指明是否已为每个顶点还是给每个表面确定了法向量。如果 normal 域为空，该域被忽略。如果 normalPerVertex 域为 TRUE，则给每个顶点确定法向量；如果 normalPerVertex 域为 FALSE，则表示给每个表面确定法向量。

⑪ ccw：指明每个表面上的顶点。确定当从前面看时，是以逆时针方向排列（TRUE）还是以顺时针方向排列（FALSE）。当为 TRUE 时，所画平面的正面面向屏幕；当为 FALSE 时，所画平面的背面面向屏幕。

⑫ solid：指明用户是否能看见表面的背面。

⑬ convex：指明表面是否是凸的。如果是，一些浏览器可以优化运算过程。

⑭ creaseAngle：是转折角，可以使相邻两表面间的边界看上去是平滑过渡的。

例 8-17

```
#VRML V2.0 utf8
Shape {
      appearance Appearance {}
      geometry IndexedFaceSet {
                  coord Coordinate {
                        point [-1  0  1,   #index=0
                                1  0  1,   #index=1
                                1  0  -1,   #index=2
                               -1  0  -1,   #index=3
                               -1  2  0,   #index=4
                                1   2  0]   #index=5
                              }
                  coordIndex [ 0,1,2,3,0,-1,
                             1,2,5,1,-1,
                             0,3,4,0,-1,
                             0,1,5,4,0,-1,
                             2,3,4,5,2,-1,]
                  color Color {
                        color [ 1.0 0.0 0.0,
                                1.0 1.0 0.0,
                                0.0 1.0 0.0,
                                1.0 1.0 0.0,
                                0.0 0.0 1.0,
                                1.0 0.0 0.0]}
                  colorIndex [0,1,2,4,3,1,-1]
```

```
        solid FALSE
        colorPerVertex TRUE
}}
```

例 8-17 的运行效果如图 8.18 所示。对比例 8-17 和例 8-16，两段程序大致相同，空间坐标点是一样的，索引顺序也相同，但是由于使用的节点不同，最后的造型也不一样，本例为一个空间的多面体。由此可以体会出节点基于对象的含义，节点把构成不同造型的算法、域的取值以及它们之间的内在关系等封装好，供设计者使用，而浏览器根据计算给出相应的造型。整个造型的颜色是根据域值 colorPerVertex 取 TRUE 来确定的，表明给顶点着色。在顶点之间，颜色慢慢地从一种颜色过渡到另外一种颜色，因而有一种色彩斑斓的效果。

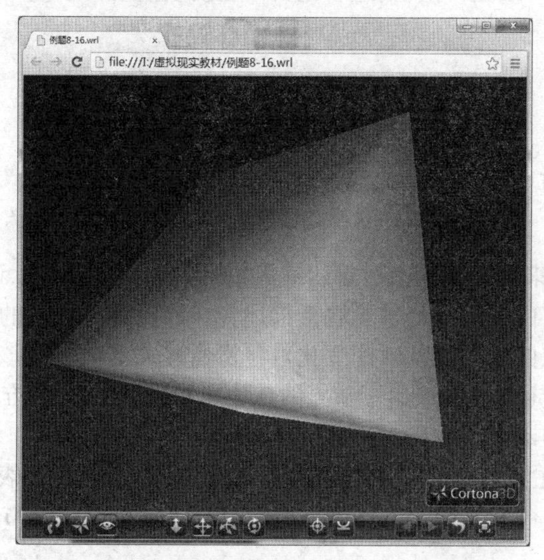

图 8.18 例 8-17 运行结果

原则上来说，有了前面学习过的基本造型集合节点和点、线、面的集合节点，就能够创建出各种复杂的造型，从而能构建复杂的场景。但是，在实际上往往不能实现，要进行十分复杂的组合，建模过程过于繁杂，而且也还得不到令人满意的结果。比如山峦起伏的景象就很难用前面介绍的基本造型集合创建出来。再如，像花瓶那样的造型，尽管几何对称性很好，但是由于不是基本造型，也不能用简单的基本几何造型创建。在 VRML 中，解决这类问题有对应的节点，它们是地表节点 ElevationGrid 和构造空间挤出造型的节点 Extrusion。

8.3 虚拟造型群节点的使用

前面讨论的一些节点都是具有单一功能的节点，如描述几何造型外观的节点（Appearance）、描述造型的材质的节点（Material）等，但是在实际情况中，在同一个场景中创建造型组的时候，这类节点还不能完全解决问题。如在场景中创建 2 个球体，要求彼此不重叠，前面的造型就不能解决这个问题，因为在默认情况下，节点是以坐标原点为中心的。在 VRML 中设计了一些群节点来解决这些问题。

所谓群节点，是可以容纳其他节点作为自己的子节点，以完成某些具体功能的节点。有的群节点，虽然并没有显式地包含一些节点，但是可以容纳其他的 VRML 文件。

VRML 中共有 8 个群结点，可以将其他节点放在群节点中，放在其中的节点称为该节点的子节点。作为子节点的节点类型并没有要求，既可以是其他节点，也可以是群节点。VRML 中群节点的使用是很重要的，它能够方便地创建很复杂的场景以及实现许多功能。

本节只讨论最重要的 2 个群节点：编组节点和空间坐标变换节点。

8.3.1 编组节点的使用

编组节点 Group 是 VRML 中最基本的群节点，它可以将多个节点纳入其中，形成一个整体。在许多情况下，这样做是十分有利的。前面介绍过定义节点的概念，如果某类造型在场景中多次出现，可以利用编组节点 Group 将其编组和定义，在需要的地方引用，这样便可以更高效、方便地创建 VRML 场景。

1．使用语法

```
Group{ bboxCenter  0   0   0 # SFVec3f
       bboxSize ˜ 1 ˜1 ˜1 # SFVec3f
       children   [ ]       # exposed field MFNode}
```

2．域值说明

（1）bboxCenter：用来定义编组中对象的最大包围盒体的中心，默认值是（0 0 0）。包围盒必须大到能包容编组中所有的子节点，甚至包括描述光、声、雾等现象的子节点。如果该 Group 节点的大小需要按照子节点的运动而随时间变化，包围盒应大到能包容该组的所有可能的活动。

（2）bboxSize：用来定义包围该组子节点的包围盒体在 *X*、*Y*、*Z* 方向的大小。默认值为（1 1 1），表明可以由浏览器自动定义包围盒体的大小。

（3）children：包含在该 Group 节点下面的子节点，默认值为[ ]，表示不包含任何子节点。在 Group 中可以包含任意多个子节点，节点的类型没有限制，可以是群节点。

例 8-18

```
#VRML V2.0 utf8
Group {
       children [
       # 创建位于坐标原点的球体
       Shape {appearance Appearance {
               material Material {
                    diffuseColor 0.1 0.1 0.1
                    specularColor 0.9 0.8 0.7
                    emissiveColor 1 0 0
                    ambientIntensity 0
                    shininess 0.05}}
               geometry Sphere {
                    radius 1.5}
             }
 # 创建位于坐标原点的透明的立方体
     Shape {appearance Appearance {
               material Material {
                    diffuseColor 0.4 0.5 0.6
                    specularColor 0.7 0.8 0.9
                    emissiveColor 0 0 1
                    ambientIntensity 0.1
                    shininess 0.5
                    transparency 0.45}}
               geometry Box {
```

```
            size 4.0 4.0 4.0}
        }]}
```

例 8-18 描述了 2 个节点，运行效果如图 8.19 所示，透明的立方体中有一个球体。将其用 Group 节点编成一组，实际上根据需要可以在 Group 中添加任意多的节点。

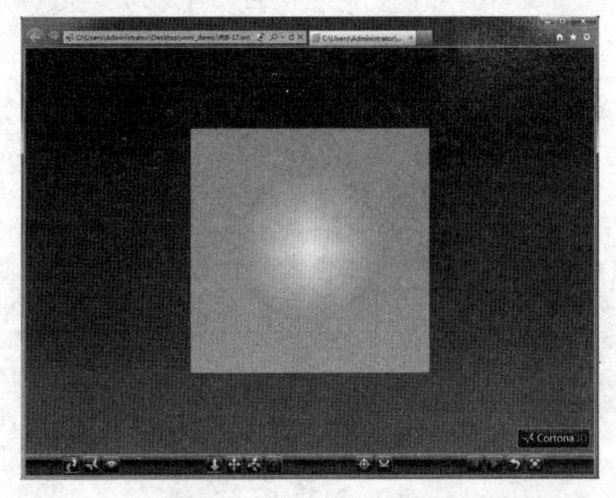

图 8.19 例 8-18 运行情况

8.3.2 空间坐标变换节点的使用

空间坐标变换在 VRML 中是一个非常重要的群节点。前面已经讲过，一般的造型节点是默认位于坐标原点的，要使场景中每个造型处于不同的位置，就需要对每个造型节点定义不同的坐标系。

空间坐标变换使用节点 Transform。坐标变换一方面要考虑坐标系的平移，另一方面要考虑坐标系的旋转，利用 Transform 节点可以实现这两方面的变换。

1. 使用语法

```
Transform { bboxCenter  0   0   0 # SFVec3f
            bboxSize  -1  -1  -1 # SFVec3f
            translation 0   0   0 # SFVec3f
            rotation   0   0   1   0 # SFRotation
            scale      1   1   1 # SFVec3f
            scaleOrientation 0 0 1 0 # SFRotation
            center     0   0   0 # SFVec3f
            children   [ ]       # MFNode }
```

2. 域值说明

（1）bboxCenter：用来定义围绕该变换子项的包围盒体的中心，其意义同 Group 节点的 bboxCenter 域值相同。

（2）bboxSize：用来设置包围盒体在 *X*、*Y*、*Z* 方向的值，默认值是无包围盒，由浏览器自行计算。

（3）translation：用来决定坐标平移的新位置。

（4）rotation：用来给定旋转的轴和角度（单位为 rad）。前 3 个值代表的坐标点与原坐标原点的连线决定旋转轴，第 4 个量决定旋转的角度。

（5）scale：指定各个坐标轴缩放的比例，各轴向缩放比值可以不相等。

（6）scaleOrientation：指定缩放和旋转操作的轴向。

（7）center：指定缩放和旋转操作的原点。

（8）children：受 Transform 节点变换影响的子节点。

利用 Transform 节点可以实现坐标系的平移，这主要是借助于 Transform 节点的 transform 域，因为其域值给出了新坐标系的原点在原坐标系的位置。在 Transform 节点的域 children 中的各个造型节点都以该原点作为造型的定位。

例 8-19

```
#VRML V2.0 utf8
Transform {# 坐标原点平移至（ -3.0 0.0 0.0）
          translation -3.0 0.0 0.0
          children [ Shape {
               appearance Appearance {
                    material Material {
                          diffuseColor 0 0 0
                          specularColor 0.9 0.9 0.9
                          emissiveColor 1 0 0
                          ambientIntensity 0
                          shininess 0.05 } }
                    geometry Sphere {
                          radius 0.8}}
                     ]}
Transform {# 坐标原点平移至（3.0 0.0 0.0）
          translation 3.0 0.0 0.0
          children [ Shape {
               appearance Appearance {
                    material Material {
                          diffuseColor 0 0 0
                          specularColor 0.6 0.6 0.6
                          emissiveColor 1 0.6 0.3
                          ambientIntensity 0
                          shininess 0.05 }}
                    geometry Sphere {
                          radius 0.8}}
                     ]}
```

在例 8-19 中，对两个球分别作了坐标的平移，两个球分别位于（-3 0 0）和（3 0 0）。如果没有坐标的变换，则它们的默认位置应该在原点，如图 8.20 所示。

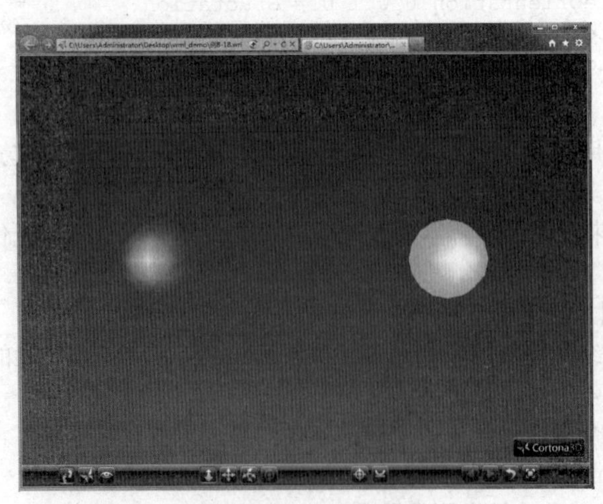

图 8.20　例 8-19 运行效果

8.4 虚拟对象交互功能的实现

到目前为止，通过前面的学习，我们已经可以在VRML中创建基本的几何模型，但是对于浏览者而言，还是被动地接收信息。如果浏览者能够控制场景，那么效果才能更逼真。实现用户和场景交互的方法有很多，最常见的是通过VRML自带的检测、感知等节点的使用，或者通过Java、JavaScript、VRMLScript等脚本的使用，使浏览者和虚拟对象能够实现交互的功能。

8.4.1 检测器的基本功能

检测器主要用来检测浏览者在虚拟场景中的动作，通过事件的传递，达到用户和虚拟环境的交互。检测器可以分为两大类，一类是接触型的传感器，另一类是感知型的检测器。这主要是由于浏览者在场景中的动作所决定的。

所谓动作，广义上看可以分为两类。一类是用户的输入设备对对象的操作。用户在浏览场景的时候，主要的输入装置就是鼠标。这时，检测器实际上是检测用户对于鼠标的各种操作动作，如单击、指向和拖动等动作，从而使场景做出相应的反应。检测这类动作的检测器是接触型检测器。描述这类检测器的节点有接触检测器节点 TouchSensor、平面移动型检测器节点 PlaneSensor等。另外一类是用户和场景中的某对象的接近程度，对象对此做出响应，从而在用户和虚拟对象之间形成交互。检测用户和对象接近程度的检测器是感知检测器，描述这类检测器的节点有可见感知器节点 VisibilitySensor、接近感知器节点 ProximitySensor、碰撞感知器节点 Collision。

下面以接触检测器 TouchSensor 节点、平面移动型检测器 PlaneSensor 节点和接近感知器 ProximitySensor 节点为例说明检测器和感知器的使用。

8.4.2 各类检测器的基本作用与使用

1. 接触检测器 TouchSensor 节点

接触检测器主要是检测鼠标是否对对象的动作做出响应。

（1）使用语法。

```
TouchSensor {enabled TRUE # SFBool}
```

（2）域值说明。

enabled：表明此传感器是否对用户输入设备做出反应。TRUE 表示检测器启动，能够检测用户输入设备动作。

该节点的域值很简单，但是节点本身有很多事件接口，以便用户和场景的交互。下面是接触检测器的一些事件接口，考虑到外部输入设备大多是鼠标，所以以鼠标为例对事件加以说明。

（3）事件说明。

① isOver：输出事件，单域值布尔型。这个事件指出鼠标当前是否正指在对象上，只要鼠标位于对象上无论是否有操作，都会输出 TRUE，否则输出 FALSE。

② ）isActive：输出事件，单域值布尔型。指明鼠标的按键是否正在被按下，若鼠标键正在被按下则输出 TRUE，否则输出 FALSE。

③ hitPoint_changed：输出事件，单域值三维向量型。当鼠标位于对象上时，单击鼠标左键则会输出此事件。同上面情况有所不同，这里输出的是位置坐标。

④ hitNormal_changed：输出事件，单域值三维向量型。这个事件输出的是 hitPoint_changed

所指定点的法向量。

⑤ hitTexCoord_changed：输出事件，单域值二维坐标型。输出 hitPoint_changed 所指定点的造型表面的纹理坐标。

⑥ touchTime：输出事件，单域值时间型。输出单击鼠标的时间。

一般说来，大多数事件要用 JavaScript 脚本语言或者 Java 编程语言进行调用控制，但是 touchTime 由于输出时间值，不用脚本语言也可以使用。可以把它送到时间传感器 TimeSensor 中，作为时间传感器中的动画周期的时间起始点，这样就可以由用户决定在什么时候开始动画，或者对于已经开始的动画决定什么时候停止。

例 8-20

```
#VRML V2.0 utf8
Group {
  children [
    DEF s1 Transform {
       children Inline {
         url "819_tx.wrl"}}
    DEF touch TouchSensor {}
    DEF clock TimeSensor {
         cycleInterval 5.0}
    DEF s1_path OrientationInterpolator {
         key [0.0, 0.2, 0.4, 0.6, 0.8, 1.0]
         keyValue [ 0.0 1.0 0.0 0.000,
                    0.0 1.0 0.0 1.256,
                    0.0 1.0 0.0 2.512,
                    0.0 1.0 0.0 3.768,
                    0.0 1.0 0.0 5.024,
                    0.0 1.0 0.0 6.280]}]}
ROUTE touch.touchTime TO clock.startTime
ROUTE clock.fraction_changed TO s1_path.set_fraction
ROUTE s1_path.value_changed TO s1.rotation

819_tx.wrl 源代码如下。
#VRML V2.0 utf8
Background { # 构建背景
   skyColor [ 0.2 0.2 0.8,
              0.6 0.7 0.9,
              0.9 0.9 1.0]
   skyAngle [1.047 1.571]}
Transform { # 构建底座下半部分
   translation 0.0 -3.0 0.0
       children [
           Shape {
               appearance Appearance {
                      material Material {
                            diffuseColor 0.3 0.24 0.07
                            specularColor 1 0.98 0.78
                            ambientIntensity 0.04
                            shininess 0.16}}
               geometry Cylinder {
                      radius 1.1
                      height 0.2}}
Transform { # 构建底座上半部分
```

```
    translation 0.0 0.3 0.0
        children [
            Shape {
                appearance Appearance {
                    material Material {
                        diffuseColor 0.63 0.39 0.31
                        specularColor 0.94 0.83 0.48
                        ambientIntensity 0.14
                        shininess 0.11}}
                geometry Cone {
                    bottomRadius 1.0
                    height 0.4}}]}
Transform { # 构建中间杆部分
    translation 0.0 2.9 0.0
        children [
            Shape {
                appearance Appearance {
                    material Material {
                        diffuseColor 0.44 0.1 0
                        specularColor 1 0.68 0.51
                        emissiveColor 0.15 0.13 0.06
                        ambientIntensity 0.0833
                        shininess 0.07}}
                geometry Cylinder {
                    radius 0.2
                    height 6.0}}
Transform { # 构建上方红色部分
    translation 0.0 2.75 0.0
        children [
            Shape {
                appearance Appearance {
                    material Material {
                        diffuseColor 0.65 0 0.18
                        specularColor 0.18 0.07 0.05
                        ambientIntensity 0.0467
                        shininess 0.01
                        emissiveColor 0.04 0 0.01}}
                geometry Box {
                    size 2.5 0.6 0.02}}]}]}]}
```

例 8-20 的运行效果如图 8.21 所示。在例 8-19 中可以看到，场景中设置了动画，但是没有给时间传感器设定动画的开始时间，因而最初场景中的造型是不动的。当鼠标在对象上单击的时候，造型才会旋转起来。

接触检测器检测到鼠标单击的动作，输出事件的时间值作为时间传感器的输入事件，也就是传递给时钟一个开始时间，使造型旋转起来，即

```
ROUTE touch.touchTime TO clock.startTime
```

注意检测器应放在群节点中，它所能感知的鼠标事件只是在同一群节点下的兄弟节点上的鼠标动作。

2．平面移动型检测器节点 PlaneSensor

TouchSensor 检测的只是鼠标在对象上单击的情况，但常见的鼠标动作还有拖动，这就需要用到平面移动型检测器节点 PlaneSensor。

PlaneSensor 用于检测鼠标拖动对象的动作，使得对象可在 *XY* 平面上移动，但是其方位并不发生变化，故称为平面移动型检测器。

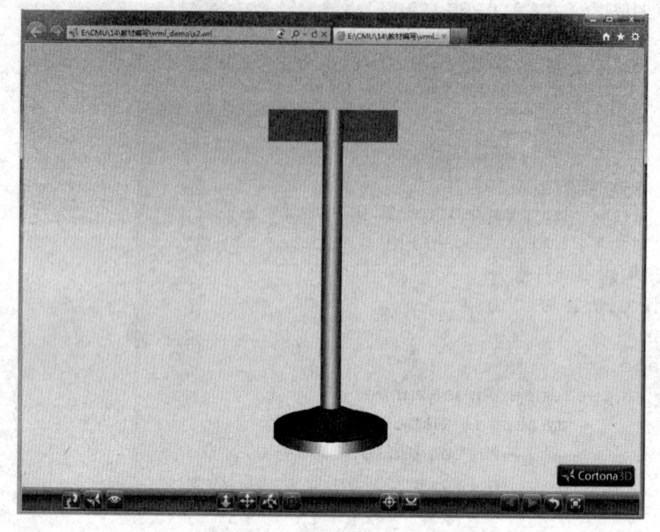

图 8.21　例 8-20 运行效果

（1）使用语法。

```
PlaneSensor { minPosition   0  0 # SFVce2f
              maxPosition  -1  1 # SFVce2f
              enabled    TRUE    # SFBool
              offset   0   0  0 # SFVce3f
              autoOffset TRUE    # SFBool }
```

（2）域值说明。

① minPosition：把对象的移动限制在某一点的上方和右方。默认值为 x=0，y=0。

② maxPosition：把对象的移动限制在某一点的下方和左方。默认值为 x=−1，y=−1。

这个域和 minPosition 域在使用中需注意，如果 minPosition 域中的 x 或 y 大于 maxPosition 域中的相应分量，则对象的移动将不会受到限制；如果 minPosition 域中的 x 或 y 等于 maxPosition 域中的相应分量，则对象将只在一维方向上运动。

③ enabled：指示传感器当前是否响应鼠标事件。TRUE 表示检测器打开且会响应鼠标事件；如果为 FALSE，则检测器关闭。

④ offset：定义对象被移动后，相对于初始点的最远位置。

⑤ autoOffset：决定每次鼠标拖动后，再次拖动对象时开始的位置。如果选择 TRUE，则每次拖动对象后，对象会停留在新位置，并且再次拖动时，对象会从新位置开始移动；否则 autoOffset 值为 FALSE，表示用户每次开始新一轮拖动时，被拖动的对象都自动先复位到初始位置。

（3）事件说明。

① isActive：输出事件，单域值布尔型，表示鼠标键是否被按下。此事件仅当按钮被按下或释放时才发生，在拖动时则不会发生。

② trackPoint_changed：输出事件，单域值三维向量型。记录拖动对象后鼠标在 *XY* 平面上的确定位置。这里可以忽略域值 minPosition 和 maxPosition 的限制。

③ translation_changed：输出事件，单域值三维向量型。记录拖动对象过程中鼠标在 *XY* 平面上的暂时位置。这个时间受到域值 minPosition 和 maxPosition 的限制。

例 8-21

```
#VRML V2.0 utf8
Group { #小球 s1 建模
   children [
      DEF s1 Transform{
         translation -2.0 -2.0 0.0
            children[
               Shape {
                  appearance Appearance {
                     material Material {
                         diffuseColor 0 0 0
                         specularColor 0.9 0.9 0.9
                         emissiveColor 1 0 0
                         ambientIntensity 0
                         shininess 0.05}}
                  geometry Sphere {
                      radius 0.6}}]},
      DEF s1_sensor PlaneSensor {
         maxPosition 10.0 -2.0
         minPosition -10.0 -2.0}]}
Group { #小球 s2 建模
   children [
      DEF s2 Transform {
         translation 2.0 2.0 0.0
            children[
               Shape {
                  appearance Appearance {
                     material Material {
                         diffuseColor 0 0 0
                         specularColor 1 1 1
                         emissiveColor 0 0 1
                         ambientIntensity 0
                         shininess 0.03}}
                  geometry Sphere {
                      radius 0.6}}]},
      DEF s2_sensor PlaneSensor {
         maxPosition 2.0 10.0
         minPosition 2.0 -10.0}]}
Group { #小球 s3 建模
   children [
      DEF s3 Transform{
         translation 2.0 -2.0 0.0
            children[
               Shape {
                  appearance Appearance {
                     material Material {
                         diffuseColor 0 0 0
                         specularColor 1 1 1
                         emissiveColor 1 0.68 0.18
                         ambientIntensity 0
                         shininess 0.05}}
                  geometry Sphere {
                      radius 0.6}}]},
```

```
        DEF s3_sensor PlaneSensor {
            maxPosition 4.0 4.0
            minPosition 6.0 -6.0}]}
Group { #小球 s4 建模
    children [
        DEF s4 Transform{
            translation -2.0 2.0 0.0
                children[
                    Shape {
                        appearance Appearance {
                             material Material {
                                  diffuseColor 0 0 0
                                  specularColor 1 1 1
                                  emissiveColor 0 1 0
                                  ambientIntensity 0
                                  shininess 0.03}}
                        geometry Sphere {
                             radius 0.6}}]},
        DEF s4_sensor PlaneSensor {
            maxPosition 3.0 3.0
            minPosition -3.0 -3.0}]}
ROUTE s1_sensor.translation_changed TO s1.translation
ROUTE s2_sensor.translation_changed TO s2.translation
ROUTE s3_sensor.translation_changed TO s3.translation
ROUTE s4_sensor.translation_changed TO s4.translation
```

在例 8-21 中作为对比，设计了 4 个球体，如图 8.22 所示。使用节点 PlaneSensor 检测鼠标的拖动，球 s1 的 maxPosition 域值和 minPosition 域值的 *y* 值相等，则该对象只能在 *X* 方向运动。而球 s2 由于 maxPosition 域值和 minPosition 域值的 *x* 值相等，所以其只能在 *Y* 方向上做一维运动。请分析一下球 s3 和球 s4 的 maxPosition 域值和 minPosition 域值的关系，再观察其运动情况，就能够对 maxPosition 域值和 minPosition 域值有确切的理解。

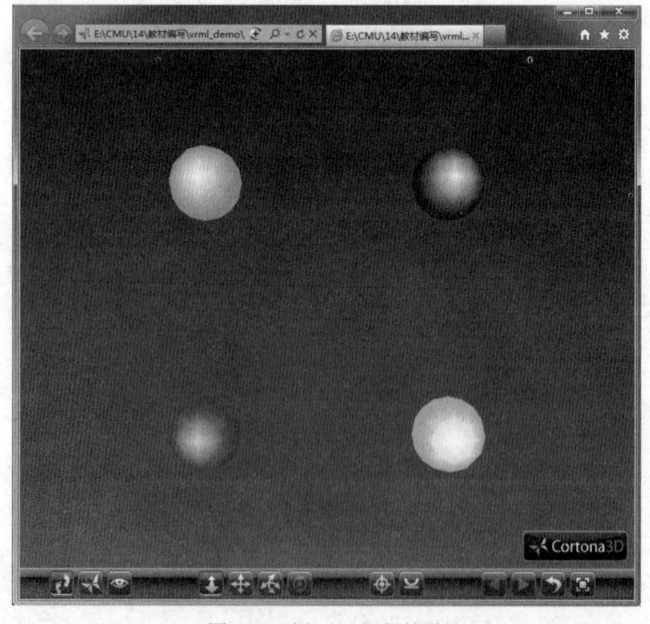

图 8.22 例 8-21 运行效果

3．接近感知器 ProximitySensor 节点

接近感知器节点 ProximitySensor 也设定了一个区域，以观察检测这个对象和浏览者的接近程度，并与预先设定的检测数据比较，当满足条件的时候输出事件，从而控制对象的行为。

（1）使用语法。

```
ProximitySensor { center 0 0 0 # SFVec3f
                  size 0 0 0 # SFVec3f
                  enabled TRUE # SFBool }
```

（2）域值说明。

① center：检测区域的中心，在该区域内传感器能检测用户动作。

② size：以 center 为中心，设定检测区沿每个坐标轴方向的坐标值，从而确定检测区域的大小。

③ enabled：确定检测器是否打开。如果为 TRUE，表示检测器正在检测用户的动作；否则为 FALSE，表示检测器关闭。

（3）事件说明。

① isActive：输出事件，单值布尔型。TRUE 表示浏览者进入检测区域，FALSE 表示浏览者已离开该区域。

② position_changed：输出事件，三维向量型，表示浏览者当前的位置。该值随着浏览者进入或在检测区域里移动而随时改变。

③ orientation_changed：输出事件，单值旋转型，表示浏览者当前的方位。该值随着浏览者进入或在检测区域里移动而随时改变。

④ enterTime：输出事件，单值时间型，表明浏览者进入检测区域的时间。

⑤ exitTime：输出事件，单值时间型，表明浏览者离开检测区域的时间。

例 8-22

```
#VRML V2.0 utf8
Group {
   children [
       Transform { # 构建围墙
           translation 2.0 0.0 0.0
               children Shape {
                   appearance Appearance {
                       material Material {
                            diffuseColor 0.8 0.31 0
                            specularColor 0.5 0.5 0.5
                            emissiveColor 0.15 0.06 0
                            ambientIntensity 0 }
                       textureTransform TextureTransform {
                            scale 5.0 5.0}}
                   geometry IndexedFaceSet {
                       coord Coordinate {
                            point [ 3.0 0 5.0, 3.0 0 4.5,
                                   -6.0 0 5.0, -5.5 0 4.5,
                                   -6.0 0 -5.0, -5.5 0 -4.5,
                                   5.5 0 -4.5, 6.0 0 -5.0,
                                   6.0 0 5.0, 5.5 0 4.5,
                                   5.0 0 5.0, 5.0 0 4.5,
                                   3.0 3 5.0, 3.0 3 4.5,
                                   -6.0 3 5.0, -5.5 3 4.5,
                                   -6.0 3 -5.0, -5.5 3 -4.5,
```

```
                                    5.5 3 -4.5, 6.0 3 -5.0,
                                    6.0 3 5.0, 5.5 3 4.5,
                                    5.0 3 5.0, 5.0 3 4.5] }
                        coordIndex [ 0 12 14 2 -1, 2 14 16 4 -1,
                                    4 16 19 7 -1, 7 19 20 8 -1,
                                    8 20 22 10 -1, 10 22 23 11 -1,
                                    11 23 21 9 -1, 9 21 18 6 -1,
                                    6 18 17 5 -1,5 17 15 3 -1,
                                    3 15 13 1 -1, 1 13 12 0 -1,
                                    12 13 15 14 -1, 14 15 17 16 -1,
                                    16 17 18 19 -1, 19 18 21 20 -1,
                                                20 21 23 22 -1]
                        solid FALSE }}}
        Transform { # 构建门
            translation 6 1.5 4.25
                children [
                    DEF ps ProximitySensor {
                        size 12 12 12}
                    DEF t Transform {
                        children Shape {
                            appearance Appearance {
                                material Material {
                                    diffuseColor 0.44 0.27 0.17
                                    specularColor 0.29 0.31 0.05
                                    emissiveColor 0.21 0.13 0.08
                                    ambientIntensity 0.04
                                    shininess 0.19}}
                            geometry Box {
                                size 2.2 3.2 0.5}}}]}]}
    DEF ts1 TimeSensor {
        cycleInterval 3
        loop FALSE }
    DEF ts2 TimeSensor {
        cycleInterval 3
        loop FALSE }
    DEF pi1 PositionInterpolator {
        key [0.0 1.0]
        keyValue [0 0 0,-2.0 0.0 0.0] }
    DEF pi2 PositionInterpolator {
        key [0.0 1.0]
        keyValue [-2.0 0 0,0 0 0] }
    Viewpoint {
        position 5 6 16
        orientation 1 0 0 -0.4}
    ROUTE ps.enterTime TO ts1.startTime
    ROUTE ts1.fraction_changed TO pi1.set_fraction
    ROUTE pi1.value_changed TO t.translation
    ROUTE ps.exitTime TO ts2.startTime
    ROUTE ts2.fraction_changed TO pi2.set_fraction
    ROUTE pi2.value_changed TO t.translation
```

在例 8-22 中，由于设置了 ProximitySensor 节点，给出浏览者和对象接近的范围，因此在进入或者离开这个范围时，输出事件启动时间传感器节点 TimeSensor，动画开始。也就是，当浏览者逐渐接近门时，门会自动打开，进门以后，随着距离的增加，门又自动关闭，如图 8.23 所示。

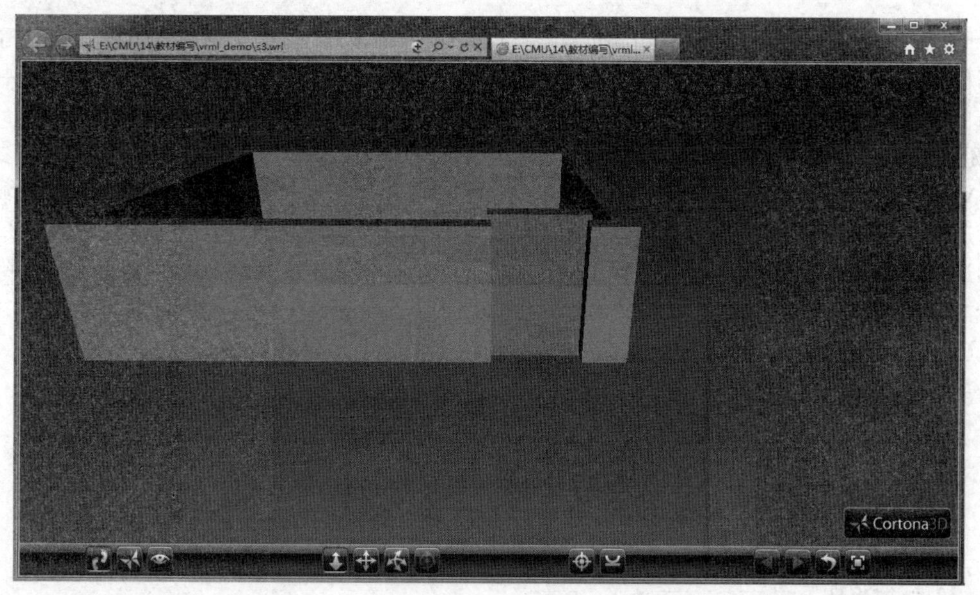

图 8.23 例 8-22 运行效果

除了上面介绍的 ProximitySensor 节点外，还有类似的一些感知器。例如 Visibility 节点是一种可见感知器，用来感应检测浏览者能否看到某一特定的对象和区域；还有碰撞感知器 Collision，用来感知检测浏览者和虚拟对象非常接近时的情景。合理、灵活地使用这类感知器，能够创建出和现实更为接近的虚拟世界场景。

8.4.3 程序脚本的使用

VRML 提供了 50 多个节点，原则上可以构建非常逼真的 VRML 场景。但是，由于各节点功能单一，并且是封装好了的，因而在创建场景的过程中，如果交互功能要求较高，单纯使用节点来设计和创作所需的场景会遇到一些困难，往往需要大量的节点完成场景的构建，使得程序的结构繁杂，设计过程不够灵活。因而，需要有更强功能的程序方法来解决问题。

VRML2.0 的一个强大的功能就是能够使 VRML 文件方便地和 Java 程序设计语言以及 JavaScript 脚本语言结合，极大地扩充了 VRML 本身的功能。在 VRML2.0 规范中，直接支持的脚本语言是 JavaScript 脚本语言。可以使用 JavaScript 作为脚本语言扩充 VRML 的功能。但是为了使用方便，往往使用 VRML2.0 规范所支持的一种脚本语言 VRMLScript，它是从 JavaScript 中派生出来的。

实际上，VRMLScript 是 JavaScript 脚本语言的子集，因此它也支持 JavaScript 的语法形式，和 JavaScript 相同的语法结构。但是同时还具备自己的特点。

两种脚本语言主要的不同在于有许多对于 Web 网页需要的文本对象、 浏览器对象的方法以及属性等 VRMLScript 并没有考虑，但是它支持 VRML 中的对象和所有的数据类型。比如，在使用颜色的数据类型的时候，可以直接写作

```
Col=new SFColor (1.0 0.9 0.8)
a=Col.b
```

这里，声明了一个对象变量 Col，Col 对象表示了一个单值 RGB 颜色，其中，r、g、b 分别表示它的属性。由此可知，a 的值就是 0.8。可以看出，这个对象变量就是 VRML 中某些单值颜色型域值。

同 JavaScript 一样，VRMLScript 脚本语言也是由控制语句、函数、对象、方法、属性等来实现编程的。VRMLScript 包含有 JavaScript 中的 Math 类库和一些通用函数。同时，VRML 中描述域值的数据类型 SFColor、MFFloat 等也都是它的对象数据类型。因此，在 VRML 中，使用 VRMLScript 是很方便的。

VRMLScript 脚本语言并不能直接对 VRML 的节点进行控制，对节点的事件、节点的域的访问要通过 VRML 所提供的 Script 节点。Script 节点同前面介绍过的节点有所不同。它并不是表示一种造型，也不描述一种渲染。在 Script 节点里面并没有预先定义好域和事件来表示某些特征或者状态，但是它可以自己定义节点的域和事件。

（1）使用语法。

```
Script { url            [ ]                #exposed field MFString
         mustEvaluate    FALSE              #SFBool
         directOutpur    FLASE              #SFBool
         eventIn        eventTypeName        eventName
         field          fieldTypeName        fieldName initialValue
         eventOut       eventTypeName        eventName }
```

（2）域值说明。

① url：脚本的路径或者称为脚本程序代码。如果是脚本文件，则列出的是文件路径。允许有多个路径、浏览器执行第一个它能够理解并执行的脚本。如果是脚本文件代码，则第一行列出的就是所使用程序名称，通常是 Java、JavaScript 或者 VRMLScript。前面介绍了 VRMLScript 脚本语言，并不意味着在 Script 节点只能使用 VRMLScript 脚本，只是相对于 JavaScript 而言，VRMLScript 对于 VRML 对象的控制更为方便。

② mustEvaluate：每当新的值被 Script 节点的入事件 eventIn 接收时，该域值设置如何处理脚本程序。如果设置为 FALSE，那么在不影响场景构建的情况下，比如没有其他节点需要脚本的输出事件，浏览器可以不发事件给脚本而推迟执行脚本程序，等待适当的时候处理脚本。一般说来，这样做可以提高浏览器的性能。但是如果接收的到新的域值很多，每一个都推迟执行的话就有可能会使得等待处理的事件列表太长，那也会造成延迟。如果这个域值设置为 TRUE，则 Script 节点每接收到一个新的域值就马上执行脚本程序，由于浏览器一方面还要显示场景、实时渲染场景，如果马上要进行处理的脚本太多，会加大浏览器的计算量，影响场景的显示、刷新、渲染以及和用户的交互，降低浏览器的性能。因而一般情况下应该取其默认值 FALSE。

③ directOutpur：这个域值用来设置是否允许 Script 节点的脚本直接改变场景节点和动态地建立或删除路由通路。一般来说，Script 节点的程序脚本可以对它能访问的节点的可见域进行写操作，从而改变场景的节点，并且也可以建立和删除结点之间事件传递的通道。如果设置为 FALSE，则可以访问到那些能访问的节点，但是不允许进行写操作，即不能写出任何域值发送到那个节点，也就无法使节点发生变化。这时，脚本只能通过事件的方法来与场景联系。如果不是十分必要的话，应设为 FALSE，这样可便于浏览器对场景进行优化。

④ eventIn：用来定义 Script 节点中的 eventIn 事件，指定该事件的事件类型和事件名称。

⑤ eventOut：用来定义 Script 节点中的 eventOut 事件，指定该事件的事件类型和事件名称。

⑥ field：用来定义 Script 节点中的域，指定该域的域值类型和域名称并且设置默认的域值。

在 Script 节点中，可以定义任意数量的 eventIn 事件、eventOut 事件和域。但是应该注意，在 Script 里面不能定义可见域（exposedField）。

由于本书基于读者主要为医学专业群体，同时受到篇幅的限制，因此对程序脚本的使用就不再做过多的介绍，读者可自行查阅和学习其他相关资料。

8.5 3ds Max 与 VRML 的转换

使用 VRML 语言建立复杂场景相对较为麻烦，而用一些专业的三维软件建立的场景就比较直观且方法简便。可以在 3ds Max 中建立场景，然后利用它的导出功能直接把场景输出为 VRML 文件。另外，还可以在 3ds Max 中建立 VRML 节点，其产生的效果和用 VRML 语言编写是一样的。

8.5.1 3ds Max 的场景导出

一般 3ds Max 与 VRML 结合应用的步骤是：先在 3ds Max 中建立一个三维场景的造型、材质、贴图、动画和视点等，再利用 3ds Max 的 Export 功能导出为 VRML97 文件格式，最后在编辑生成的 wrl 格式的源文件中对其修改和编辑等。

在 3ds Max 文件菜单中，选择 Files 下的导出（Export）选项，在其导出文件类型中选择 wrl 文件类型，弹出如图 8.24 所示对话框，在其中输入文件名，确定后保存。

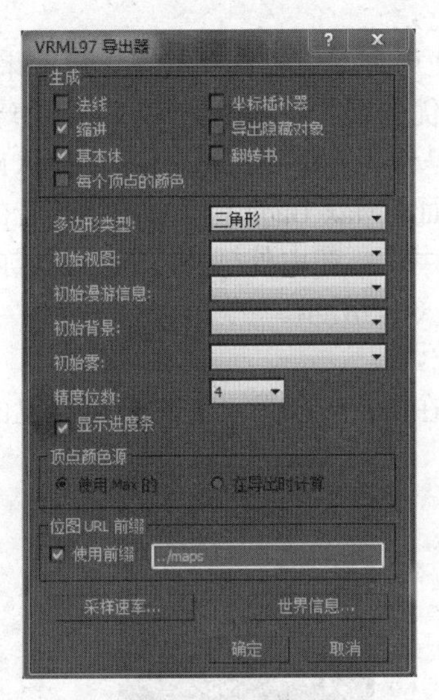

图 8.24 导出选项

如将 6.6 中的两个综合实例导出为 wrl 文件，然后在安装有 VRML 插件的浏览器中查看，如图 8.25 所示，其中 3ds Max 中的一些效果（如光照、贴图等）需要在 VRML 中依情况调整。

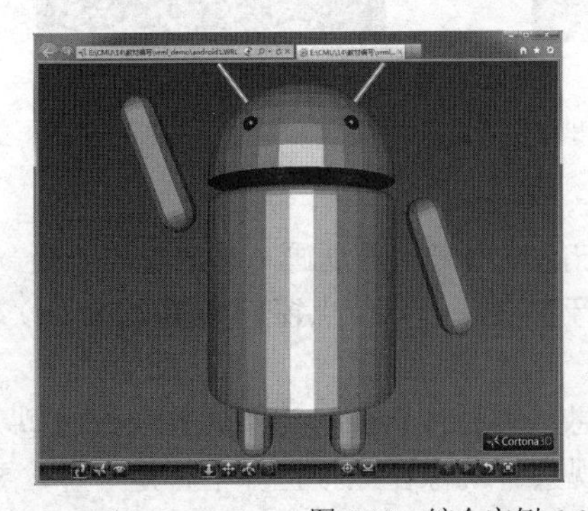

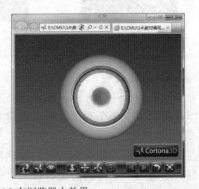

图 8.25 综合实例 6.6.1 和实例 6.6.2 在浏览器中效果

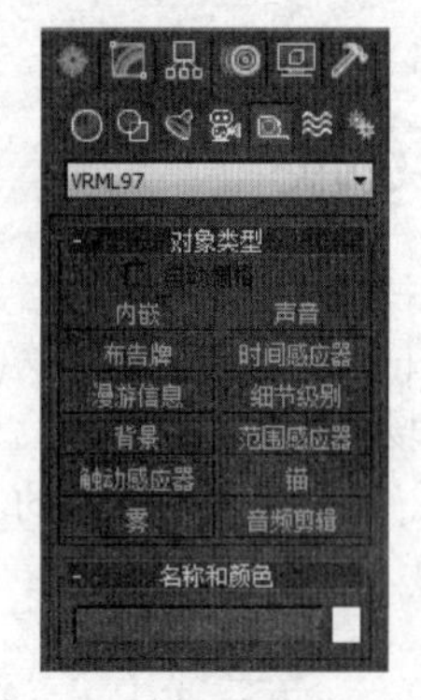

图 8.26　选择 VRML97 选项

8.5.2　在 3ds Max 中插入 VRML 节点

在 3ds Max 中不能直接创建 VRML 节点，要通过插入图标的方式引入，在命令面板建立（Creat）的辅助物体（Helper）下的列表中选择 VRML97 选项，如图 8.26 所示。

3ds Max 可以导出的场景节点有 12 种，分别是内嵌（Inline）、声音（Sound）、布告牌（Billboard）、时间感应器（TimeSensor）、漫游信息（NavInfo）、细节级别（LOD）、背景（Background）、范围感应器（ProxSensor）、触动感应器（TouchSensor）、锚（Anchor）、雾（Fog）、音频剪辑（AudioCilp）。这些节点在导出后还可以在 VRML 中对它们的参数进行修改。

1．内嵌

在内嵌窗口中，插入用于链接外部的 VRML 造型文件。可以在当前的场景中插入其他的 VRML 文件的造型，但文件必须是以 wrl 为后缀的 VRML 文件，如图 8.27（a）所示。

2．声音

结合 Audio Clip 的使用，使声音产生较真实的立体声效果。强度（Intensity）表示声源的强度，0 为最小值，1 为最大值。优先级（Priority）用来指出声音的优先级。空间化（Spatialize）指出声音是作为空间点播放，还是作为环境声播放。最小正面（Min Front）、最小背面（Min Back）、最大正面（Max Front）、最大背面（Max Back）用来控制声音的衰减范围。在内椭圆区域内声音为最大值；在外椭圆区域外没有声音；在内外椭圆之间的区域内，其声音按距离衰减。箭头指向的是声音发射的方向，如图 8.27（b）所示。

3．布告牌

在布告牌节点窗口中，可以在用户浏览时动态地改变自己的坐标系，如图 8.27（c）所示。

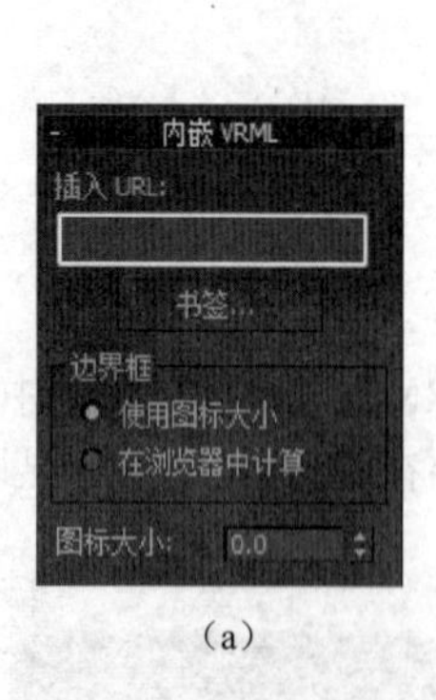

（a）

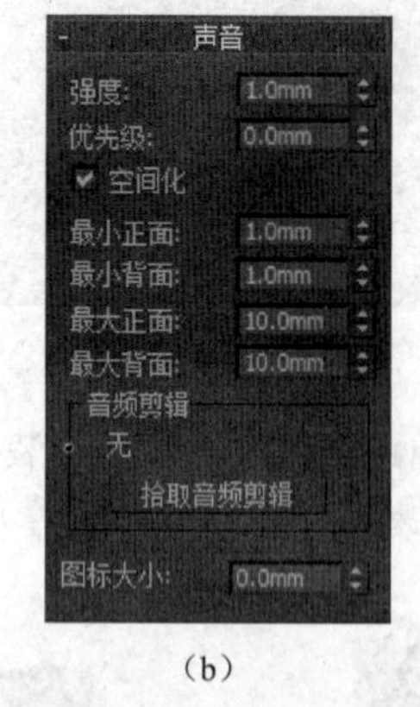

（b）

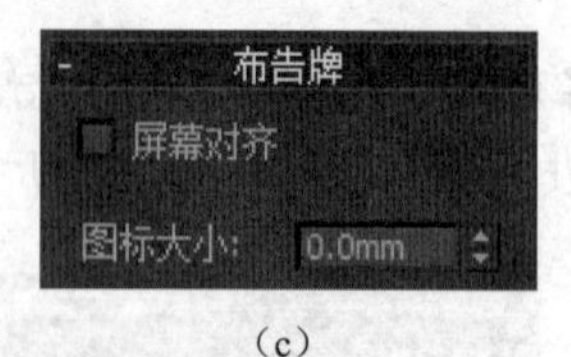

（c）

图 8.27　内嵌、声音和布告牌窗口

4．时间感应器

随着时间的推移，时间感应器节点产生事件。它能被用来生成动画（通常与插值器一起），能在一个指定时间引发一个动作或者以固定时间间隔产生事件，该节点窗口如图 8.28（a）所示。

5．漫游信息

该窗口描述观察者和观察场景的物理特征的信息。类型（Type）为不同的观察类型，因为不同的观察类型适用于不同的情况，一个“WALK”观察者就像在虚拟世界中行走一样，要受限于所在的地形并受重力的影响；一个“FLY”观察者除不受地形和重力的影响外，类似于“WALK”

观察者，只不过是像在空中飞行；“Examine”观察类型可用来观察单个物体，提供转动或把它移近或移远的能力；“None”观察类型表示不给观察者提供任何特殊功能，用户只能用场景提供的控制进行浏览。可见性限制（Visibility Limit）用来设定用户能够看到的最远距离，浏览器不会显示这一范围以外的对象，把它们和背景同色。缺省值 0 表明是无限的可视界限。速度（Speed）用来设定观察者在场景中的速度，单位是 m/s。化身大小（Avatar Size）中的碰撞（Collision）用来探测出用户位置与一个碰撞几何体间的允许距离；地形（Terrain）为视点与地面间应保持的高度。步长高度（Step height）为视点可以跨过的最高障碍物的高度，如图 8.28（b）所示。

6. 细节级别

细节级别节点窗口可使浏览器自动地在不同的物体造型描述之间进行切换。显示哪一细节层次是根据对象和用户之间的距离决定的。当距离越近时，细节层次越多，物体越清晰。距离（Distance）就是用来设定距离的，如图 8.28（c）所示。

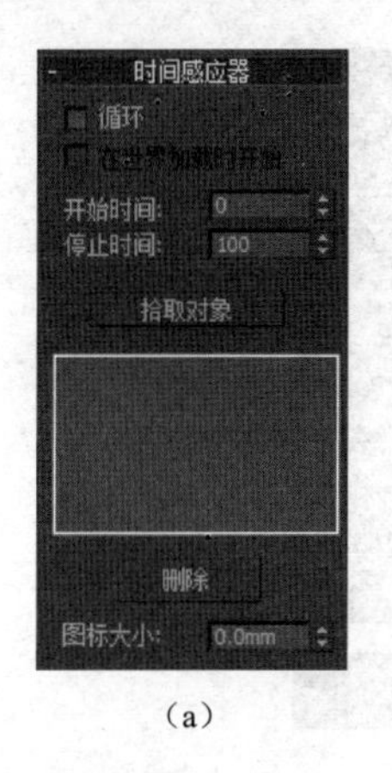

（a）

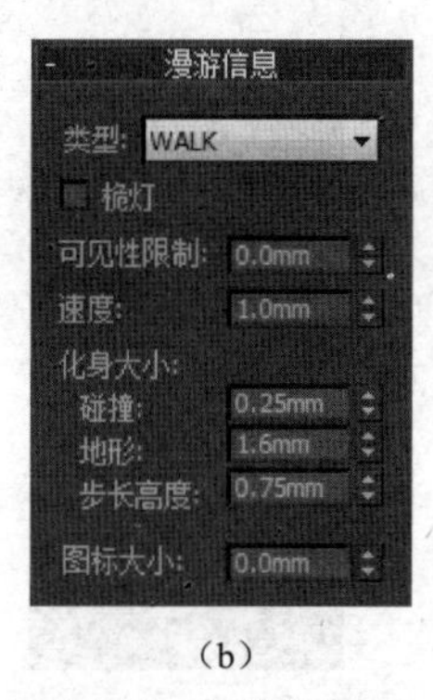

（b）

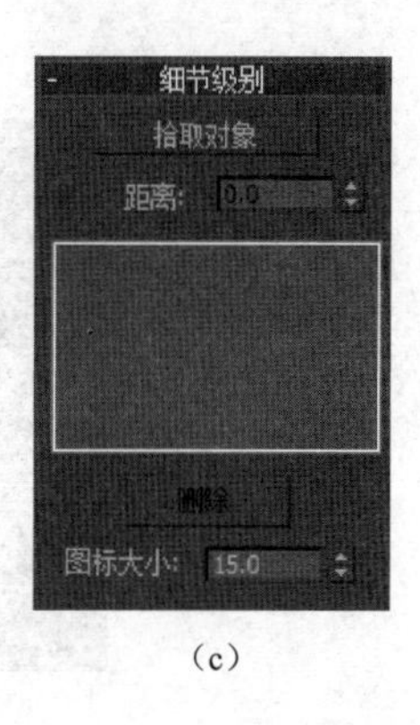

（c）

图 8.28　时间感应器、漫游信息和细节级别窗口

7. 背景

在背景窗口中又包含 3 个窗口，分别是天空颜色（Sky Colors）窗口、地面颜色（Ground Colors）窗口和图像（Images）窗口。前两者用来控制场景中天空和地面的颜色，后者指定一组图像分别放置在场景的前后、上下、左右，如图 8.29 所示。

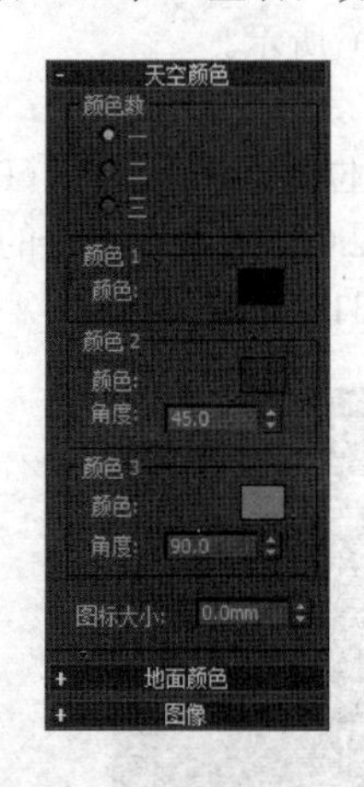

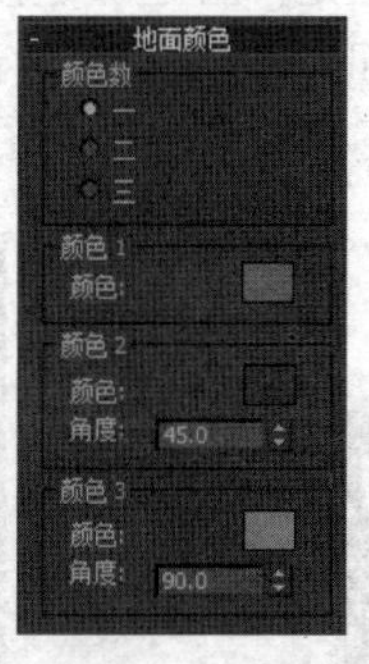

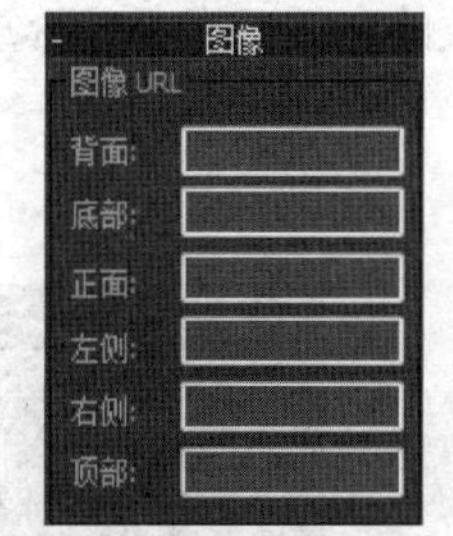

图 8.29　背景窗口

8. 范围感应器

范围感应器节点窗口用来设定用户在进入、退出或在一个方形区域中移动时产生的事件，如

图 8.30（a）所示。

9．触动感应器

触动感应器节点能产生基于定点输入设备（通常是鼠标）的事件。这些事件表明用户是否正在点选某个几何体和用户在什么地方以及在什么时候按了鼠标键。它用于指定一个单击触发器，用来检测鼠标动作，通过单击对象产生动画。该节点窗口如图 8.30（b）所示。

10．锚

在锚节点窗口中，用户可以在描述（Description）框中输入一个提示信息，当移动光标到锚点对象而不单击它时，浏览器将显示该提示信息。用户还可以在场景中加入超链接，用拾取触发器对象（PickTrigger Object）来指定场景中锚点对象。用 URL 来指定超级链接位置。参数（Parameter）为 VRML 和 HTML 浏览器附加的信息，例如，有些浏览器允许在 HTML 文档中指定一个页面框架作为链接作用对象，如图 8.30（c）所示。

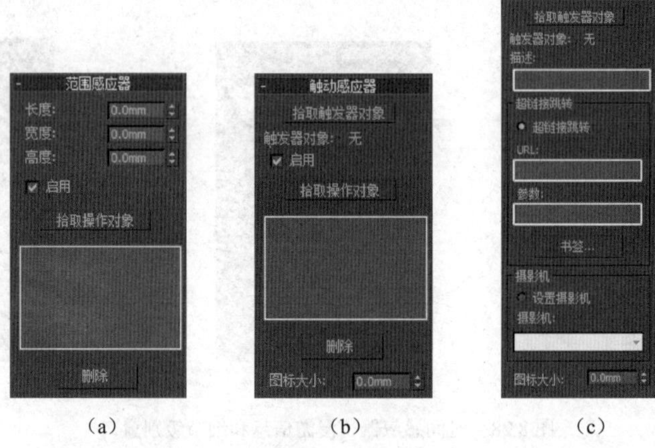

图 8.30　范围感应器、触动感应器和锚窗口

11．雾

在雾节点窗口中，类型表示随着观察者的距离增加，雾浓度的增加方式，可为线性方式和指数方式。颜色表示雾的颜色。可见性范围（Visibility Range）表示观察者能在雾中看到的东西的最大距离，当值为 0 或小于 0 时表示没有雾，如图 8.31（a）所示。

12．音频剪辑

在音频剪辑节点窗口中，URL 用来指定声音超级链接的位置。上下倾斜（Pitch）为加快或减慢播放声音的相乘因子，例如 1.0 表示以正常速度播放声音、2.0 意味着以两倍的速度播放声音等，只有正值才是有效的。循环指明是否重复播放声音，如图 8.31（b）所示。

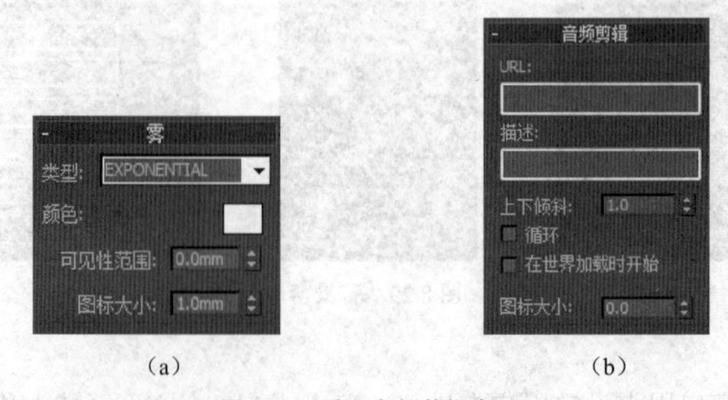

图 8.31　雾和音频剪辑窗口

8.5.3 VRML 文件的压缩

在编写 VRML 程序时，我们可以采用其他建模程序，如 3ds Max 等，这些都不是专门为 VRML 设计的，所以当采用应用程序建模时，可能会产生无用的垃圾文件，使文件容量变大。为了缩小文件容量，提高执行效率和浏览速度，我们可采用工具软件（如 Win-GZ 程序）来进行压缩，其操作极其简单，本书就不再赘述。

本章小结

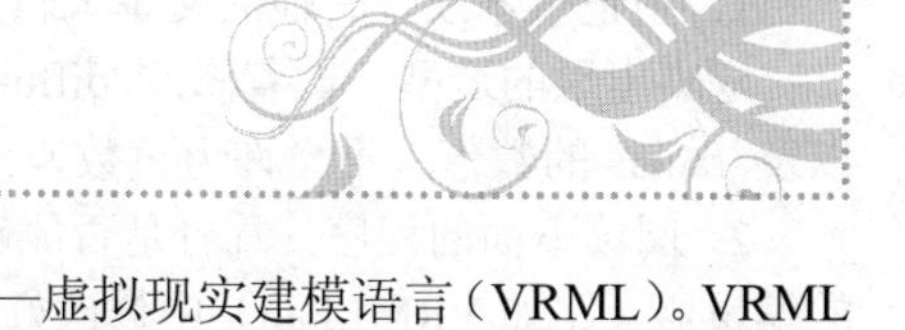

本章主要介绍了在 Web 上构建虚拟现实的一种方法——虚拟现实建模语言（VRML）。VRML 适合于构建 Web 的 VR 场景，并且生成的*.wrl 文件所占空间很小，便于在网络上传播。VRML 在学习和掌握上并不是十分困难，其功能十分强大，特别是其具有交互功能，能够使用户有身临其境的感觉。VRML 语言的基本要素是节点和域以及事件和路由。节点是最基本的 VRML 元素，节点包括描述节点的多个域；有些域的域值又是节点。由此，VRML 文件由许多节点相互嵌套构成。弄清楚语言要素之间的关系，有助于灵活应用节点设计所需要的 VRML 场景。通过 VRML 自带的检测、感知等节点的使用，或者通过 Java、JavaScript、VRMLScript 等脚本的使用，浏览者和虚拟对象能够实现交互的功能，极大地提高了在 Web 上实现虚拟现实的能力。

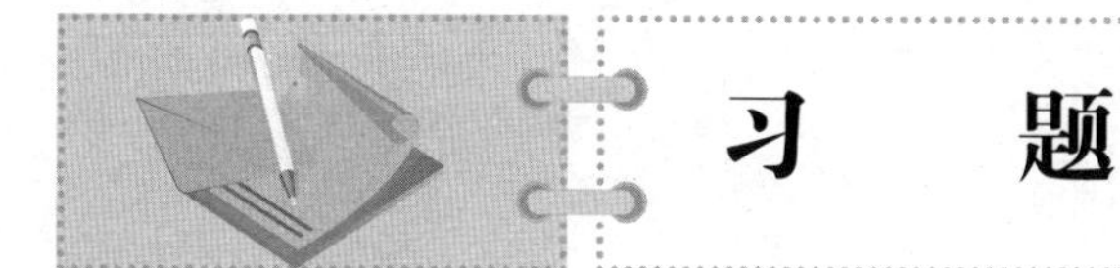

习　题

一、简答题

1．分析下面的程序，指出哪些是节点，哪些是域。

```
Shape {
    appearance Appearance {
    material Material { }}
geometry Cylinder {
    radius 1.0
    height 5.0}
```

2．试分析下面的一个节点，在表 8-5 中填入节点名称及其域值类型的确切说明。

```
Group{  bboxCenter   0 0 0      # SFVec3f
        bboxSize     -1 -1 -1  # SFVec3f
        children       [  ]     # exposed field MFNode}
```

表 8-5　　域值类型

节点名称	域名称	域默认值	域值类型

3．观察下面的 VRML 文件，对照其语法结构，指出文件中的各个成分。特别要正确地分析

出来哪些是节点，哪些是域。

```
#VRML V2.0 utf8
#Draw the column
Shape { appearance DEF Yellow Appearance {
    material Material { diffuseColor 1.0 1.0 0.0 }}
    geometry Sphere {
             radius 2 }}
```

二、操作题

1．用记事本或者其他的文本编辑器输入上面程序并且保存为 wrl 文件，在浏览器中打开，观察出现的造型。试着修改 diffuseColor 1.0 1.0 0.0 中的三个数值（在 0 ～ 1 之间变化）以及 radius 的数值（不允许为负数），保存后在浏览器中观察发生的变化。

2．阅读下面的程序，看看是否能够运行，如果不能运行，应该如何做。请在记事本或者其他的编辑器（比如 VRMLPad）中修改好，在浏览器中观察运行结果。

```
#VRML V2.0 utf8
Shape { appearance Appearance {
     material DEF color Material {
     diffuseColor 0.0 1.0 0.0} }
     geometry Box {
          size 5.0 0.3 5.0 } }
Shape {
     appearance Appearance {
          material ______color }
     geometry Cylinder {
       radius 0.4
       height 6.0 }}
```

（提示：请注意画横线的地方。）

3．结合前面习题以及教材中的相应内容，在下面程序中画横线的地方应该添加什么？

```
#VRML V2.0 utf8
Shape { appearance _______ Appearance {
          material  Material {
                diffuseColor 0.0 1.0 0.0} }
          geometry Box {
                size 5.0 0.2 5.0 } }
Shape { appearance USE app
        geometry Cylinder {
           radius 0.3
           height 6.0 } }
```

4．请看下面的程序，是一个圆柱体（Cylinder）、一个长方体（Box）和一个球体（Sphere）的组合。3 个造型的颜色相同，即材质相同。试着结合节点重用的概念，改写下面的程序。

```
#VRML V2.0 utf8
Shape { appearance Appearance {
          material  Material {
          diffuseColor 0.0 1.0 0.0 } }
       geometry Box {
       size 5.0 0.2 5.0 } }
Shape { appearance Appearance {
          material Material {
          diffuseColor 0.0 1.0 0.0 }}
```

```
            geometry Cylinder {
            radius 0.3
            height 6.0 } }
Shape { appearance Appearance {
            material Material {
            emissiveColor 1.0 0.0 0.0 } }
            geometry Sphere {
      radius 0.8} }
```

5. 利用本章的节点知识，在场景中构造一个平板、一个球体和一个柱体，要能够看出3个造型的几何轮廓。

6. 采用局部坐标系完成一个场景造型。该场景中有125个球体，每个半径为0.6，形成一个边长为4.0的阵列。也就是说，一共有5排，每排有5行，每一行有5个球体。在创建的过程中，尽可能使用“DEF··USE”语句完成相同造型的定义和调用，使程序尽可能简单。

7. 对于上题，再采用多坐标系的方法完成造型。

8. 在（-4.0 0.0 0.0）处围绕*X*轴用半径为0.5、长度为4.0的3个圆柱体交叉放置，3个圆柱体中心重合，并且均与*X*轴垂直。它们之间的夹角为60°（π/3）。然后沿着*X*轴平移，每隔2个单位一组，一直到（4.0 0.0 0.0）处，一共5组。要求沿着*X*方向每组比前一组尺寸小一些，尺寸自定，但要求均匀减少。

9. 在场景中不同位置创建3个文本造型，字符串随意，要求当用户浏览时，只显示其中的第二个文本造型。

10. 将自己的3ds Max作品导出为VRML文件，并在浏览器中运行。

第三部分

虚拟现实在医学领域的应用和教学平台建设

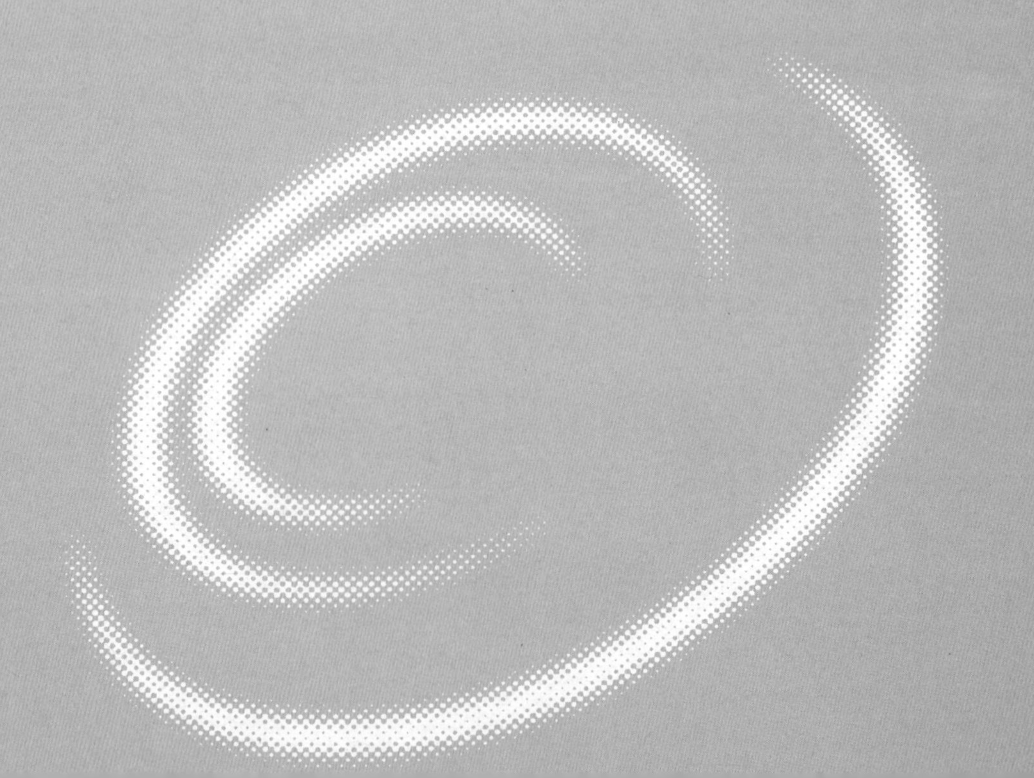

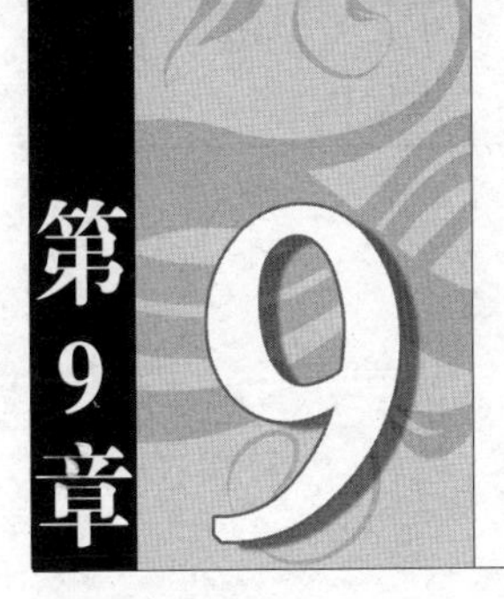

第9章 虚拟现实在医学方面的应用

计算机日益强大的处理能力使得在线医学教育、病人数据库、手术仿真、远程会诊、医疗专家系统等成为现实。随着计算机图形学、三维医学图像处理技术、仿真技术、漫游技术以及网络技术等方面的快速发展，虚拟现实技术在医学方面被越来越广泛地应用，如虚拟内窥镜、虚拟手术、虚拟静脉注射、虚拟康复训练以及各种用于医学实践教学的模拟训练系统等。

医疗 VR 是医疗信息学的一个组成部分。在过去的十几年中，这一领域在持续、缓慢而稳健地发展。制约其发展的主要因素是没有数据标准、缺乏有效性评估、费用昂贵等。尽管有许多阻碍，VR 还是给大众医疗带来了众多好处。

这一章，我们首先介绍虚拟人体，再谈一谈虚拟现实技术在医学上都有哪些主要应用。在本章的最后一节，还将介绍一些医学虚拟仿真技术中常用的软件。

9.1 虚拟人体

虚拟人体，也称数字虚拟人，或称虚拟可视人（Visible Human），是指将人体结构数字化，通过计算机技术和图像处理技术，在计算机屏幕上显示一个看似真实的模拟人体，再进一步将人体功能性的数据加以数字化，赋加到这个人体形态框架上，经过虚拟现实技术的交叉融合最终形成能够在很多方面代替真实人体的虚拟对象。虚拟人的全部研究发展包括 4 个阶段：“虚拟可视人”、“虚拟物理人”、“虚拟生理人”和“虚拟智能人”。

很多时候，虚拟人都可以替代真实人体来充当试验者，比如制定手术方案、参与医师技能训练或试验新型药物等。从解剖教学的角度来说，传统的解剖教学课程都是使用教科书和使用供解剖用的尸源进行实际教学的。但是，这种模式带来的结果是学生们的教科书越来越厚、越来越贵，而且尸源有限，可供学生进行练习的机会十分有限。

除了在教学上的应用，在科研方面，虚拟人也发挥了越来越重要的作用，在这里，我们先举一个国外的小例子。美国某研究所的研究人员，为了测试一种糖尿病新药的疗效，首先操控计算机让“虚拟人”患上糖尿病。这个过程很简单，只是用鼠标进行单击，就“切除”了“虚拟人”的胰腺或其他器官，并让“虚拟人”的体重发生变化，几秒钟后一个健康的“虚拟人”就能变成一位糖尿病患者。然后，研究人员将试用新药的数据输入计算机，不断观察“虚拟病人”的反应，调整用药剂量和用药方法，最终得出结论。这种方法至少能为研究人员节省 3 年的时间。现在，除了用于开发治疗糖尿病的新药以外，研究人员还在尝试用“虚拟人”对治疗风湿性关节炎、哮喘病等的其他新药进行测试。

9.1.1 虚拟人体技术

制作“虚拟人”，最关键的环节是采集人体数据。首先需要确定出一个理想的人体样本；然后经过尸体解剖、拍照、分析；再将数据输入计算机进行合成，从而制成一个完整的立体人类生理结构。图 9.1 所示为虚拟人体切片图。

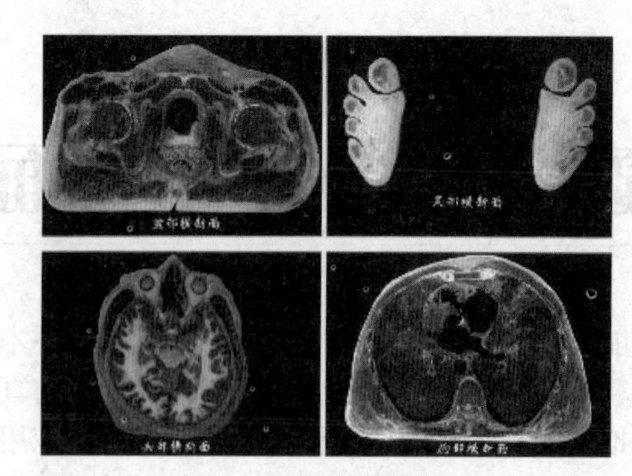

图 9.1　虚拟人体切片图

这项研究工作，由美国最先进行。他们于 1989 年提出了“可视虚拟人”的概念，并于 1994 年制成了世界第一具男性“虚拟人”。1998 年又通过对一具女尸的解剖，在计算机中储存了高达 56GB 的数据，从而形成了数字化的女性“虚拟人”。图 9.2 所示为美国男性数据集中的图片。现在，美国正在制造第二代有物理性能的“虚拟人”和第三代有生理功能的“虚拟人”。韩国从 2000 年开始进行“虚拟人”的研究，计划利用 5 年时间建立具有东方人特征的数据库。

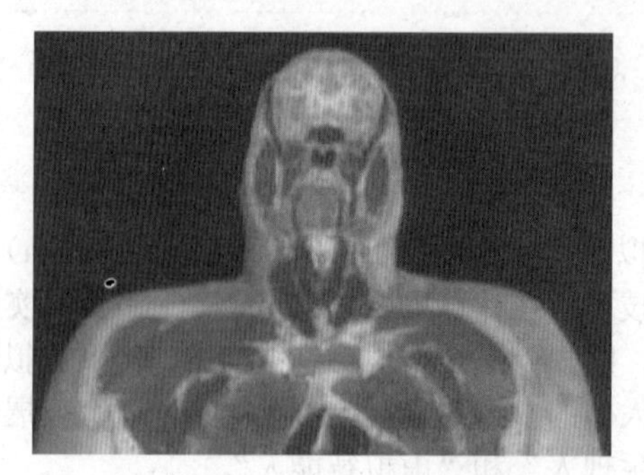

图 9.2　美国男性虚拟人

我国对“虚拟人”的研究。在 2000 年正式列入高新技术发展计划中。2003 年 2 月 18 日 17 时 18 分，我国首例女性虚拟人数据集在位于广州市的解放军第一军医大学构建成功，这标志着继美国、韩国后，中国成为世界上第三个拥有本国虚拟人数据库的国家。图 9.3 所示为我国虚拟人女一号的相关图片。

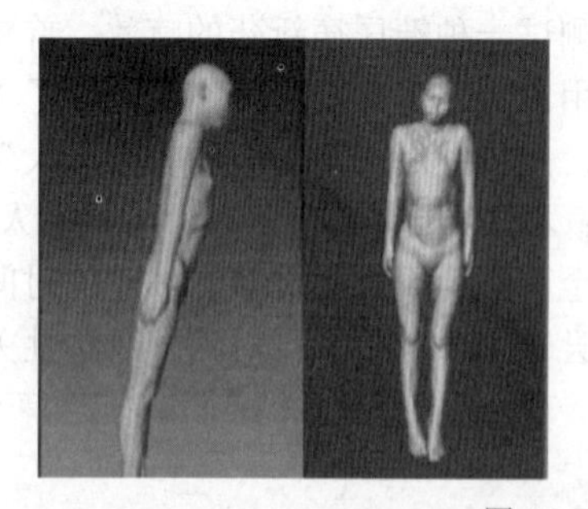

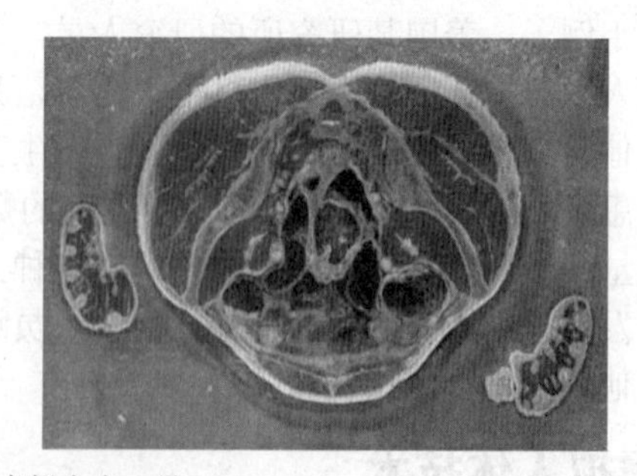

图 9.3　我国虚拟人女一号

我国的虚拟人数据集具有精度高、准确性好、数据量大等特点，相对于美、韩的虚拟人体，在标本处理、血管显示、机械改装、冷冻保存、切削调控、数据获取 6 项综合技术上都有不同程度的补充、完善、改进和提高。在硬件方面，我国研制出了专用的切削设备，切片精度提高到 0.1mm；

在技术方面，采用立式冷冻、立式包埋和立式切削等技术，最大限度地保持和体现了人体各个脏器的形状和位置。图 9.4 所示为我国科研人员在处理尸体，制作虚拟人切片标本时的场景。除此之外，最重要的是，我国的女一号虚拟人的数据来源于一位年仅 19 岁由于食物中毒而急性死亡的健康少女，所以数据更接近于正常人体数据。而美国的虚拟人男性左睾丸和阑尾切除；女性已经是 59 岁高龄，死于突发心脏病，生殖系统萎缩，身体各器官已经退行性改变，不能完全代表正常女性人体的基本情况。而韩国的虚拟人数据更是来源于由于肿瘤患者的尸体。所以，从以上角度看，我国的虚拟人数据具有一定的优势。表 9-1 所示为美、韩、中虚拟人体的具体数据比较。

表 9–1 美、韩、中虚拟人体的具体数据

国家	数据集	采集时间	切片精度	切片数量	数据量
美国	男性数据集	1994 年	1.0mm	1878	15GB
美国	女性数据集	1995 年	0.33mm	5190	30GB
韩国	韩国可视人	2001 年	0.2mm	9000	158.2GB
中国	虚拟人 1 号（女性）	2003 年	0.2mm	8556	149.7GB
中国	虚拟人 1 号（男性）	2003 年	0.2mm	9232	161.6GB

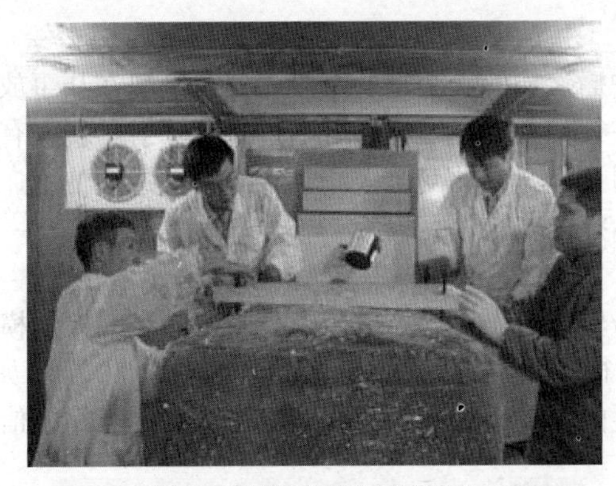

图 9.4 制作虚拟人切片标本

9.1.2 虚拟人体的应用领域

虚拟人体在各个领域的应用越来越广泛，不仅可为医学研究、教学与临床等方面提供形象而真实的模型，为疾病诊断、新药和新医疗手段的开发提供参考，而且还在军事航天等高新领域发挥了重要作用，具体介绍如下。

1. 医学参考

有利于培养优秀的外科医生。过去要培养一个手到病除、技艺高超的外科医生，都要通过师傅带徒弟式的反复实践，在病人身上练习操作技术。现在有了虚拟人，就可以在计算机操纵的虚拟人体模型上培训外科医生。在做手术之前，也可以先在虚拟人的身上开刀，计算机上会显示刀口断层及组织断面，为医生制订术前计划提供科学参考。

2. 制药实验

有了虚拟人，医生和制药公司就可以先在与病人身体数据相同的虚拟人身上试验新药。医生可以先将药物影响数据输入计算机，让“虚拟病人”先试“吃”，计算机里的“虚拟病人”会显示服药后的生理反应，从而协助医生对症下药。这种方法可以提高用药准确性和研制新药及新药上市的效率。相关实验已经在美国开展。

3．军事应用

虚拟人在军事医学上也很有价值。比如，可以用虚拟人来试验核武器、化学武器、生物武器的威力。现在的核爆炸试验都是利用动物进行的。试验前在离核爆中心的不同距离放置动物，核爆后再把动物收回来检验，通过查看对动物的损伤来推测对人体的损伤，这是不人道的。有了虚拟人之后，就可以通过对虚拟人损伤的判断来推测对真实人体的损伤程度，如图 9.5 所示。

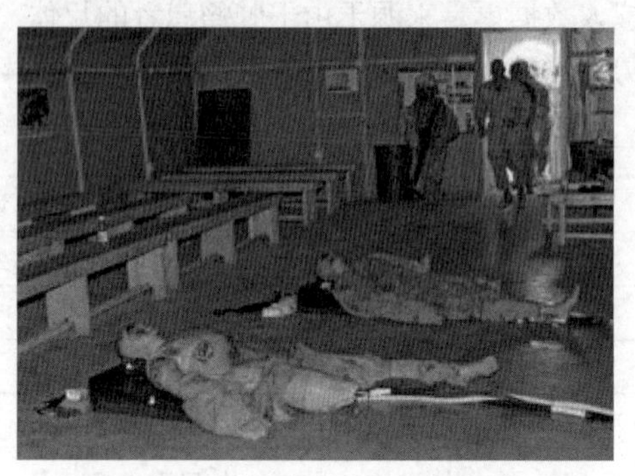

图 9.5 虚拟人在军事方面的应用

4．肿瘤治疗

放射治疗是目前治疗肿瘤疾病的一个重要手段，但由于现在从事放射治疗的医生只能凭经验进行辐射量的调节，病人往往担心在此过程中受到过量的辐射。现在有了虚拟人，医生就可以先对虚拟人进行放射治疗，通过其身体的变化来测定实际辐射量的使用，最后再用到真正的病人身上，这样就进一步提高了治疗的安全性。

5．航空航天

我国发射的“神舟三号”飞船上，有关部门安装了宇航员的人体模型，上面加装了各种传感器，以便取得人体在空间运行条件下的各种生理信息，如图 9.6 所示。如果有了“数字化虚拟人”，则完全可以取代这些实验性的人体模型，从而获取更加准确和可靠的信息。

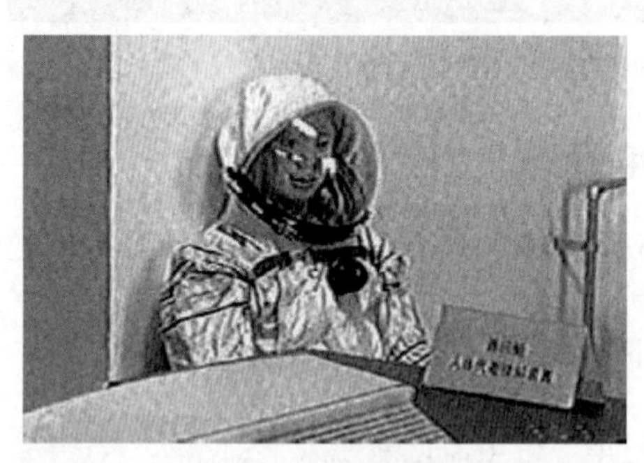

图 9.6 宇航员人体模型

6．体育运动

甚至在体育运动中，虚拟人也有着广泛的用途。通过对获得冠军的运动员在爆发力的一瞬间全身各个肌肉或骨骼的状态的研究，教练员可以更好地训练自己的队员，使他们在关键时刻取得好成绩。

除此以外，有了“虚拟可视人”，人们还可以事先准确模拟各种复杂的外科手术、美容手术，并预测术后的效果；可以利用“数字化虚拟人”这一实验平台，进行人造器官的研究、设计，改进新手术器械。

9.2 医生虚拟操作与虚拟手术

虚拟现实给现代医疗带来的最根本的改变在于脱离真实人体给医生以及医学实习生提供一个虚拟操作的平台，这无论是在医疗实践中还是在医学教学中都有着至关重要、颠覆传统的意义。

一个外科手术的初学者在真实的尸体上进行实际训练时，一旦发生失误，将无法重新开始，因为尸体中的结构已经发生改变，无法恢复。要成为一名合格的外科医生，在毕业之后仍要持续很长时间的学习。一名国际知名的眼外科手术专家曾有过这样的表达："要想成为一名真正的手术专家需要进行几千次真正的手术磨练"。试想一下，作为一名患者，又有谁会愿意成为新手医生的前几百次手术中的一员，成为那些被经验不足医师练手的对象。可是，从传统意义上讲，这种牺牲是持续培养医生新生力量的必要途径。医生虚拟操作及虚拟手术可以在根本上解决这个问题。下面将具体介绍医生虚拟操作的几个主要方面。

9.2.1 虚拟内窥镜

虚拟内窥镜技术（Virtual Endoscopy，VE）是虚拟现实技术在现代医学中的重要应用。这项技术主要是利用医学影像数据作为原始数据来源，融合计算机图形学、可视化技术、图像处理技术和虚拟现实技术，以此来模拟传统光学内窥镜的一种新兴医疗技术手段。其最大的优势在于克服了传统光学内窥镜需要插入人体，做接触式检查的方式，避免了患者在接受传统检查时所必须面临的痛苦。对虚拟内窥镜的研究主旨在于为医生提供诊断依据，除此之外，还可以应用于辅助诊断、手术规划以及医务工作者的培训等方面。VE 的研究主要开展在近十几年，是医学成像领域的一项新兴技术，主要起源于数字医学成像，如 3D CT 和 3D MRI，特别是虚拟人体数据集的出现，使得该研究得以取得较大的发展。

VE 的发展大致分为三代。第一代 VE 是运用几何模型，生成解剖结构的 3D 几何形状，附加一些简单的交互操作，产生较为粗糙的动画效果，这一代 VE 主要应用于对医护人员的教学和培训。第二代 VE 是利用具有高分辨率的可视化人体数据，如 CT、MRI 等图像数据，产生较为逼真的图像效果，增加了真实感、视觉逼真性和临床实用性，目前 VE 正处在这一代的研究阶段。可预见的第三代 VE 在考虑了人体器官组织形状的同时，还将加入不同解剖组织的物理特性和生物特性，将会成为一个在物理上、生理上以及系统上都完全逼真的 VE 系统。

目前，VE 主要应用在如气管、支气管、食管、胃、肠、血管、内耳及心脏等具有空腔结构的器官中。下面以一种支气管镜仿真内窥镜为例介绍。整个系统包括一个可弯曲的光纤内窥镜和一个进行 VR 仿真的 PC，该系统引入一个自动控制接口来提供触觉反馈。图形部分包括一个带有纹理的腔道解剖模型（该模型基于虚拟人体数据库），对医疗培训人员的动作进行动态响应。在操作过程中，如果虚拟内窥镜的末端触碰到了腔体壁，就会发生组织变形，而且系统会模拟患者做出"咳嗽"反应。与此同时，自动控制接口中的激励器产生反作用，进行操作的医疗培训人员就会感觉到阻力。在整个操作过程中，PC 上运行的软件将全程记录操作者的操作时间、失误、漏检的腔体段数等。以下分别介绍几个常用的 VE 培训实例。

1. 虚拟腹腔镜

腹腔镜手术模拟训练系统是专门用来进行腹腔镜手术培训的教学设备，采用了人体解剖视觉重现和力反馈技术，使操作画面清晰、脏器逼真、器械真实、操作手感与临床手术相同。应用这一系统进行培训，可以扩展实习人员的解剖、生理、病理等医学知识，提高实习人员的手术技巧和手术中对病情的判断决策能力，使其尽量达到临床手术要求。图 9.7 所示为使用虚拟腹腔镜训练系统完成的各种腹腔镜手术图例。

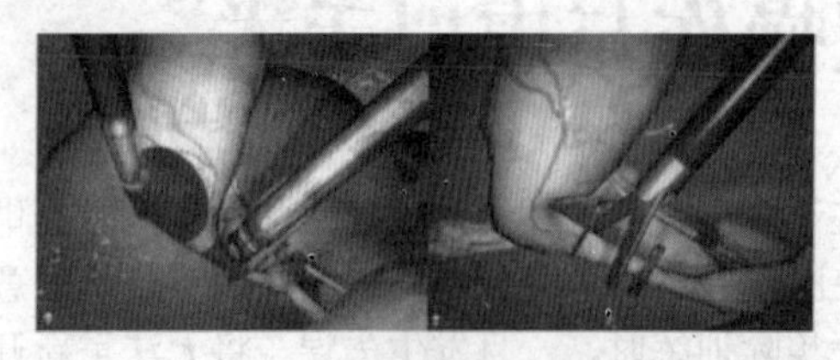
（a）腹腔镜胆囊切除术

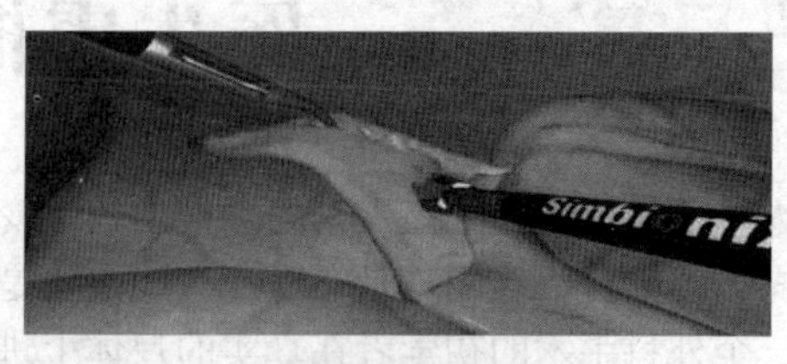
（b）腹腔镜阑尾切除术

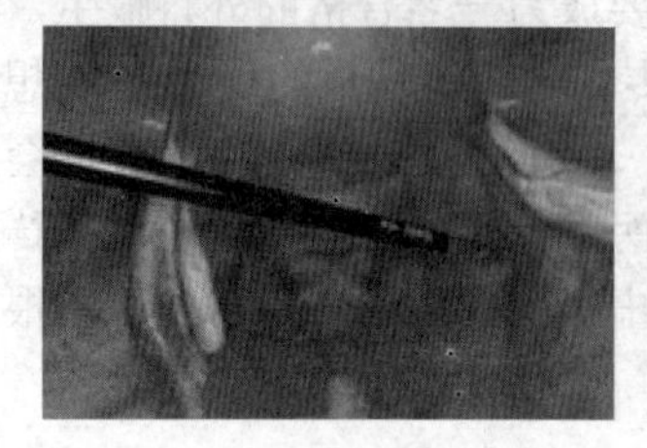
（c）腹腔镜子宫切除术

图 9.7 虚拟腹腔镜训练系统

2．虚拟消化内镜

消化内镜诊疗模拟训练系统是采用了人体解剖视觉重现和力反馈技术来实现的。系统可内置多个病例，实习人员可练习使用胃镜、肠镜、乙状结肠镜等器械，进行上下消化道检查、内窥镜逆性胰胆管造影（ERCP）、内镜超声（EUS）等操作，同时还可以进行治疗息肉、溃疡、突发性出血等病症的练习。图 9.8 所示为使用虚拟消化内镜训练系统完成的各种消化内镜手术图例。

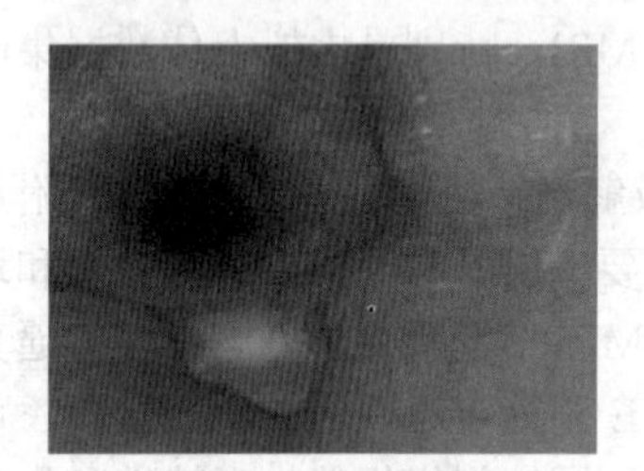
（a）上消化道内窥镜模块

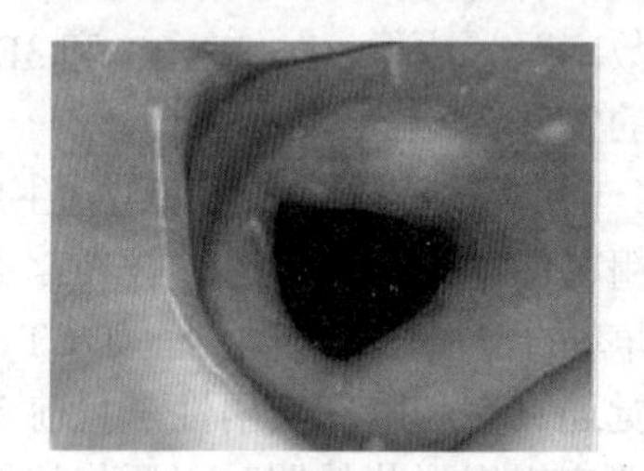
（b）下消化道内窥镜模块

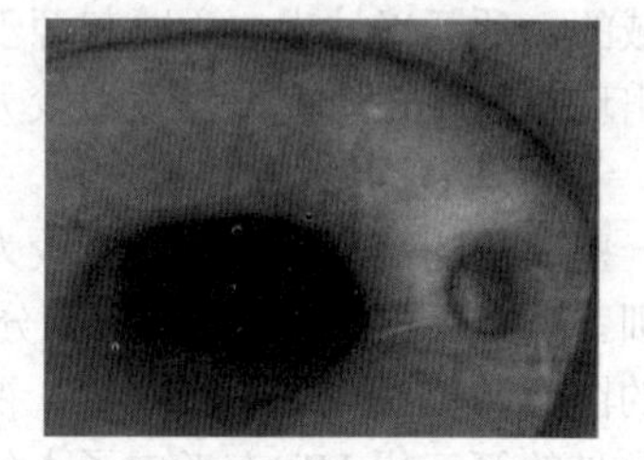
（c）乙状结肠镜检查模块

图 9.8 虚拟消化内镜训练系统

3．虚拟呼吸内镜

呼吸内镜诊疗模拟训练系统同样是采用了人体解剖视觉重现和力反馈技术实现的。通过该系统，实习人员可以练习支气管镜检查技巧以及纤维支气管镜活检术等关键技术。图 9.9 所示为使用虚拟呼吸内镜训练系统检查的图例。

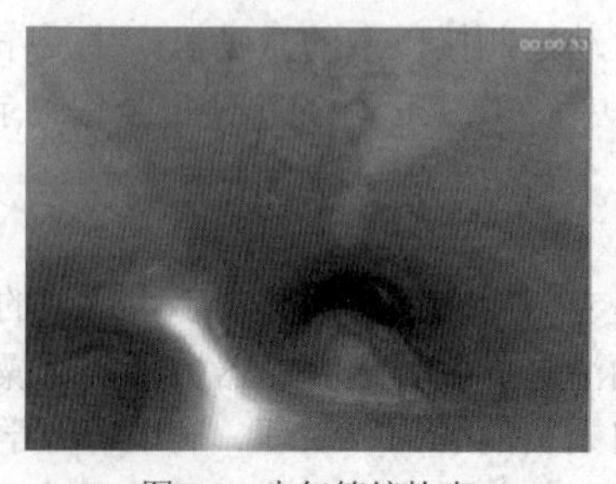
图 9.9 支气管镜检查

虽然 VE 还处于初级研究阶段，并且目前的应用还仅限于教学、培训和设计治疗方案等领域中，但是随着计算机技术和医学成像技术的快速发展，VE 将不仅具有理论意义，还会拥有越来越多的实际意义。

9.2.2 虚拟外科手术

作为医学虚拟现实技术领域正在发展起来的一个研究方向，虚拟外科手术的目的是利用各种医学影像数据，采用虚拟现实技术，在计算机中建立一个模拟环境，医生借助虚拟环境中的信息进行手术计划制定、手术演练、手术教学、手术技能训练、术中引导手术、术后康复等工作。虚拟手术充分体现了虚拟现实在医学治疗过程中的作用。虚拟外科手术涵盖很多方面，其中包括虚拟骨科手术训练，如图 9.10 所示；虚拟神经外科手术训练，如图 9.11 所示；虚拟耳鼻喉科手术和虚拟眼外科手术等。

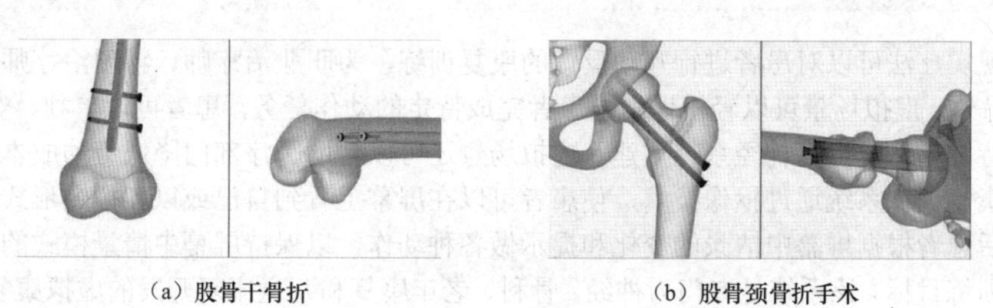

（a）股骨干骨折　　（b）股骨颈骨折手术

图 9.10 虚拟骨科手术训练

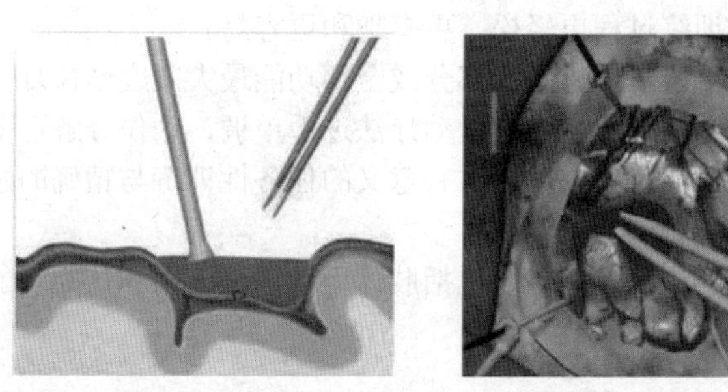

图 9.11 虚拟神经外科手术训练

医生的培养，特别是外科医生的培养由于受到客观条件的限制，因此外科技能的培养往往只能通过在尸体或病人身上反复临床磨练。但这种方式严重制约着医学教育的发展。虚拟手术系统的出现解决了这一问题。虚拟外科手术是借助计算机，并利用各种医学影像数据，为医生构建和提供的仿真手术虚拟教学系统。

借助于虚拟外科手术系统，医务人员可以沉浸于计算机生成的虚拟手术环境内，通过虚拟仿真手术器械体验和学习如何进行各种手术，并培养应付各种突发情况的能力。医生和医学生可以根据自己的需要重复进行各种必要的操作训练，并可以得到根据专家经验建立的专家手术系统的指导，这大大节约了培训医务人员的费用和时间，从而达到迅速提高学习者手术技能的目的。

9.2.3 虚拟静脉注射

大约 80%的病人在医院都要接受静脉注射治疗，包括针筒注射、化验抽血检测、静脉导管插入和腰椎麻醉等。国内外传统的教学方法主要是将针头刺入一个橘子或橡胶模型，或是在病人身上进行实验练习，而其中后者占大多数。相信大多数人在医院里都有过不太愉快的注射经历，也就是遇到了所谓的“生手”。

为了提高护士的静脉注射水平，血管内导管插入技术仿真器在美国应运而生。该系统包括一个专用触觉接口、一台PC和一个桌面监视器。和实际操作一样，培训人员一只手持一个带有传感器的手柄，以此来模拟要进行注射的病人部位；另一只手持一个真正的注射器或是输液管部件，这一部分与屏幕上的一个虚拟针头相对应。当培训人员将注射器或输液管推注到触觉接口时，虚拟皮肤在压力下可变形。在这个过程中，系统会显示出一个代表皮肤和静脉的视图，以帮助受训人员定位。通过安装在触觉接口的激励器组件，培训人员可以感觉到在皮肤接触时所受到的微小阻力。

9.3 虚拟康复训练

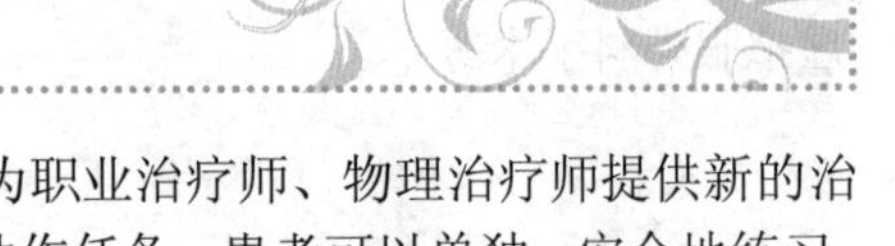

虚拟现实疗法可以对患者进行互动反馈的康复训练，为职业治疗师、物理治疗师提供新的治疗手段。另外，虚拟场景可以轻松地引导患者完成特定的动作任务，患者可以单独、安全地练习，反复强化特定动作，提高神经系统重建。虚拟场景还可以帮助医疗部门降低劳动成本。

虚拟康复训练系统通过抠像技术，使患者可以在屏幕上看到自己或以虚拟图形式出现的人体图像，然后患者根据屏幕中情景的变化和提示做各种动作，以保持屏幕中情景模式的继续，直到最终完成训练目标。该系统是专门为神经、骨科、老年康复和儿童康复开发的虚拟康复治疗系统，能使患者以自然方式与具有多种感官刺激的虚拟环境中的对象进行交互，可提供多种形式的反馈信息使枯燥单调的运动康复训练过程更轻松、更有趣和更容易。

康复医学旨在通过多种手段，使患者的部分或全部功能最大限度地恢复，以获得最大可能的生活自理、劳动和工作等能力。目前常规的运动疗法过于单调，动作分解过多，患者很难适应日常生活的需求。虚拟现实技术的优势在于提供有意义的任务性训练与精确的感觉回馈，可以确保受试者真实而安全的训练环境。

虚拟现实在康复医学中的应用领域主要包括肢体运动训练应用和认知功能训练应用。

9.3.1 肢体运动训练应用

肢体运动康复训练系统由软件提供多种人工景物，使患者如同置身于游戏或旅游的环境中，在游戏的原理上设计了诸多康复程序，康复程序的游戏动作和作业治疗中的动作一致，在肢体作业康复方面主要以身体的肩、肘、腕、膝关节等大关节进行主动康复训练，同时以游戏方式实现原有康复动作。在训练的过程中，如果出现失误，不会对患者的身体造成损伤，可用于慢性病治疗及生活技能丧失者的康复。

1. 外科术后康复

骨折、韧带拉伤、手及膝关节等处外科手术后的康复训练是肢体康复训练的典型应用。人体最常见的关节损伤是踝关节损伤，据统计，单就美国一年的踝关节损伤案例就超过百万。于是各种训练关节的复健系统应运而生。患者可以在配置了传感器的PC客户端完成远程康复训练，系统会自动记录下来自患者腿部的力量和扭矩，将其存入数据库，以此来判断患者的康复程度。图9.12和图9.13所示分别为传统肢体康复训练和虚拟肢体康复训练的情况。

2. 中风病人的康复训练

经历过脑出血、中风的患者，在渡过急性期之后，都要经过一个漫长的康复过程。患有中风的患者一般都会出现认知缺乏，或是影响半边身体活动的肢体运动障碍，使患者的半边身体运动能力下降，或是完全丧失，本体感受也有不同程度的退化。传统的中风康复训练受人力、物力和时间等方面制约，一般是在发病的急性期（患病后的1个月左右）以及亚急性期（患病后的5个月左右）进行的。图9.14所示为中风患者在特殊的医疗机构进行传统康复训练的情景。

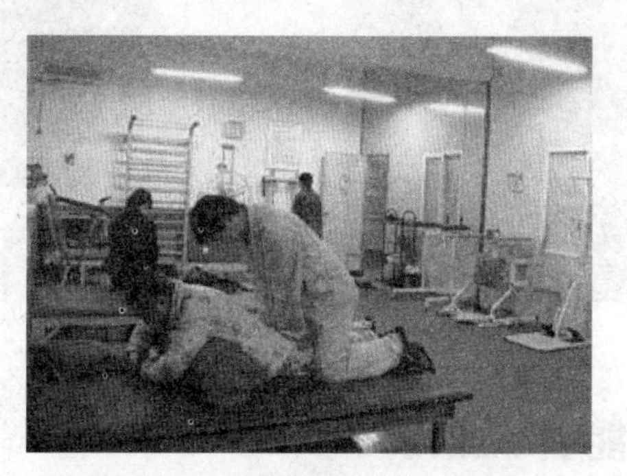

图9.12　传统肢体康复训练

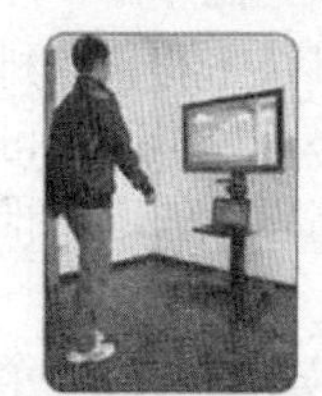

步态行走训练

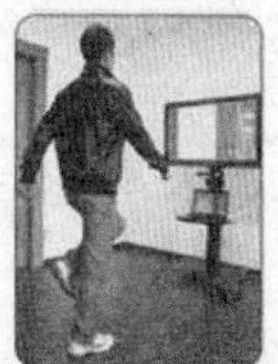

胯部、膝盖的训练

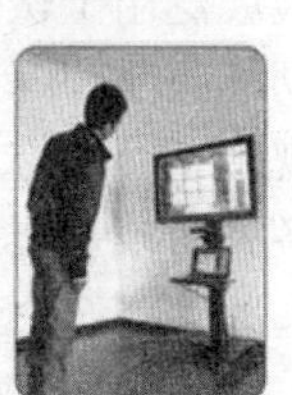

站姿平衡训练

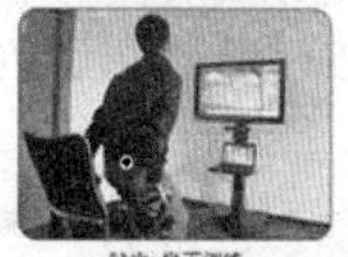

站立-坐下训练

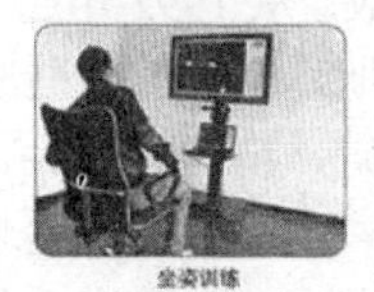

坐姿训练

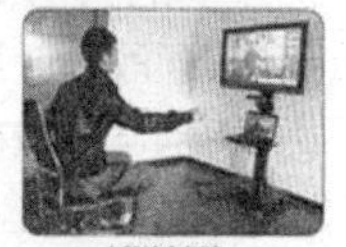

上肢综合训练

图9.13　虚拟肢体康复训练

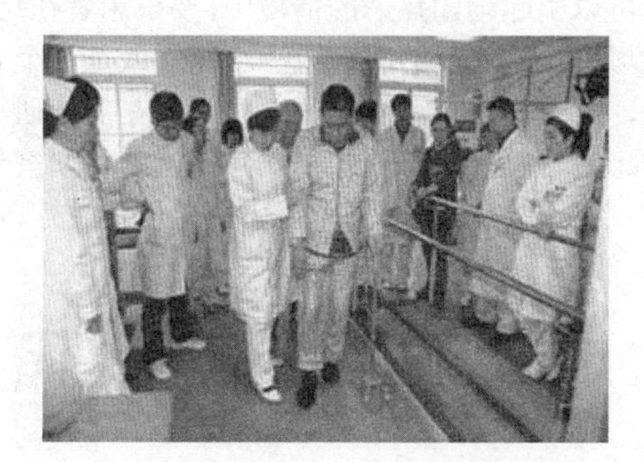

图9.14　传统中风康复训练

可是，在而后漫长的中风慢性期里，患者一般不再接受任何治疗，这就导致患者将在之后的漫漫人生中忍受着丧失劳动能力甚至是生活自理能力的残酷事实。VR在康复训练中的应用给中风患者带来了福音。基于VR或是利用VR进行增强的康复训练具有可控制性、可重复性以及强化等功能，而且具有更好地适应每个患者个体特征的优势。在美国，麻省理工学院的Holden在2002年就和他的同事一同开发了一个适用于中风患者手臂动作训练的康复训练系统。患者在训练中需要模仿“老师”的动作，跟踪器能够在此过程中记录下患者手臂的运动轨迹，系统在综合考虑空间数据和时间数据之后，给患者的这一动作做出最终评价。利用VR技术的中风康复训练能够在时间和空间上解决患者在慢性期长期康复训练的需求，患者甚至可以足不出户在家中完成远程的康复训练。图9.15所示为中风患者接受虚拟康复训练的情景。

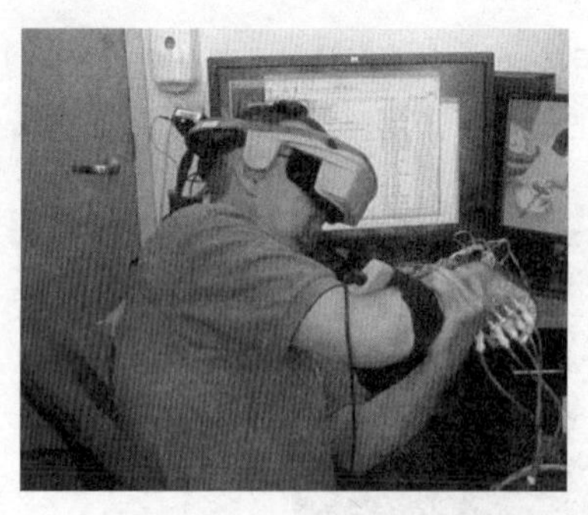
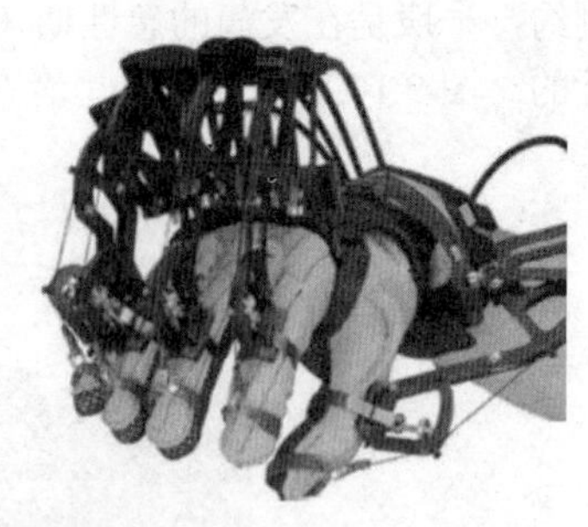

图 9.15　虚拟中风康复训练

9.3.2　心理及认知功能训练应用

虚拟现实技术目前已被广泛用于认知障碍的治疗，如记忆障碍、注意力障碍、空间认知障碍和一些心理治疗等。认知功能康复训练系统促进了计算机技术和认知科学更高层次的结合，在认知障碍的康复训练方面表现出了传统方法无法比拟的优势。虚拟现实可以使人沉浸在计算机实时产生的三维环境中，通过各种游戏反复训练来维持和提高患者的逻辑推理、思维、记忆、协调、注意力等认知功能。

心理治疗起源于欧洲，从精神病学中发展出来，是双方互动的一个过程，每一方通常由一个人构成，但有可能由两个或更多的人组成。从 1992 年起虚拟现实被应用于心理治疗领域，为心理治疗技术的发展开创了全新的局面。近期，国外的一些心理学家应用虚拟现实技术治疗恐高症、幽闭恐怖症、进食障碍、创伤后应激障碍、精神分裂症、性功能障碍、缓解疼痛等心理疾病并取得了极大的成果。

举例来说，早在上个世纪，在发达国家就有研究人员开展过一项个案研究。该研究将幽闭恐怖症患者置身于多个虚拟的可以引起幽闭焦虑的情境中，要求患者在这些场景中停留 35～45 分钟进行测试。这些虚拟场景可以是一个 $10m^2$ 的阳台或者小花园或是一个有窗户或门的 $\mathbf{20m^2}$ 的屋子，还可以是一个墙壁可以移动，会使房间逐渐变小的房间等。在后续研究中，科研人员对 3 名幽闭恐怖症患者和 1 名惊恐障碍患者进行了虚拟现实暴露疗法治疗。研究结果显示，被试者在所有的测量指标上症状都有所缓解，在实验 1～3 个月之后仍然能保持治疗效果。

9.4　虚拟现实技术与现代高等医学教育

随着我国医疗事业和计算机技术的不断发展壮大，虚拟现实在医学课堂教学、实验教学、临床培训等领域得到了广泛应用。医学教育与其他学科的教学手段有所不同，它不仅要让学生掌握理论知识，更要注重实践能力的培养。传统的教学方式不容易表达抽象理论知识，许多实践性强的教学内容在教学过程中难以实现，这些矛盾都会在某种程度上影响教学质量。而虚拟现实技术的出现为这些教学中的矛盾提供了解决方法和途径。

利用虚拟现实技术进行医学辅助教学，可以使学生全身心投入到虚拟环境中，与环境中的各种对象相互融合，能够更加深入地学习所学课程。学生还可以通过使用具有交互性的模拟医疗设备实现对虚拟环境的操作，从而进行实践练习。目前，应用 VR 的医学教育领域有很多，本书主要从基础医学、临床医学和医学远程教育几个方面阐述。

9.4.1 虚拟现实技术在基础医学教育中的应用

基础医学的教学方式主要分为理论授课和实验操作两种。其中理论授课的方式是课堂讲授加上传统医学插图，学生大多感觉学习过程枯燥、不好理解、不好记忆。而利用虚拟现实技术可以在虚拟的环境下，将人体各器官的解剖、生理学、病理学的数学模型存在一个数据库中，在显示屏上有意识地显示某些细节，学生可以将病人的各种病变部位分开或合在一起观察病变情况。

举例来说，目前解剖教学上应用的虚拟人体解剖图是数字化的解剖图谱，利用这一图谱，学习者在虚拟的环境中可以自由地选择、观察、移动虚拟对象，并且虚拟的组织或器官还能及时给予学习者感官上的反馈，这样就更容易理解和掌握解剖结构。

将“虚拟人”应用于教学过程也是虚拟现实技术应用于基础医学教育的一个典型实例。学生在课堂上能以三维的形式看到人体数千个解剖结构的形状、位置及器官间的相互空间关系等，学习兴趣和效果显著提高。

9.4.2 虚拟现实技术在临床医学教育中的应用

在临床医学教育中，临床实践是重要的教学方式。临床实践是对医学学生动手能力培养的重要环节，加强实践技能训练已成为医学教育改革的重点。把虚拟现实技术引入医学临床实践教学是非常行之有效的教学方式。

虚拟手术教学是虚拟现实技术临床医学教育中的最显著的应用。医学学生在手术培训过程中进行临床实践主要是在动物或者人体上进行操作，而在实践中会遇到教育资源有限的问题。虚拟现实技术解决了这一难题，它可以模拟非常真实的手术场景，为学生创造出一个虚拟的手术过程，在此过程中学生可以进行反复的训练。这种教育方式不仅可以节约教育资源，还具有零风险、可反复操作等优势，学生可利用它完成手术的各个操作步骤，并对操作的过程和结果进行分析和总结，这样可以更多地积累临床实践技巧和经验。

虚拟现实技术应用于医学临床实践教学能使医学学生有更多接触临床的经验，可以提高医学学生临床技能操作能力、临床综合诊断思维能力，还可以激发学生的学习热情和潜力，使他们能够运用临床理论知识较快地掌握临床诊疗实践规律，还有利于学生职业道德和行为规范的养成。

9.4.3 虚拟现实技术在远程医学教育中的应用

在远程医学教学中，经常会由于教学设备、实验场地或教学经费等方面的原因，而使一些应该开设的教学内容无法进行。利用虚拟现实技术可以弥补这些方面的不足，学生足不出户便可以学习到各种各样的知识，获得与现场学习一样的效果，从而加深对教学内容的理解。以往对于一些医学实验，在远程医学教学过程中一般采用电视录像的方式来取代实验课程，学生无法直接参与实验，利用虚拟现实技术进行虚拟远程医学实验，则可以增加学生动手学习的机会。

虚拟现实技术应用于远程医学教育的基础是基于远程医疗的分支网真医学，即远程呈现医学，它把专家的知识通过通信网络传输到需要的远程位置，在远程医疗应用领域发挥其独特的优势。网真医学是虚拟现实技术应用的一个全新领域，它结合了高清视频、音频和交互式组件（软件和硬件），在网络上创建一种独特的“面对面”体验的新型技术。使用者可以进入某个共享网络空间的图形环境，以远程控制操作或观察为目的进行人机通信和交互，用这个方法帮助医生有效地进行手术和诊疗。网真医学应用于远程教育可以确保医学生以更有效的方式进行培训，例如记录操作过程、让学生探讨操作细节并拥有沉浸于运作房间的感觉。医学学生可以进入虚拟的手术室或实验室，在虚拟环境中记录一个完整的操作过程，教师也可以将操作中的常见问题反馈给学生，从而提高每个人对某个问题的训练。

利用虚拟现实技术我们可以创建大量的三维人体组织结构，用于医学教学。随着网络技术的飞速发展，把创建的三维医学教学资源应用于远程医学教育，可以使学习者随时随地学习，使资源得到充分利用。虚拟现实技术应用于远程医学教育可以将生动的动态三维场景展现给学习者，提高了学习的质量和效果。

9.5 医学虚拟现实软件的应用现状

目前，国内外应用医学虚拟现实技术的应用软件有很多，这些应用软件在提高手术教学和训练的质量、减少术中决策时间、降低手术风险性等方面具有较大帮助，有重要的临床意义，为医学研究和教学的发展发挥巨大的作用。

在国外，美国克莱姆森大学的“术前规划系统”（Pre-Operating Planning System）采用了虚拟现实技术，不仅能展示患者的三维图像，而且还能让医生事先进行虚拟模拟手术，以便手术前制定精确的手术方案；澳大利亚大学已经利用虚拟现实技术建造了一具虚拟肝肾模型；麻省理工学院、斯坦福大学已成功地用虚拟现实技术建造了人体腿部模型；韩国汉城大学利用下肢三维虚拟模型进行步态分析；北卡罗莱纳大学教堂山分校利用超声波、MRI 和 X 射线创建了动态影像放射治疗预测建模软件；达特茅斯医学院的汉诺威创造了人脸和下肢的计算模型，研究外科手术的效果和结果；美国加利福尼亚州的帕洛阿尔托使用绿叶医疗系统创造了手套传感器，它通过数据手套传感器进行数据的获取同时设置强度范围，可以对运动损伤和残疾病人进行测量，使用手套传感器可以让无法发出声音的患者（中风或脑性麻痹患者）通过手势与计算机进行交流，另外通过头盔显示器，患者可以重新学习如何打开一扇门、行走、点头或转身。在国内，我国北京医科大学也用虚拟现实技术构建了 32 颗人恒牙的三维模型；浙江大学生物医学工程研究所构建了虚拟心脏进行研究。

下面介绍几个典型的医学虚拟现实软件。

1．3dBody 可视化虚拟人体解剖学软件

3dBody 可视化虚拟人体解剖学软件是基于可视化人体工程的解剖学教学软件，由上海海归胡博士和相关公司共同设计完成。软件囊括了人体解剖学、临床解剖学、表面解剖学、局部解剖学和中医针灸经络穴位内容，通过人体结构的计算机三维重建及软件工程的设计，实现了解剖学教学以及相关实验的人机交互与虚拟可视化。3dBody 以人体的 CT、MRI 扫描数据为基础，全面汇集了人体所有系统和器官的高精度三维数字解剖模型。目前，3dBody 已广泛应用于临床、科研及教学等领域。该软件可用于辅助解剖学教学，也可作为临床医生、临床见习医生、病患教育的参考。使用者通过软件可查看精确的人体解剖模型，详细了解其结构，位置关系与功能、生理学特性等信息。

2．交互式医学影像控制系统

交互式医学影像控制系统（Materialise's interactive medical image control system）由比利时 Materialise 公司研发，简称 Mimics。Mimics 是一套高度整合而且易用的 3D 图像生成及编辑处理软件，它能接收各种扫描的数据（CT、MRI），建立 3D 模型并进行编辑，然后输出通用的 CAD（计算机辅助设计）、FEA（有限元分析）、RP（快速成型）格式，可以在 PC 上进行大规模数据的转换处理。Mimics 是模块化结构的软件，可以根据用户的不同需求有不同的搭配，它提供了从断层扫描图片到生物力学分析（如血流动力学、软组织力学、骨力学等）的桥梁。要进行生物力学有限元分析首先要解决建模的问题，基于医学图像的建模是个难题。当前的建模软件很多，但是由于解剖结构的复杂性、曲面的任意性，所以当前最高端的软件也难以设计出符合需要的解剖结构模型。由于不能得到有限元的模型，所以很长一段时间，解剖结构的生物力学有限元分析都不能很好地开展下去，而 Mimics 提供了多个有限元软件的接口，通过这些接口可以将重建的三维模型输出。Mimics 输出的面模型，被读入到有限元软件做体网格的划分，从而利用力学求解器求解，设计出符合医学需求的解剖结构模型。

3. 可视化与医学仿真平台

Amira可视化与医学仿真平台由Immersion Technologies研发。该软件能够接受来自CT、MRT、超声波扫描仪、共焦或广焦显微镜以及其他类似仪器中获得的 3D 数据，通过医学三维重构，建立高度仿真的虚拟三维医学模型，并在此基础上提供合适的交互手段进行手术过程的仿真模拟和训练，可以对手术前的方案设计、规划进行反复操作和修正，直到实现既能完全切除病灶，又尽可能减少对患者的创伤的满意效果为止。

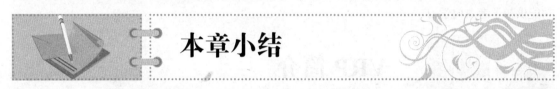

本章小结

本章介绍了虚拟现实技术在医学方面的应用。虚拟现实技术与医学知识紧密结合，使得虚拟内窥镜、虚拟手术、虚拟静脉注射、虚拟康复训练以及各种用于医学实践教学的模拟训练系统等方面实现了广泛的应用和快速发展。虚拟现实技术与网络技术、多媒体技术结合发展，必将开拓更加广阔的应用领域和发展前景，在医学教育领域亦是如此。医学教育现今的教学方式，不再是单纯的依靠书本、教师授课的形式。计算机辅助教学的引入，弥补了传统教学所不能表述的许多方面。在表现一些空间立体化的知识，如原子、分子的结构，人体脏器的运动时，三维的展现形式必然使学习过程形象生动，学生更容易接受和掌握。使用具有交互功能的 3D 课件，学生可以在实际的动手操作中得到更深的体会。我们需要紧密关注，大胆应用，为我们的虚拟医学教育事业增添强大的生命力。

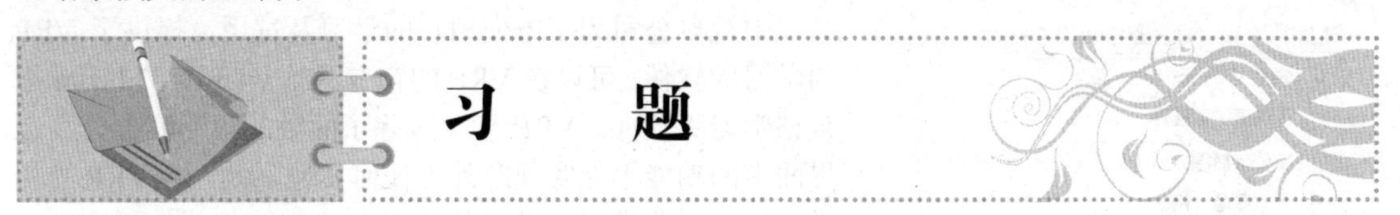

习　题

简答题

1. 虚拟人体的研究包括哪 4 个阶段？
2. VE 是什么？
3. 虚拟现实在康复医学中的应用领域主要包括什么？
4. 虚拟内窥镜的发展大致分为几个阶段，每个阶段有什么特点，当前处于哪个阶段？
5. 简述医疗应用领域常用的几种虚拟操作。
6. 虚拟现实技术在现代高等医学教育中的应用有哪些？
7. 什么是网真医学？
8. 虚拟内窥镜技术的优势是什么？

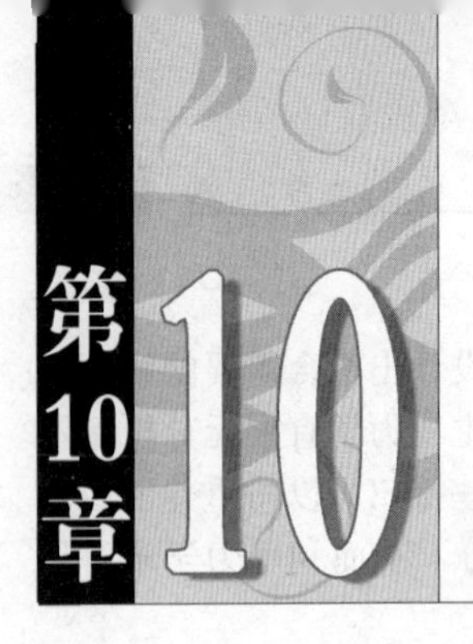

第10章 虚拟现实开发平台 VRP

虚拟现实技术的交互既可以通过面向过程的语言（如 VRML）实现，也可以通过面向对象的相关软件得以实现。目前，国内外有许多大大小小的虚拟仿真软件均在众多的领域内得到了广泛的应用，而且许多的游戏引擎也可以实现交互。在本章中，主要介绍国内应用极为广泛的一款虚拟平台 VRP 进行简单的介绍。因 VRP 的操作简便、易懂易用的特性可以让初学者很快地了解这一类软件的工作模式，从而快速地理解虚拟现实交互的制作流程。这里，我们仅挑选部分代表性功能供初学者入门学习。

10.1 VRP 简介

VRP（Virtual Reality Platform，简称 VR-Platform 或 VRP）即虚拟现实平台，VRP 是一款由中视典数字科技有限公司独立开发的具有完全自主知识产权的虚拟现实软件，因其适用性强、操作简单、功能强大、高度可视化等特性被广大中国用户所喜爱。VRP 在国内的虚拟现实领域中占有很大的份额，并广泛地应用于城市规划、室内设计、工业仿真、古迹复原、桥梁道路设计、房地产销售、旅游教学、水利电力、地质灾害等众多领域。

10.1.1 VRP 软件的下载与安装

1．下载

中视典公司为了方便用户的学习及试用，提供了 VRP 的学习版软件。可以在 VRP 的官方网站 www.vrp3d.com 下载该学习版软件。VRP 学习版除了面数的限制和部分高级界面中的功能不能实现之外无任何其他限制，给 VRP 的初学者提供了非常好的学习条件。

2．安装

双击下载软件的图标将弹出 VRP 学习版的安装向导，按照提示即可一步一步安装完成。

3．3ds Max 中 VRP 插件的安装

双击 VRP 学习版应用程序图标打开 VRP，执行【工具】|【安装 VRP-for-Max 插件】选项，如图 10.1 所示。

图 10.1　启动安装 VRP-for-Max 插件向导

在弹出的窗口中选择计算机中 3ds Max 的安装路径，注意版本需对应。当然也可以单击窗口左下角的“快速搜索 Max 目录”按钮，以快速搜索到各种版本的安装目录。之后单击右下角的“安装”按钮即可开始安装，如图 10.2 所示。

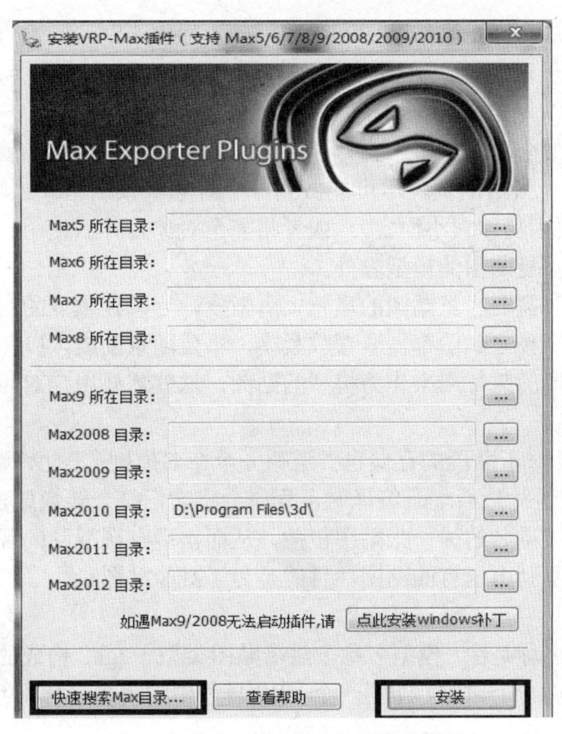

图 10.2 搜索 3ds Max 安装路径对话框

10.1.2 VRP 工具栏

VRP 的界面设计十分友好，初学者很快能够适应。和大多数常用软件一样，VRP 界面大体由菜单栏、工具栏及工作视窗组成，其工具栏如图 10.3 所示。当用鼠标指向任何一个按钮时，就会显示出其功能的提示，非常方便。在此，就不再对其详细讲解。

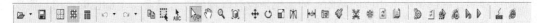

图 10.3 VRP 工具栏

10.1.3 VRP 项目的制作技巧

VRP 项目的制作主要体现在以下几个方面：模型个数优化、模型面数优化、场景贴图量优化、模型名称、材质的应用、环境的设计、人物的制作、动态的汽车及其他特效的制作。

1．模型个数优化

在制作 VRP 项目时尽可能地把同种材质的模型合并成一个物体。推荐制作时用 3ds Max 里的 ABC 组来统一管理模型，在将其导入 VRP 编辑器后，会有相应的组存在，这种方法常用于管理动画物体。

2．模型面数优化

用户应尽可能优化每一个模型的面数。对于面数的优化主要是把看不到和不需要的面删掉，只留看得到的面。

3．场景贴图量优化

必须对场景的贴图量做一个很好的折中优化，既保证在计算机最大承载贴图量的范围内，又使贴图清晰度不会受到太大的影响。

贴图量的优化需要从一开始烘焙贴图时就遵循一个优化原则：即重点对象的烘焙贴图尺寸可以为 1024×1024；相对于重点对象小一些的模型，其烘焙贴图尺寸可以为 512×512；比较小的模型，其烘焙贴图尺寸可以为 256×256 或者 128×128。

如果用户因减少模型个数而将多个物体合并成了一个物体，这时，就需要将合并后的模型各个面上的贴图都做在同一张贴图上，尽可能做到一个对象一张贴图（该贴图可以是 1024×1024 或 512×512，具体需要因物体大小而定），或者将多个对象合并后使用一张贴图。对于要求高清晰度的局部贴图和需要重复贴图的模型除外。

另外，在制作贴图时需要注意贴图的质感、清晰度，尽量让重点的对象立面在贴图上处在一个比较大范围的面。每个独立贴图都需要摆放紧凑，不要随意乱放，以免造成不必要的浪费。

如果需要将实地拍摄的照片用来作为模型的贴图，这就需要用户对照片的颜色和光影进行处理，要保证色调、光影统一。

在制作好贴图之后，对于贴图的存储也要遵循一个命名原则：不允许贴图名称的前缀重名（如 1.jpg 和 1.png），否则在进行最后场景编译时，程序会将它们统一转换成 1.dds 图片。这样，VRP 场景中就会有一张贴图被重名的另一张贴图覆盖，从而出现贴图混乱的现象。

另外，尽可能地重复利用已有的贴图，目的是为了减少贴图量。

4．模型名称

模型烘焙后的贴图名称是由“模型名称＋烘焙贴图类型＋.tga”构成的，因此对制作好的 VRP 场景里的模型名称应遵循一个原则，即同一个 VRP 场景中的模型名称不允许重名，否则，就会出现贴图混乱现象。

通过 VRP 导出插件里【工具】|【自动修改重名模型】命令一次性可以将 VRP 场景中重名模型全部更名。一般在 VRP 场景模型全部制作完成之后，在进行场景烘焙前进行模型更名操作。

5．材质的应用

在制作 VRP 场景时，对于模型的材质也需要遵循以下几个原则。

（1）如果用户在 VRP 场景中使用了多维材质，应将其更改为手动展 UV 的贴图方式。

（2）最好为 VRP 场景中每一个模型都赋上相应的材质。如果模型有明确的纹理属性，用户可以根据纹理属性给模型赋上相应的贴图；如果模型没有纹理属性，就是一个颜色的，用户需要制作一张色系贴图，这张贴图可以是 32×32 大小的。

（3）对于透明物体贴图一般可以用 png 和 tga 两种格式的图像文件来表现。在 VR 场景里主要用于表现：室内装饰物、复杂的浮雕饰物、室外树木、花草、人及用于展现特效的物体等。

6．环境的设计

对于同种树木或者灌木可以合并成一个物体（但光影内与光影外的需分开），周边的树木、花草都用十字的，尽量少用“bb-”物体（因为“bb-”具有绕相机旋转的属性，该属性会消耗大量的硬件资源，所以推荐少用。）。

7．人物的制作

在 VR 场景中的人物可以用面片物体来表示。在主要的广场和道路上放些人物，用户可以结合场景面数和物体个数来决定需要放多少。

将制作好的人物面片物体统一为名称前缀为“bb-”的物体，这样，所有面片人物就可以自动面向相机。

8．动态的汽车

在道路上放些来回跑动的汽车，车体为简模，结构基本上靠贴图表现。尽可能让一辆车成为一个物体，使用一张贴图来表现。用户可以多放几种车在路上来回跑，烘托出马路繁忙的气氛，还可以在恰当的地方停放一些静止的车，示意为停车场。

3d Max 建模要求是重中之重。建立合格的模型是场景正确运行的前提。

10.2　VRP 入门

本节通过一个最简单的小实例来介绍 VRP 案例的制作流程。在 3ds Max 中绘制一个简单的模型，并将其导入到 VRP 中实现简单的交互。

10.2.1　3ds Max 的前期准备

1．制作模型

打开 3ds Max 2010，在顶视图中建两个立方体，然后在前视图中调整其为上下相临位置，如图 10.4 所示。

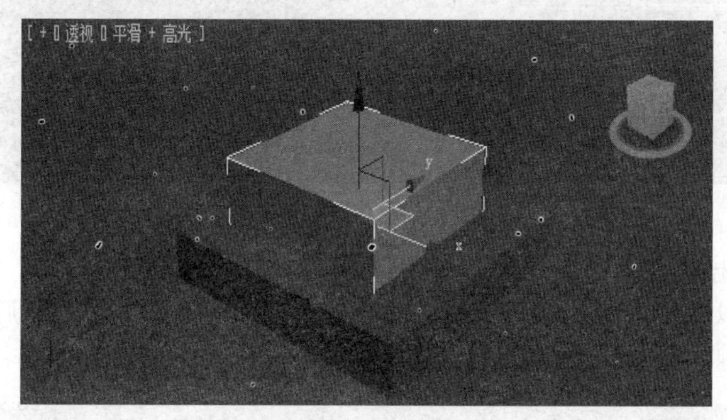

图 10.4　入门小实例建模

2．加载 VRP 插件

如图 10.5 所示，单击右侧“工具”面板下的“配置按钮集”按钮，将“按钮总数”增加一个。我们这里原来是“9”，现在更改成“10”，单击最后一个空白按钮，再双击左侧 “工具”选项栏中的“VRPlatform”选项，之后就会在工具集中加载上 VRP 插件，如图 10.6 所示。

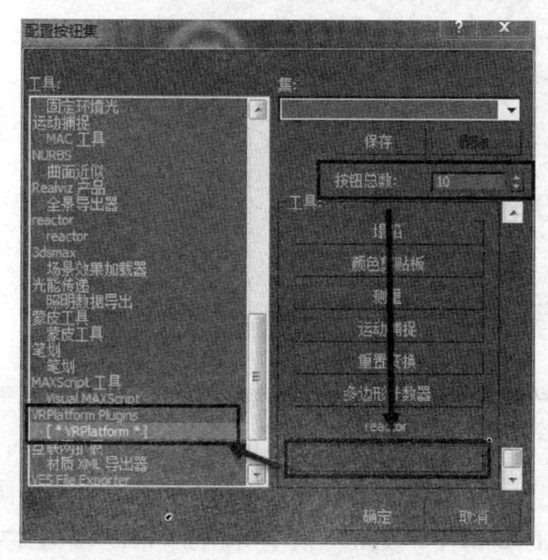

图 10.5　在工具集中添加 VRP 插件

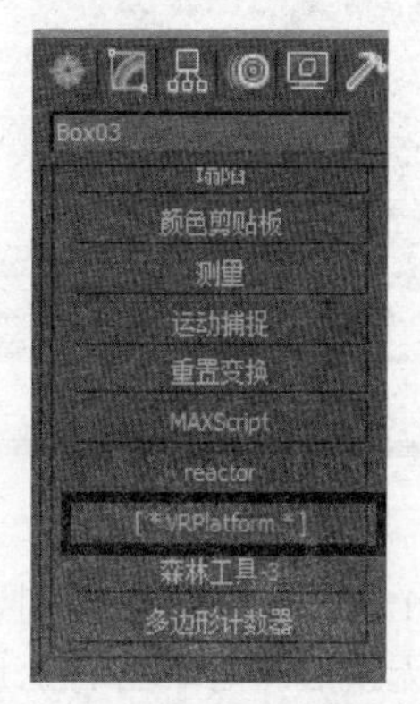

图 10.6　VRP 插件安装成功

10.2.2 3ds Max 建模的要求

1．删减看不见的面

将上面的立方体转变成可编辑的多边形，孤立选择后删除其与下面立方体相临的面。因其是看不见的面，故删除后对视图无任何影响。

2．材质与高光

因该模型没有任何贴图，所以给模型简单的高光即可。打开材质编辑器，将两个模型分别调整适合的高光参数，如图 10.7 所示。

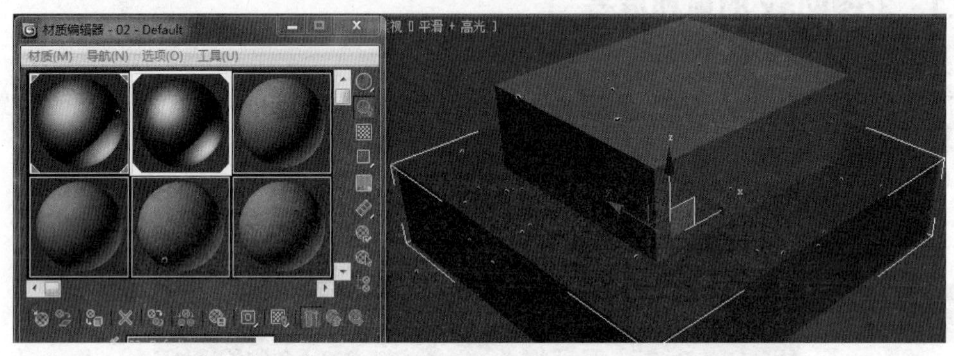

图 10.7 给模型添加高光示意图

3．将模型导出到 VRP

导出之前可以单击“快速渲染”按钮，对模型进行简单的渲染。然后选择工具栏中的“VRPlatform”选项，再选择“导出”按钮即可弹出导出界面，如图 10.8 所示。

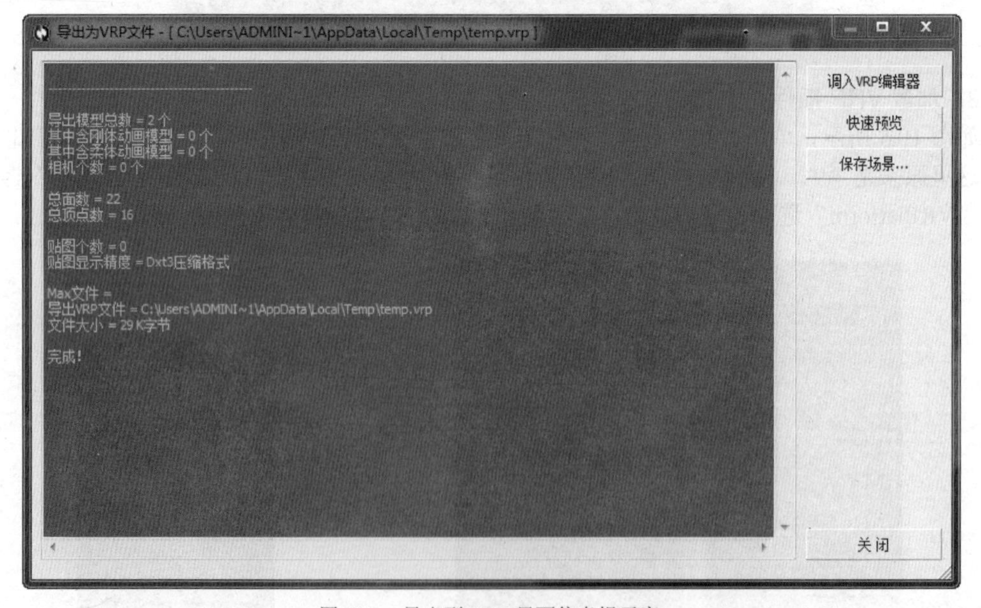

图 10.8 导出到 VRP 界面信息提示窗

在这个界面中，可以看到导出的模型的信息，如总面数、总顶点数、贴图数及动画数量等。确定信息无误后即可单击右上角的“调入 VRP 编辑器”按扭将模型导出到 VRP 编辑器，如图 10.9 所示。

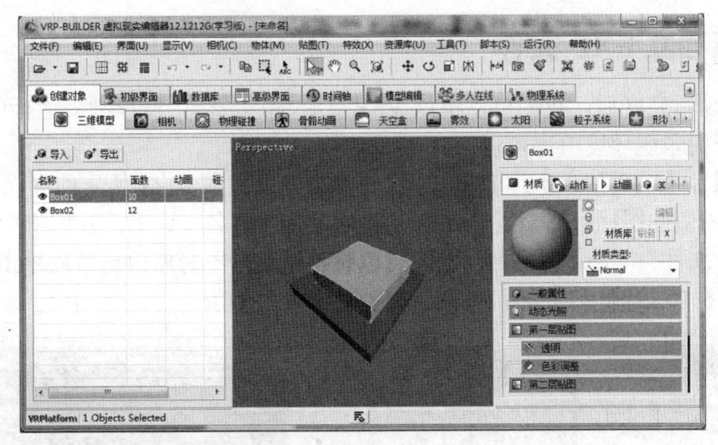

图 10.9 模型成功导入到 VRP 中

在图中左侧可以看到导入的模型的个数，双击模型的名称可以在中间的视图窗中最大化该模型，在右侧则可以看到当前模型的相应属性。

10.2.3 VRP 文件的保存

对于首次保存的文件，执行【文件】|【保存】命令或工具栏中的“保存”按钮均可打开“另存场景”对话框。在“另存为”后面的选择框中可以通过后面的“打开”图标选择保存位置。注意，最好选择“收集、复制所有外部资源文件到该 VRP 文件的默认资源目录”，最后单击“保存”按钮即可。这样可以保证该 VRP 文件的所有资源都保存完好，使该 VRP 文件在任一台计算机上运行时都不丢失贴图等外部资源，如图 10.10 所示。

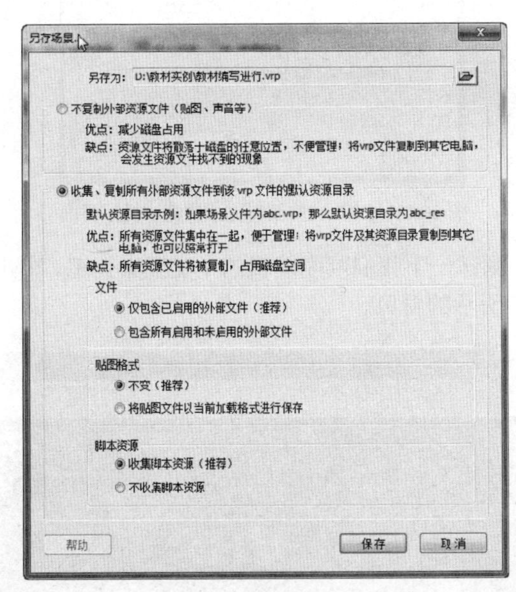

图 10.10 VRP 场景的保存

10.2.4 打开 VRP 文件

执行【文件】|【打开 VRP 场景】命令或单击工具栏中的“打开”按钮均可打开扩展名为“.vrp”的文件。

10.2.5　编辑独立 EXE 文件

上述操作均编辑完好后，我们可以将该 VRP 文件编译成一个可以独立运行的 EXE 文件，使该文件在无 VRP 的系统环境中也可以独立运行。

执行【文件】|【编译独立执行 Exe 文件】命令，弹出如图 10.11 所示的界面。通过单击“Exe 文件名”文本框右侧的图标可以设置文件的存储路径及文件名。这里，我们将文件名设置为“编译独立运行 EXE 文件”。“Exe 图标名”选项可以保持默认，不必修改。最后单击“开始编译”按钮，即可弹出如图 10.12 所示的编译界面，最终提示编译成功。

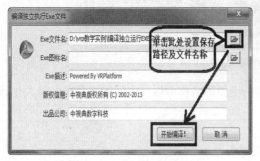

图 10.11　开始编辑 EXE 文件

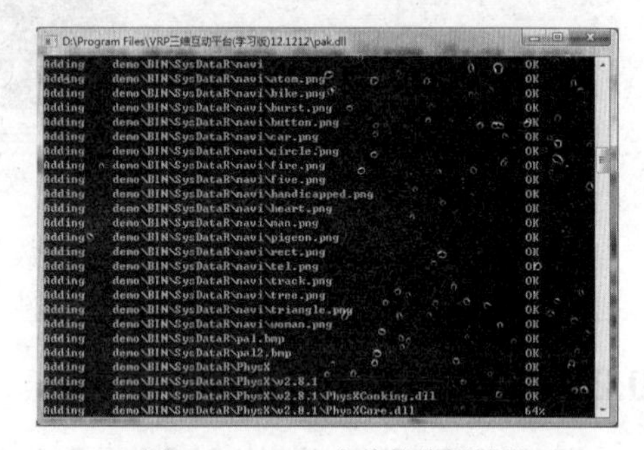

图 10.12　EXE 文件的编辑过程

编辑完成后，会弹出如图 10.13 所示的提示框，此时可以单击“是”进行测试，也可以单击“否”，稍后到刚刚设置的路径中找到名为“编译独立运行 EXE 文件.exe”的文件后双击进行测试。

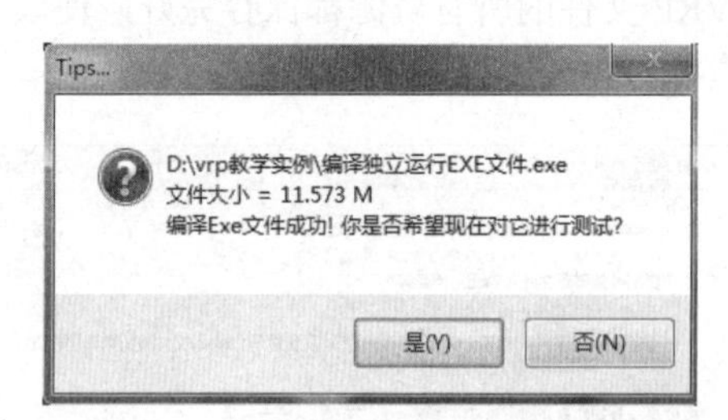

图 10.13　EXE 文件编辑完成的测试提示界面

此处单击“是”按钮来测试一下我们刚刚编辑的小交互案例吧。单击如图 10.14 所示中的“运行”按钮，弹出如图 10.15 所示的窗口。

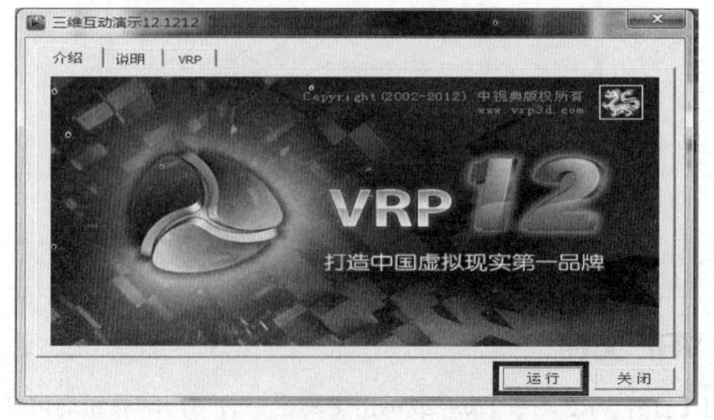

图 10.14　运行 EXE 文件的初始界面

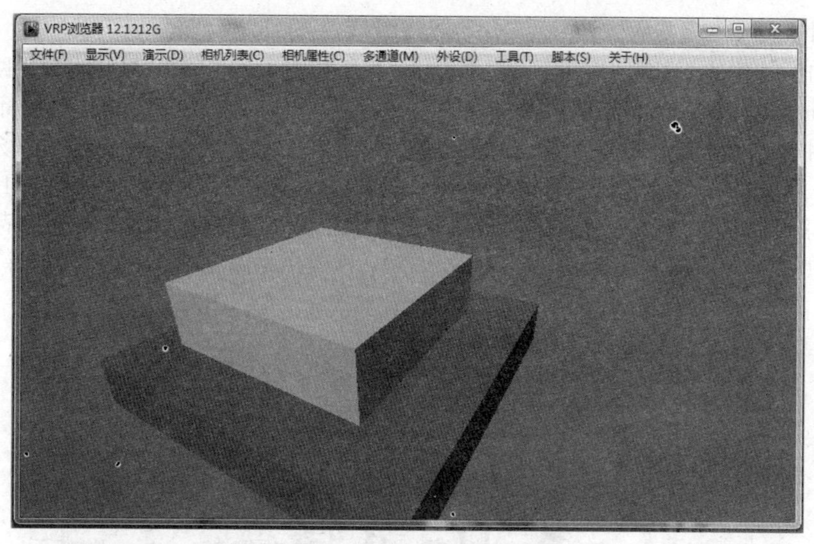

图 10.15 EXE 文件的运行界面

在图 10.15 所示的界面中，按住鼠标左键在场景中拖动，可以从各个角度观看模型。

读者可以自行试试按住键盘的上、下、左、右箭头的效果，是不是很有成就感呢？到此，你的第一个交互小案例就制作完成了。

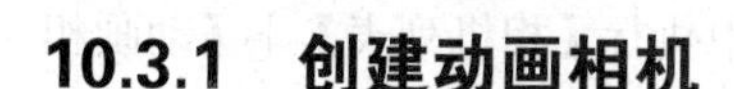

10.3 VRP 交互应用

10.3.1 创建动画相机

VRP 提供了相机功能，有“动画相机”、“飞行相机”、“绕物旋转相机”、“行走相机”、“定点观察相机”、“角色控制相机”和“跟随相机”。本节以“动画相机”的创建为例来介绍 VRP 相机功能的强大。

1. 在 VRP 中导入场景

读者可以根据前面讲过的 3ds Max 知识创建一个简单的场景文件并导入到 VRP 中，并利用工具栏中的“视角平移工具”和“视角平移/后退”工具将视图调整到合适位置。本例中我们以自行设计的一个简单的场景为例进行介绍，如图 10.16 所示。选择“创建对象”面板下的“相机”选项，选择“动画相机”，系统会弹出如图 10.17 所示的提示框。

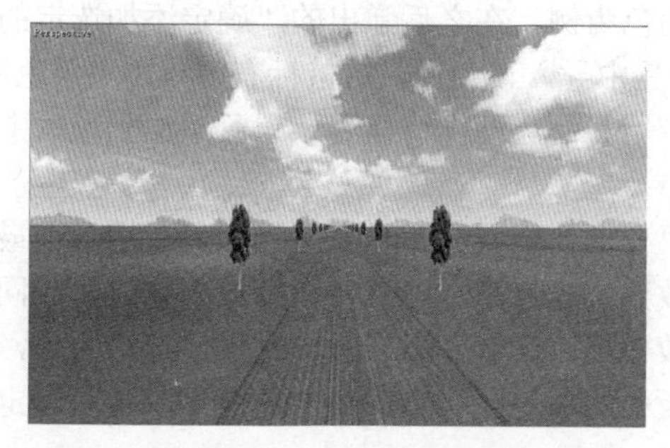

图 10.16 调节 VRP 场景角度

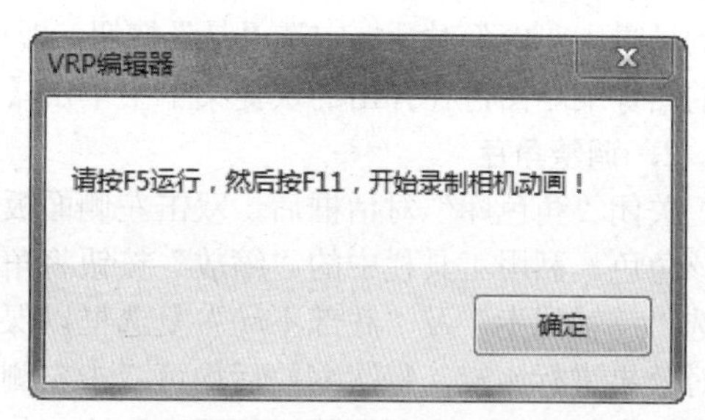

图 10.17 启动动画相机的录制

2．录制动画

单击图 10.17 中的“确定”按钮后，根据提示，按下键盘上的 F5 键，系统将自动跳转到“VRP 浏览器”界面。按 F11 键，即可在界面的左上角显示出计时信息。此时，可按住鼠标左键旋转场景，可也利用键盘上的上、下键头按键切换视角的远近。按上键、下键头按键移动场景时，可以同时按下“+”或“-”按键来分别加速和减速，其效果如图 10.18 所示。再次按 F11 键，即结束了此次动画相机的编辑。系统会弹出询问是否保留此次相机设置的对话框，如对效果满意可选“是”并在弹出的下一个对话框中设置相机的名称；如对此次效果不满意可选“否”后重新编辑。

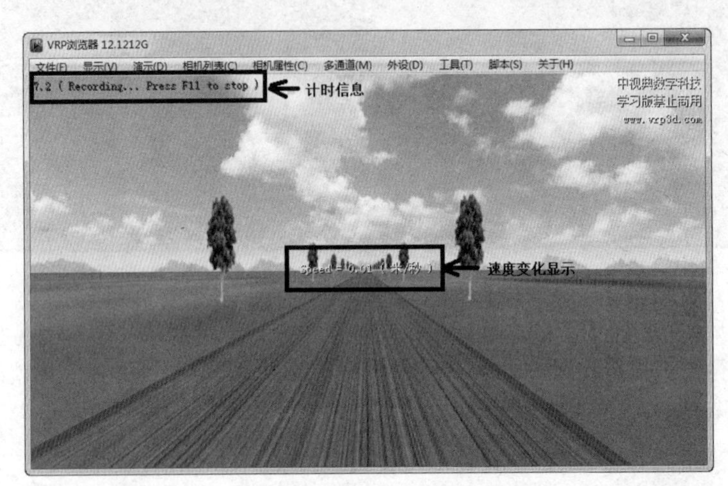

图 10.18 调解动画相机速度

3．查看动画相机效果

在上面录制动画的 VRP 浏览器中即可查看动画相机效果，后续也可以单击 VRP 编辑器中的“运行”按钮进入到 VRP 浏览器中。具体步骤为，在 VRP 浏览器中执行【相机列表】|【动画相机】选项，并在下级菜单中选择刚刚命名的动画相机名称即可查看效果。

10.3.2 创建角色控制相机

上一小节中，我们实现了动画相机的创建。本节在上节创建的动画相机的基础上，将角色导入到场景中，并利用角色控制相机实现在场景中漫游的效果。VRP 中自带了角色库，提供了几种典型的角色，并提供了基本的动作库。用户也可以自行创建角色动画并导入到 VRP 中。

1．导入角色

在 VRP 中，可利用“创建对象”面板创建角色。选择【创建对象】|【骨骼动画】|【角色库…】选项，系统会弹出如图 10.19 所示的“角色库”对话框，在其中选择需要的角色并双击。这里，我们以选择“亚洲休闲装平跟鞋女士”这一角色为例。在之后弹出的“确定添加选定的模型到场景中吗？”对话框中选“是”按钮，即可在场景中导入该角色。用鼠标右键单击“角色库”中的图像缩略图，在弹出的快捷菜单中单击【引用应用】命令同样可以将该角色添加到场景中。

2．调整角色

关闭“角色库”对话框后，双击左侧面板中的“亚洲休闲装平跟鞋女士”即可在场景中最大化该角色。利用工具栏中的“缩放”按钮将角色缩放到实际身高。注意，在缩放人物时，应同时勾选“三轴同步”及“底部不动”复选框以保证缩放效果。读者可以自行尝试不勾选这两项，然后对效果进行比较。每次缩放后均可双击左侧的面板中的角色名称查看缩放的效果，从而确定是否继续进行缩放，直至缩放比例适合为止，如图 10.20 所示。

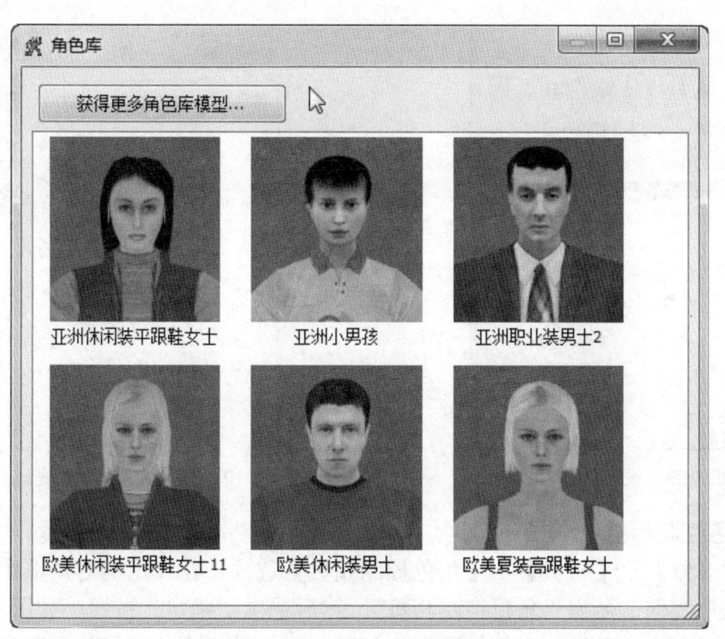

图 10.19　VRP 角色库

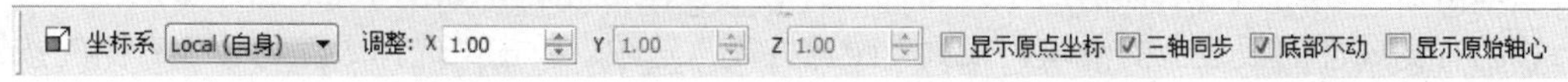

图 10.20　缩放工具选项

3．为角色添加动作

在“骨骼动画”面板下选择角色名称，随后选择右侧属性面板中的【动作】|【动作库…】选项，将弹出“动作库”界面。其中显示出所有角色的所有动作。在左侧“所有类型”下拉列表中选择“平跟女士”选项，能快速选出适应我们之前所选角色的动作，如图 10.21 所示。

在弹出的“平跟女士”的动作库中，找到“跑步原地（平跟女士）”、“行走原地（平跟女士）”和“空闲站立（平跟女士）”3 个动作，分别双击选择它们或用右键单击后选择“引用应用”，将这 3 个动作添加给选定的角色，如图 10.22 所示。

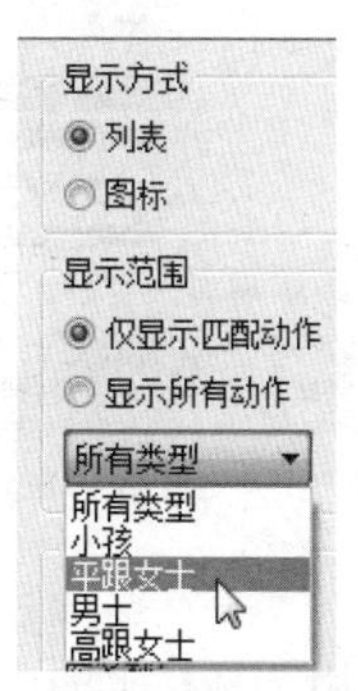

图 10.21　选择适合角色类型的动作

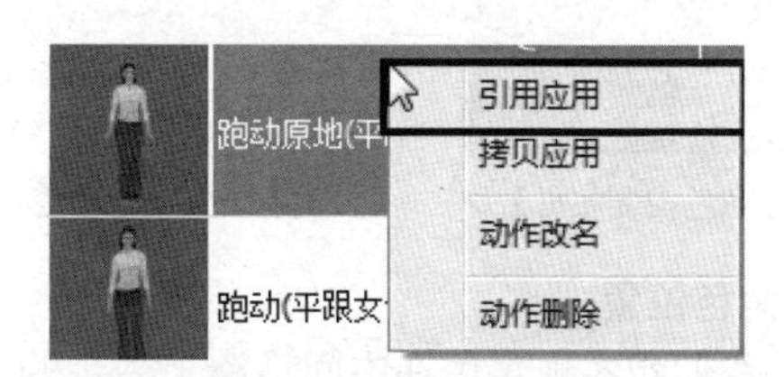

图 10.22　加载角色动作

将上面 3 个动作都加载后，在右侧属性面板下面即可显示 3 个动作的名称。用右键单击“跑动原地（平跟女士）”，在弹出的快捷菜单中选择“设为跑步动作”，如图 10.23 所示。同理，右键单击“行走原地（平跟女士）”动作选择“设为行走动作”；右键单击“空闲站立（平跟女士）”动作选择“设为默认动作”，设置完的效果如图 10.24 所示。

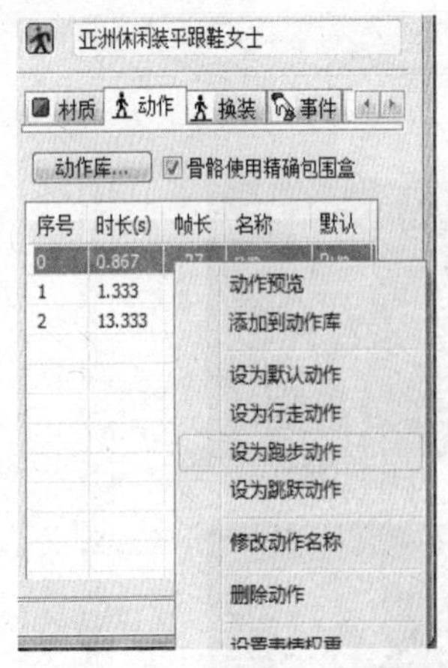

图 10.23 设置角色动作属性

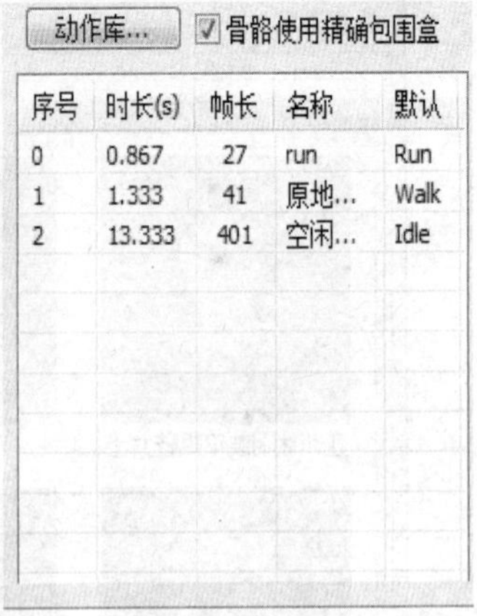

动作库... ☑骨骼使用精确包围盒

序号	时长(s)	帧长	名称	默认
0	0.867	27	run	Run
1	1.333	41	原地...	Walk
2	13.333	401	空闲...	Idle

图 10.24 设置角色动作完成界面

4. 添加角色控制相机

选择【创建对象】|【相机】|【角色控制相机】选项，在弹出的对话框中的文本框内写上相机的名称，这里我们命名为“角色控制相机”，然后单击“确定”按钮，如图 10.25 所示。

这时，在工作窗中能看到一个相机图标，可以利用工具栏中的“缩放”工具对其进行缩放，也可以单击窗口左侧相机名称前的小人图标进行显示或隐藏相机，如图 10.26 所示。

移动右侧属性面板边上的滑块，找到“跟踪控制”选项。单击“选择跟踪物体”右侧的按钮，在弹出的“选择物体”的对话框中，选中“亚洲休闲装平跟鞋女士”，之后单击“确定”按钮。也可以调节“跟踪物体视点高度”来调节跟踪效果，如图 10.27 所示。

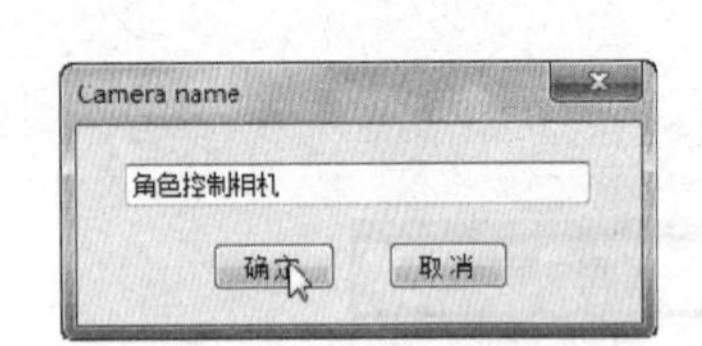

图 10.25 设置角色控制相机名称

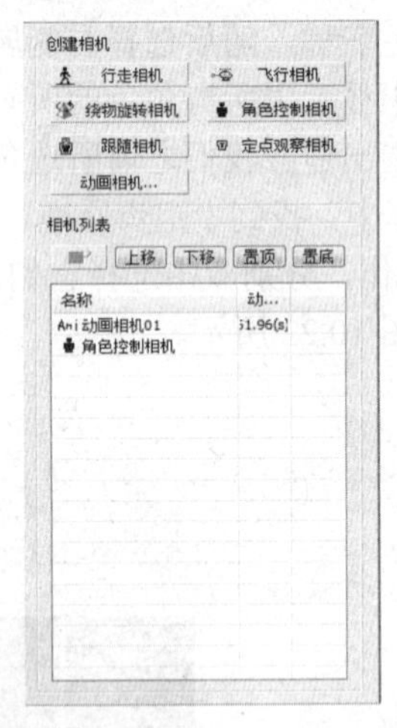

图 10.26 显示/隐藏角色控制相机

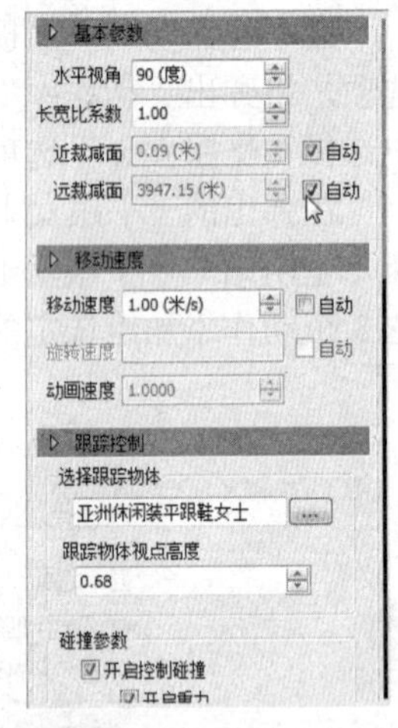

图 10.27 设置角色相机属性

5. 调节角色位置

本例中，我们想实现角色在中间道路上漫步的效果，因此，利用工具栏上的“平移物体”工具将其移动到道路上，如图 10.28 所示。

6. 测试效果

下面，我们就可以来测试一下设置的相机效果了。单击工具栏上的“运行”按钮，启动 VRP 浏览器，按照 10.3.1 中的方法选择【相机列表】|【定点相机】|【角色控制相机】选项，按住键盘上的上、下、左、右箭头可以试试其他效果。

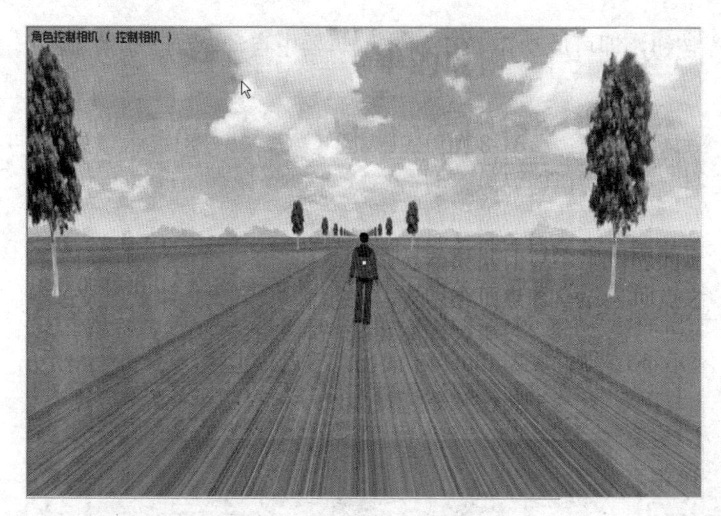

图 10.28 移动角色位置

10.3.3 创建交互按钮

本节中，我们将对上两节的动画相机及角色控制相机通过交互按钮实现相应的切换功能，具体步骤如下。

1. 在界面中添加按钮

（1）添加“动画相机”按钮。

单击【高级界面】|【控件】选项，选择“新建控件”中的“普通按钮”控件。在场景顶部左侧按住鼠标左键并拖动画出一个按钮，并将右侧属性面板中的“名称”属性改为“动画按钮”、“标题”属性改为“动画相机”，如图 10.29 所示

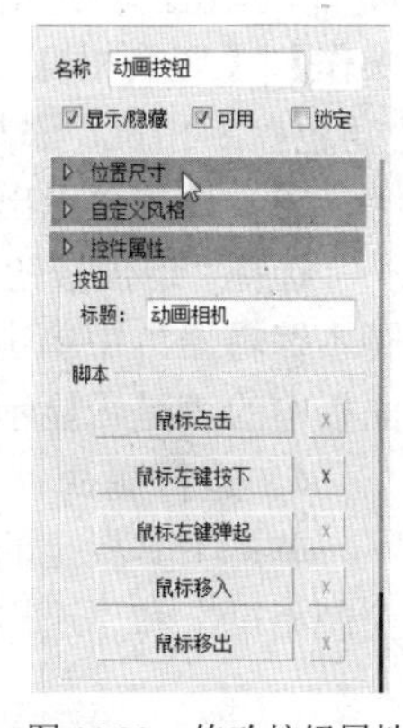

图 10.29 修改按钮属性

（2）添加“角色控制相机”按钮。

采用同样的方法，在“动画相机”右侧添加标题属性为“角色控制相机”的按钮，并将其 “名称”属性改为“角色控制按钮”。

（3）添加“退出”按钮。

在“角色控制相机”按钮右侧添加标题属性为“退出”的按钮，将“退出”按钮的“名称”属性改为“退出按钮”。

2. 调整按钮位置及大小

按住 Shift 键不放，在左侧面板中逐一选中 3 个按钮，然后依次单击窗口上的“等尺寸”、“底部对齐”和“屏幕水平居中对齐”按钮，如图 10.30 所示.

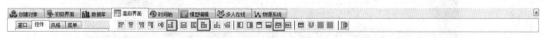

图 10.30 调整按钮位置工具

3. 设置交互程序

（1）设置“动画按钮”交互脚本。

在【高极界面】|【控件】面板下选择“动画按钮”，然后在窗口右侧“控件属性”面板下单击“鼠标左键按下”按钮，在弹出的“VRP 脚本编辑器”中单击“插入语句”按钮，即可弹出“VRP 命令行编辑器”，如图 10.31 所示。在其左侧面板中选择【相机操作】|【切换相机（通过名称）】，而后通过单击右侧面板中的“相机名称”文本框右侧的按钮将“动画相机 01”添加到文本框中，

最后单击“确定”按钮，即可成功在 VRP 脚本编辑器中自动添加正确的脚本。

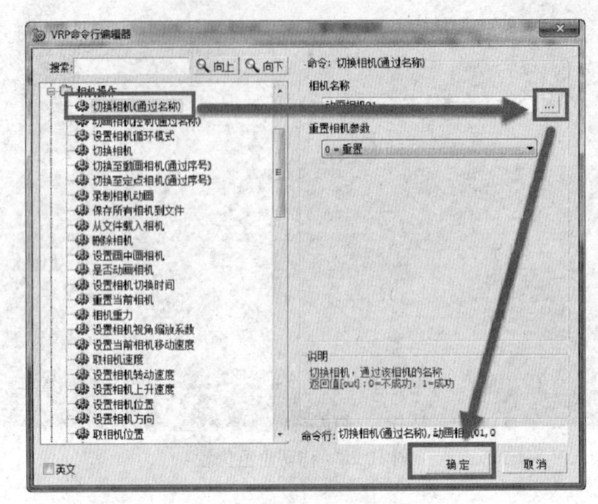

图 10.31　VRP 命令行编辑器

（2）设置“角色控制按钮”交互事件。

按照上述步骤，选择“角色控制按钮”，然后在窗口右侧“控件属性”面板下单击“鼠标左键按下”按钮，在弹出的“VRP 脚本编辑器”中单击“插入语句”按钮，在左侧面板中选择【相机操作】|【切换相机（通过名称）】，而后通过单击右侧面板中的“相机名称”文本框右侧的按钮将“角色控制相机”添加到该文本框中，最后单击“确定”按钮。

（3）设置“退出按钮”交互事件。

选择“退出按钮”，然后在其“控件属性”面板下单击“鼠标左键按下”按钮，在弹出的“VRP 脚本编辑器”中单击“插入语句”按钮，在左侧面板中选择【文件操作】|【关闭程序】，在右侧面板中的“是否显示确认对话框”文本框中选择“1=显示”，最后单击“确定”按钮。

4．运行测试

单击工具栏上的“运行”按钮，启动“VRP 浏览器”。依次单击制作的“动画相机”、“角色控制相机”和“退出”按钮，体验设置效果，如图 10.32 所示。

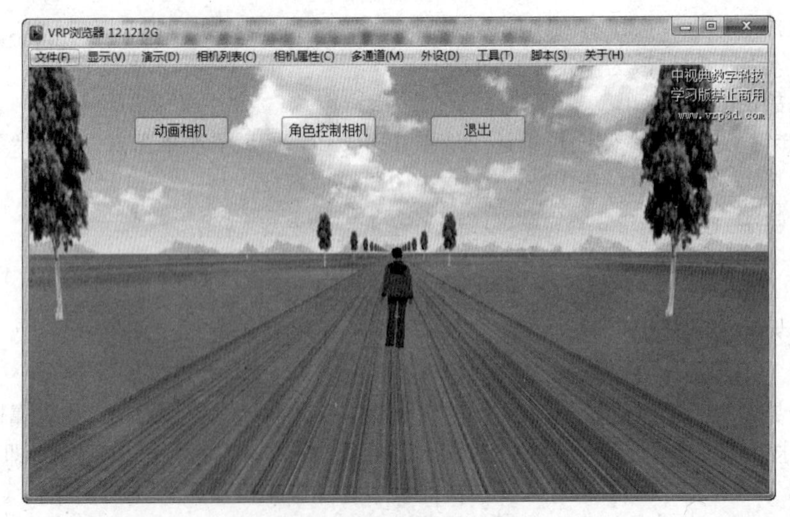

图 10.32　测试交互效果

通过交互按扭的设置，实现了角色控制相机和动画相机的转换。用类似的方法可以随意切换不同相机。这种交互控制可以广泛用于各类虚拟现实应用中。

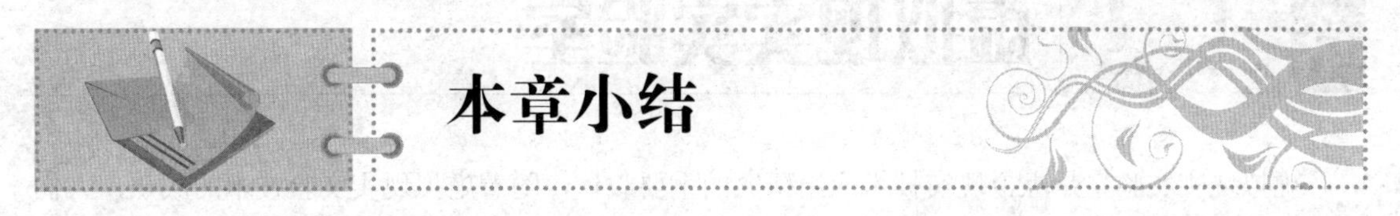

本章小结

本章对虚拟平台 VRP 做了简单的入门介绍，这里我们仅是挑选了部分具有代表性的功能，如其特有的骨骼动画和相机等加以讲解。对于每个功能的讲解，均提供了详细的过程图解。相信经过本章的学习，可以让初学者了解虚拟平台的作用和功能。

习　题

一、选择题

1．VRP 中提供了几种相机类型？_______

A．5 种　　B．6 种　　C．7 种　　D．8 种

2．如何将角色库中的角色添加到场景中？_______

A．单击鼠标右键，然后在弹出的快捷菜单中单击“引用应用”命令。

B．双击鼠标左键直接添加。

C．按下鼠标左键直接拖到场景中。

D．按下 Ctrl+鼠标左键直接添加到场景中。

3．VRP 中，相机选项卡在以下哪个面板中？_______

A．初级面板　　B．创建对象　　C．高级面板　　D．数据库

4．在录制动画相机时，按下列哪个按键开始录制动画？_______

A．F5 键　　B．F1 键　　C．F11 键　　D．F8 键

5．“骨骼动画”选项卡在以下哪个面板中？_______

A．初级面板　　B．创建对象　　C．高级面板　　D．数据库

二、简答题

1．怎样保存 VRP 文件才能使之在复制到其他计算机时不丢失模型的原有贴图？

2．试在 3ds Max 中制作一个简单模型并导入到 VRP 中，创建一个动画相机。

3．在 VRP 中，如何实现通过一个名为“退出”的按钮来退出场景浏览。

4．在 VRP 中如何设置动画相机？如何控制动画过程中的速度？

5．如何为 VRP 中的角色添加动作？

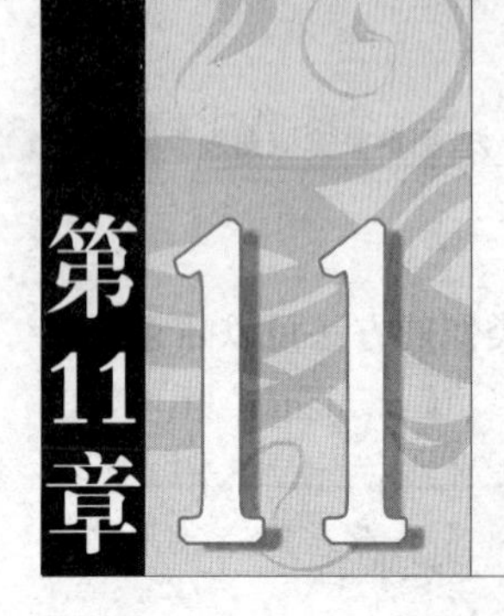

第11章 虚拟现实实验室

虚拟现实实验室是虚拟现实技术应用研究的重要载体，随着虚拟现实实验技术的成熟，人们开始认识到虚拟实验室在教学、培训、科研、演示、汇报、论证等方面的应用价值。根据虚拟现实技术的内涵和本质特征可以看出，它的研究与开发是一项技术要求比较高的工作，需要有相应的软硬件系统环境予以配套，而且建立一个完整的虚拟现实系统环境也是成功进行虚拟现实应用的关键。因此，选择切实可行的虚拟现实系统环境解决方案，构建一个集开发与应用为一体的虚拟现实实验室至关重要，它是未来高校实验室建设的发展方向。国内的许多高校都根据自身科研和教学的实际需求建立了一些虚拟实验室。

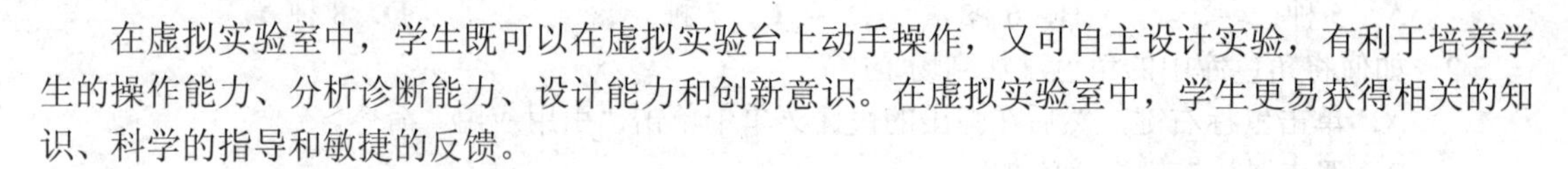

11.1 虚拟实验室概述

在虚拟实验室中，学生既可以在虚拟实验台上动手操作，又可自主设计实验，有利于培养学生的操作能力、分析诊断能力、设计能力和创新意识。在虚拟实验室中，学生更易获得相关的知识、科学的指导和敏捷的反馈。

11.1.1 虚拟实验室定义

虚拟实验室（Virtual Laboratory），也称为“合作实验室（Collaboratory）”，由美国弗吉尼亚大学 William Wulf 教授在 1989 年提出。虚拟实验室是一个基于计算机网络创建的可视化虚拟实验室环境，其本质是无墙实验室。虚拟实验室应用计算机技术、虚拟现实技术（Virtual Reality）、多媒体技术、网络技术等模拟真实实验场景。其中每一个可视化器件代表一种实验器材，用户通过鼠标单击与拖曳即可进行实验。虚拟实验是理论与实物实验之外的第三种实验形式。

由于人们对虚拟实验室的研究与应用方向不同、侧重的领域不同、需求的功能不同，因此，对虚拟实验室的理解与定义有很多种。例如百度百科对虚拟实验室的定义是，虚拟实验室是一种基于 Web 技术、VR 虚拟现实技术构建的开放式网络化的虚拟实验教学系统，是现有各种教学实验室的数字化和虚拟化。虚拟实验室由虚拟实验台、虚拟器材库和开放式实验室管理系统组成。虚拟实验室为开设各种虚拟实验课程提供了全新的教学环境。虚拟实验台与真实实验台类似，可供学生自己动手配置、连接、调节和使用实验仪器设备。以上的定义都指出了虚拟实验室的本质是一个无墙实验室，是通过计算机网络系统远程控制与交互的系统。

11.1.2 虚拟实验室的组成结构

由于虚拟实验室的类型有多种，如验证型、测试型、设计型、纠错型、创新型等类型，其组成结构也是不尽相同的，如比较早的简单经济型的虚拟实验室组件包含以下几部分：实验虚拟原形，应用程序特定信息的数据库，连接到网络上的设备，互相合作的工具，基于模拟、数据分析、发现和简化以及数据可视化等的软件以及网络。

1．一般虚拟实验室的组成结构

通常，虚拟实验室的组成可分为虚拟仪器系统、数据分析系统、计算机网络系统、虚拟实验室管理系统等部分，其结构原理如图 11.1 所示。

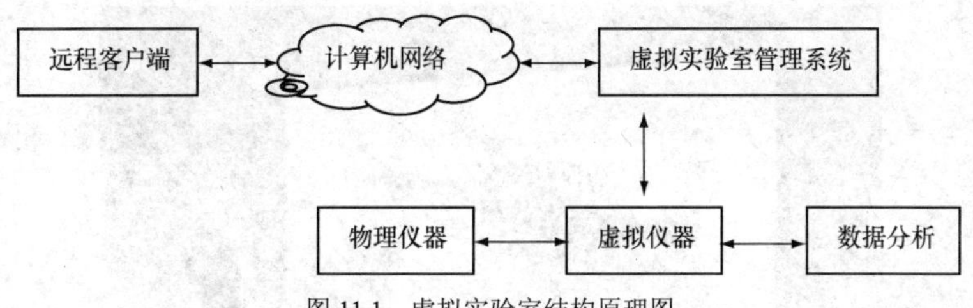

图 11.1 虚拟实验室结构原理图

远程实验者通过 PC 登录计算机网络，利用 Web 服务器访问虚拟实验室。实验者可以根据自己的需要选择相应的实验，继而进入虚拟仪器控制台，通过操作虚拟仪器控制面板发出实验指令、输入实验参数，虚拟仪器将操作指令和实验参数通过数据线传输给物理仪器。物理仪器接收到指令和参数后开始执行操作，完成相应的实验，最后将实验结果通过虚拟仪器和计算机网络反馈给远程实验者。

2. 用于教育方面的虚拟实验室组成结构

目前，我国很多教育部门都在进行虚拟实验室建设，随着计算机虚拟仿真技术的提高，虚拟现实软硬件产品也在不断完善。除了完善的虚拟现实软件开发平台和三维图像处理系统之外，根据虚拟现实的技术特征，系统还要求具有高度逼真的三维沉浸感。这种沉浸感主要通过立体听觉、三维触觉或力感以及具有高度沉浸感的视觉环境来实现。其中，立体听觉一般通过三维环绕立体声音响系统来实现，三维触觉和力感可以通过高精度的计算机触觉或力反馈设备来实现，而高度沉浸的视觉环境通常会通过大屏幕立体投影显示系统来实现，如多通道柱面投影显示系统、球面仿真投影显示系统或 CAVE 沉浸式仿真环境。

此外，根据虚拟现实实时交互性特征要求，虚拟实验室系统这种交互往往通过多自由度的虚拟现实交互设备来实现，如数据手套、位置跟踪器、力反馈器等，最终形成一个完整的虚拟现实实验室系统。

针对教育方面的虚拟现实与数字媒体实验室系统的结构组成和功能需求应该包括以下几个方面。

从系统组成结构上应包括以下几个部分：仿真应用软件开发平台和运行平台、高性能图像生成和处理系统、多个自由度仿真交互系统、集成管理控制系统。

从系统功能要求上应具备以下功能：二次开发功能、沉浸式立体显示功能、多自由度交互功能、立体音效输出功能，如图 11.2 所示。

11.1.3 虚拟实验室的功能

随着计算机虚拟现实技术的不断发展，虚拟实验室的功能也在不断增加，尤其在教育技术支持上起到的作用越来越大。

在技术方面的功能主要有如下几点。

（1）虚拟现实实验室将模拟实验室场景，完成虚拟场景的三维建模和各个对象的建模，并赋予材质和贴图。

（2）虚拟现实实验室提供一个友好的交互界面，包括浏览器相关信息、场景浏览模式的选择、曲线面版、虚拟场景的描述及反馈信息。

（3）虚拟现实实验室后台提供数据层，数据层将动态控制虚拟场景的变换以及数据的输出，将用户的输入数据和仿真的随机数据纳入数学模型，完成仿真数据的演算和处理，同时动态生成数据曲线和图表，通过辅助信息反馈界面表现出来。

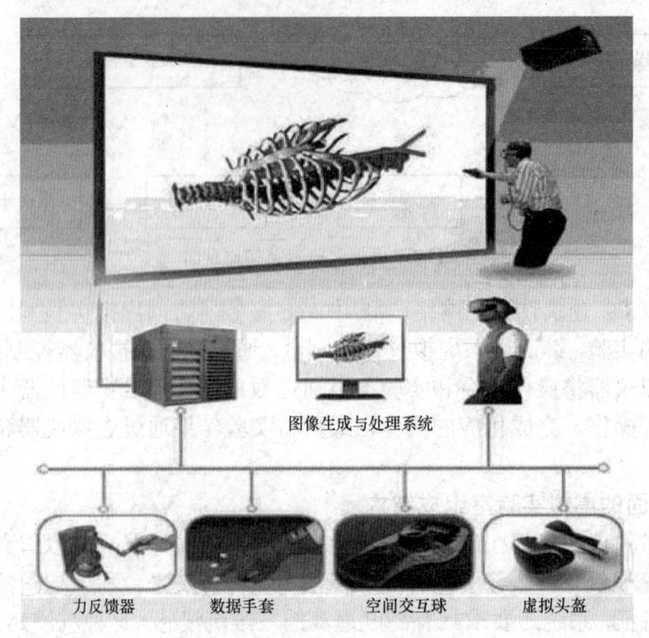

图 11.2 沉浸交互式立体显示系统

（4）虚拟现实实验室具备立体显示功能，整个系统各个部分之间能够支持实时连接和现场整体配套应用演示；整个沉浸式显示系统同时支持单通道立体投影显示和非立体投影显示，支持多通道仿真软件的实时同步渲染和显示。

在教育教学方面的功能主要有如下几点。

（1）实验课程管理。教师将真实环境中的实验或操作流程拍摄成录像，制作成演示实验课件，供学生下载学习。然后通过参考演示实验的相关内容，进行参数修改，让学生自主完成实验操作。虚拟演示实验是虚拟实验室的核心，通过视频演示，学生不仅可以掌握实验过程、实验原理，同时也能直观地掌握仪器设备的操作技术。

（2）实验过程管理。教师可以通过选择添加虚拟典型实验或演示实验信息，形成实验课程计划；可以安排每个实验的先后顺序、进行的时间及其他实验信息，如实验的要求、实验课程评分办法等；可以发布实验课程计划并能够在安排的实验开始前修改课程实验计划。

（3）实验教学管理。实验系统提供实时与非实时的课程交流与答疑。可以有几种方式：教学平台课程论坛、课程实时答疑系统、电子邮箱等。通过学生和教师的互动，实时解决学生在观看及操作实验时遇到的问题。

（4）实验成绩管理。教师登录虚拟实验室教学系统，可以在线或离线批阅学生实验报告。

（5）学生能够利用实验室中虚拟器材库中的器材自由搭建任意合理的典型实验或实验案例，从而达到理解与掌握学习内容的目的。

（6）用于各种培训和评估测评。可实现开放式、个性化教学，效率高，成本低、功能全，安全性高，有利于设计性和综合性实验的开展，可观察现实实验无法实现的实验，测评学员对实验技能的掌握情况。

11.1.4 虚拟实验室的主要特点

虚拟实验综合利用了计算机技术和虚拟现实技术，可以完成在传统教学中无法实现的实验条件和实验内容，提高了实验教学质量。虚拟实验室利用网络突破了传统实验室对“时间、空间”的限制，缓解了实验经费、设备、场地不足的现状。特别是对于一些有危险、成本高、难以实际实现的试验更为适用，既节省了实验时间，又提高了实验效率，促进了创造性思维的发展。网上虚拟实验室的开发与应用将会对实验教学改革产生变革性的影响。

虚拟实验室普遍都具有如下特点。

（1）多感知性：虚拟实验室提供的感知不仅有视觉，还有听觉、触觉、运动感觉等。虚拟实验室运用虚拟现实技术，除了一般计算机技术所具有的视觉感知之外，还提供听觉感知、力觉感知、触觉感知、运动感知，甚至包括味觉感知、嗅觉感知等。理论上的虚拟现实技术应该具有人所具有的一切感知功能。

（2）交互性：交互性是指用户控制虚拟环境下控制器件的程度以及自然程度，是指学生在虚拟实验室中用人类的自然技能实现对虚拟环境的操作。通过身体运动等自然技能，实现对环境中对象的操作；运用虚拟模拟技术，根据学习者的身体运动等，来实时调整环境中相关对象的状态。

（3）沉浸性：对现实的模拟让用户产生身临其境的感觉，理想的虚拟实验室让用户难以区分现实和虚拟。

（4）开放性和共享性：开放性包括两个方面，一是资源开放，用户可以通过网络共享资源，尤其是通过 Internet，建立自己的虚拟实验室并连接到 WWW 服务器上，通过合适的链接方式即可实现互联网间的资源共享；二是实验平台开放，用户可以根据不同的实验需求，自由构建实验模式、实验器具等。

（5）高效性：如果某个单位外的网络可以连接到该单位的虚拟实验室，用户就能随时随地使用虚拟实验室，所以虚拟实验室打破了时间和空间的局限，提高了实验室应用效率，且有利于整合资源。

虚拟实验室在高校教育方面还有以下一些特点。

（1）可以随时随地重复进行实验。

学生可以在任何时候从任何地方进入虚拟实验室进行在线实验，也可以在正式实验前，在虚拟实验室对实验原理、实验流程、实验数据、分析方法进行预习，还可以在实验后，进入虚拟实验室复习实验，通过重复实验现象，增强对实验原理的理解。

（2）可以对设备设置过限保护。

学生在虚拟实验室进行实验，系统软件有效设置了设备的过限保护，如最大电压、最大电流、最低位移等，这样即便学生误操作，也不会烧毁实际的仪器设备，只会“烧毁”学生面对的虚拟设备，给学生警告的同时保护了真实的仪器设备资源。

（3）可以提高实验教学水平。

高校建设虚拟实验室最主要的目的是为了改善教学环境，更好地为教学服务，提供给学生完备周到的实验环境，提高学生的实践能力，增加学生的就业竞争力。

（4）实验室放在网上提供资源共享。

虚拟实验系统是基于 Internet 网络技术的产品，不仅为本校学生提供教学服务，同时也可以为没有硬件资源条件和不具备建立实验教学硬件资源环境的大专院校和企业提供远程教学环境，形成资源广泛共享。

（5）可以实现远程实验教学。

现代远程教育高速发展，但如何实现实验教育远程化是一个极大难题，虚拟实验室将为远程教育的实验教学提供完整的解决方案，促进远程教育的发展，具有重大的社会效应。

（6）构筑基于网络的科研平台。

虚拟实验室可以把昂贵的设备仪器拓展到网络，形成设备资源上的网络共享，从而构建基于该类设备的网上科研平台。

11.1.5 虚拟实验室的类型

根据虚拟对象的不同，虚拟实验室可以分为虚拟仪器实验室和虚拟现实实验室两大类。虚拟仪器实验室又可以分为单机虚拟仪器实验室和基于网络的虚拟仪器实验室；虚拟现实实验室又可以分为基于 Internet 的虚拟现实实验室和全沉浸式虚拟实验室。

1．单机虚拟仪器实验室

根据实验目的的不同可以将其分为设计型虚拟仪器实验室和测试型虚拟仪器实验室。①设计型虚拟仪器实验室可以为实验者提供一个自由的设计平台，实验者可以根据自己的思路，完成实验仪器搭建或其他结构的设计，最后得到实验结果。②测试型虚拟仪器实验室相对设计型实验室有一定的局限性，在测试型实验室中，实验者只可以通过已搭建好的设备或其他结构，验证一些结果和结论的正确性。

2．基于网络的虚拟仪器实验室

根据不同的网络技术，虚拟仪器实验室又分为基于局域网的虚拟仪器实验室和基于广域网的虚拟仪器实验室。①基于局域网的虚拟实验室，是测试型虚拟仪器实验室的延伸。这种实验室的优点是结构简单，但由于虚拟仪器是生产厂家已经设计好的，所以对用户来说其运用灵活性不高。②基于广域网的虚拟仪器实验室是利用数据采集和仪器控制技术组建的虚拟实验室，在专用软件的环境下设计所需的虚拟仪器，并通过网络技术，使虚拟实验室加入 Internet，访问者不需安装应用软件，只要配置网络浏览器即可。

3．基于 Internet 的虚拟现实实验室

基于 Internet 的虚拟现实实验室就是建立三维互动网站，即三维、动态、交互性的网上虚拟世界，它的“网页”是一幅幅立体的境界。在网上建立各种各样活生生的现实世界场景的模型，或者构造现实生活中不存在的、人们想象的虚拟立体世界，实现网上实验。

4．全沉浸式虚拟现实实验室

全沉浸式虚拟现实实验室与基于 Internet 的虚拟现实实验室的区别是：基于 Internet 的虚拟现实实验室通过网络浏览器进行实验，将实验过程和结果用三维场景和动态网页展示出来，而全沉浸式虚拟现实实验室则为实验者提供一种沉浸感。所谓沉浸感，即用户在计算机所创建的三维虚拟环境中处于一种全身心投入的状态，不但能全方位地观看、聆听，而且有触摸感、能有受力的感觉，甚至还能闻到气味，用户所做出的探询，在仿真的情景中犹如在现实环境中一样得到回应。

全沉浸式虚拟现实实验室的沉浸感主要依赖于 3 个方面：首先是三维计算机图形学技术，如图形设备与系统、3D 图形生成算法、人机交互技术及科学技术可视化、真实感图形显示技术、图像处理、窗口系统等；其次是采用多功能传感器的交互式接口装置，如识别定位装置、行为建模技术、语音识别、文字识别技术以及数据手套、数据衣、立体头盔、跟踪设备等；最后是高清晰的沉浸显示装置。

11.2 虚拟实验室国内外发展状况

虚拟实验室概念的提出至今仅二十多年，但因其诱人的应用前景，各国均在大力开发，其应用领域涉及物理、化学、生物、医学等多门学科，已经取得了一些进展。目前，虚拟实验室的建设在发达国家已十分普及。我国对虚拟实验室的建设也非常重视，用于教学、科研和工业等方面的虚拟现实实验室层出不穷，虚拟实验室的建设与发展有了长足的进步。

11.2.1 国外虚拟实验室发展状况

美国作为当今的科技强国，为继续保持其在科学技术领域的领先地位，尤其重视信息技术的研究，已将虚拟实验室列入其科研发展的战略规划。1991年年底，美国科学基金会、美国国家科学研究顾问委员会所属的计算机与远程通信部组成了一个“全国（科学）合作实验室委员会”，其任务是调查科学家对信息技术开发的需求，协调科研合作关系，组织并实施具体的信息技术开发。此后，美国联邦政府投入资金在相关专业领域建造了各自的虚拟实验室作为示范工程，开展了一系列探索性研究并取得了实质性进展。美国一些政府部门，如能源部，正在制订计划将其所属的科研机构过渡到虚拟实验室环境。目前，越来越多的美国院校和科研机构正投身于构筑一个覆盖美国的虚拟实验网络的工作。

作为首先提出虚拟实验室概念，并具有雄厚的科研实力和强大财力的美国，从一开始就十分重视虚拟实验室的研究与开发，在该领域的研究已处于领先地位。在美国，虚拟仪器系统及其图形编程语言已成为各大学理工科学生的一门必修课，其普及程度是相当广泛的。

目前，国外的一些大学已相继组建了远程虚拟实验室。比较著名的麻省理工学院的“在线实验室 iLab”已经成为该校在校教学和远程教学的重要教学工具。德国 Ruhr 大学的网络虚拟实验室是一个关于控制工程的学习系统，它通过直观的三维实验场景视觉效果，依赖各虚拟实验设备的仿真特性，实现对虚拟实验的交互式操作。新加坡国立大学电子工程系的 C.C.Ko 和 B.M.Chen 建立的虚拟实验室，向校内学生和互联网匿名用户提供丰富的课程实验，如频率测试实验、二维示波器实验、三维示波器实验。其他比较著名的还有德国的汉诺威大学的虚拟自动化实验室，意大利帕瓦多大学的远程虚拟教育实验室，美国 Frostburg 州立大学的基于 WEB 的远程化学教育实验室等。图 11.3 所示为加拿大的西安大略大学医疗健康学院 3D 虚拟现实环境。西安大略大学的该实验室使用了两台 Christie DS+5K 3 片 DLP SXGA+投影机，在其创新的 3D 阶梯教室内进行背投式被动立体投影。投影机投影到位于一个定制实验室内的屏幕上，采用数据采集软件来支持教授的课程，为学生带来前所未有的实践体验。

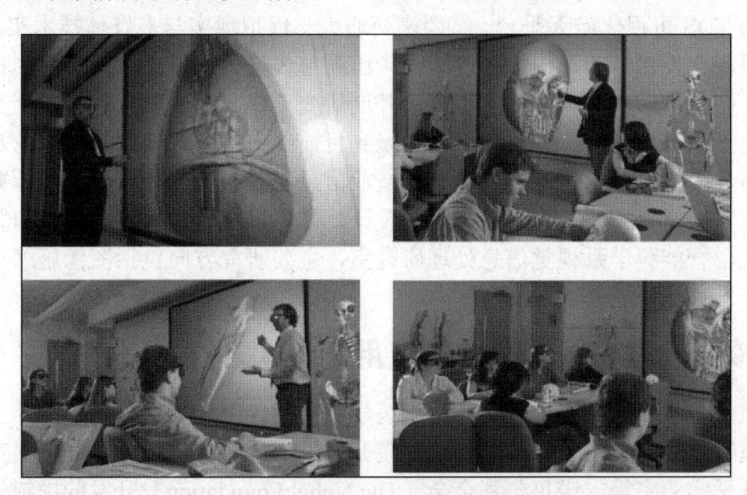

图 11.3 加拿大的西安大略大学医疗健康学院 3D 虚拟现实环境

11.2.2 国内虚拟实验室发展状况

在国内，虚拟实验室的建设也得到了重视。目前，已有部分高校初步建立了虚拟实验室。例如清华大学利用虚拟实验仪器构建了汽车发动机检测系统；华中理工大学机械学院工程测试实验室将其虚拟实验室成果在网上公开展示，供远程教育使用；四川联合大学基于虚拟仪器的设计思路，研制了航空电台二线综合测试仪，将 8 台仪器集成于一体，组成虚拟仪器系统；复旦大学、上海交通大学、暨南大学等一批高校也开发了一批新的虚拟仪器系统用于教学和科研。

医学实验是医学临床应用、科研创新的重要部分。但是目前医学实验面临着一些问题，诸如医学实验课的实验资源紧张、课时减少、与医学实验相关的技术发展落后、现有的教学模式缺乏主观能动性与创造性、实验本身抽象难以理解等，使得教学质量难以保证。为了解决这些问题，医学虚拟实验室应运而生，许多医学院校正在构建适合自身需求的虚拟实验室。虚拟实验室本质是一个基于网络的技术交流、共同研究的虚拟平台，用户可以身临其境地进行各项实验。目前，虚拟实验室技术的发展越来越成熟，广泛地应用于医学科研、教学领域，并卓有成效。

2003 年，我国第一军医大学宣布完成了国内首例女虚拟人的数据采集。有了这套数据，医生只需对虚拟病人模型进行手术，通过网络传输给另一端的手术机器人，让其对病人进行手术，手术实际进展的图像通过机器人摄像机实时传给医生的头盔立体显示器并将其与虚拟病人叠加，以便医生实时掌握手术情况并发出手术指令。第二军医大学生理学教研室早在 20 世纪 90 年代就对生理学虚拟实验进行了初步探索，对“蛙心灌流”、“哺乳动物血压调节”以及“动作电位的产生机制和记录方法”等实验进行了成功的模拟。

我国现有 10 个虚拟现实研究机构成为国家级重点虚拟现实实验室。①北京航空航天大学虚拟现实国家重点实验室，主要研究方向是虚拟现实中的建模理论与方法、增强现实与人机交互机制、分布式虚拟现实方法与技术、虚拟现实的平台工具与系统。②中国科学院计算技术研究所虚拟现实实验室，在虚拟现实、多模式人机接口和人工智能等方向开展基础与前瞻技术研究，目前研究重点集中于“虚拟人合成”和“虚拟环境交互”。③中国科学院遥感应用研究所，主要研究方向是数字地球、数字城市方向。④北京师范大学虚拟现实与可视化技术研究所，主要研究方向为虚拟现实理论和可视化技术以及文化遗产数字化保护（V-Heritage）、三维医学与模型检索（V-Medical）、数字化虚拟学习（V-Learning）领域的应用研究。⑤北京理工大学信息与电子学部，主要研究方向是增强现实及三维显示方向。⑥石家庄铁道大学信息科学与技术学院，主要研究方向是可视化深空探测系统和 TDS 可视化航天平台。⑦西南交通大学虚拟现实与多媒体技术实验室，主要在虚拟现实技术、可视化技术、图形图像处理、视频压缩与传输、铁路交通信息检测和实时处理、多媒体数据挖掘、智能搜索、计算机视觉等方面开展研究工作。⑧山东大学人机交互与虚拟现实研究中心，研究重点从早期的 CAD 与图形学拓展到目前的人机交互与图形学理论及方法、媒体计算、虚拟现实与虚拟样机技术、网格计算、制造业信息化等领域。⑨浙江大学计算机辅助设计与图形学国家重点实验室，主要从事计算机辅助设计、计算机图形学的基础理论和算法及相关应用研究。⑩北京大学智能科学系视觉信息处理研究室，主要研究方向包括图像压缩与编码、图像处理和模式识别、计算机视觉等。

11.2.3　虚拟实验室在医学领域的应用

虚拟实验室在医学领域的应用已经渗透到医学领域的各个学科。目前，国际上具有代表性的医学虚拟实验室有：Howard Hughes 医学研究院开发的细菌鉴定实验室、心脏病实验室、免疫实验室、神经生理学实验室等；诺贝尔基金会（The Nobel Foundation）开发的虚拟生化实验室。美国犹他大学网站也开设了相关的虚拟实验，如细胞 DNA 提取虚拟实验（http://learn.genetics.utah.edu/content/labs/extraction/）、凝胶虚拟制作实验（http://learn.genetics.utah.edu/content/labs/gel/）、PCR 虚拟实验（http://learn.genetics.utah.edu/content/labs/pcr/）等，这些都能使学生更形象生动地理解实验技术。

1. 应用于基础医学领域的虚拟实验室

基础医学领域的虚拟实验室有虚拟解剖实验室、组织学与胚胎学虚拟实验室、病理学虚拟实验室、机能学虚拟实验室、虚拟切片系统、虚拟生物实验室、分子生物学虚拟实验室、医学虚拟仪器仿真教学系统等。

(1) 医学形态学虚拟实验室：包括解剖、组织学与胚胎学、病理学等形态学科的虚拟实验室。基本流程是首先要通过扫描或者摄像方式采集相应的图像，运用 Adobe Photoshop 对标本数码照片进行平面图像处理，运用 Ulead VideoStudio 对数码摄像机所摄内容进行视频编辑处理，或者运用 3D 数据计算和分析软件 Surfdriver、Matlab 等对人体各系统的主要器官进行 3D 建模，如此建立相应的图像和视频数据库；然后按照教学要求分模块，利用建立的数据库运用 Adobe ImageReady、Flash 制作平面动画；然后运用虚拟现实建模语言（Virtual Reality Modeling Language，VRML）建立实时的、具有人机交互性的虚拟形态学实验室场景；运用 Authorware 为 3ds Max 和 Flash 制作演示平台和实验测试系统；最后，完成了基本构建后，通过网络连接到客户端和服务端。

目前许多高校都有相应的局域网内虚拟实验室，Internet 虚拟实验室则能促进资源共享的范围和深度。以 The BioNetLab Anatomy Collaboratory 为例，用户可以交互性地查询知识库，系统通过显示解剖结构的名称并放大观察的结构图像，提供给用户多角度的图像，同时也可链接到维基百科和其他资源上的相关资源。AnatLab 有超过 2500 个结构的切片，共有 4600 多个切片和 700000 条注释。类似的在病理学虚拟实验室中，还有虚拟显微镜以及电子切片库，能够分章节整理排列，不仅提高学习效率也节省了维护切片的成本，也可为临床病理学检验提供便利。

(2) 机能虚拟实验室：机能实验涉及药理学、生理学、病理生理学等学科，机能虚拟实验室承担这些重要学科的科研任务。机能虚拟实验室对交互性的要求很高，因此设计一个良好的人机交互界面很重要，主要通过仿真软件来实现。机能虚拟实验室由基础知识、实验动物、实验仪器、模拟实验、实验考核等部分组成。实验平台能对每一步操作模拟真实反映，对错误操作给出提示或帮助信息，便于学生自主学习。机能虚拟实验室的主要设计流程分为 3 个阶段：设计阶段、开发阶段和评价测试阶段，如图 11.4 所示。

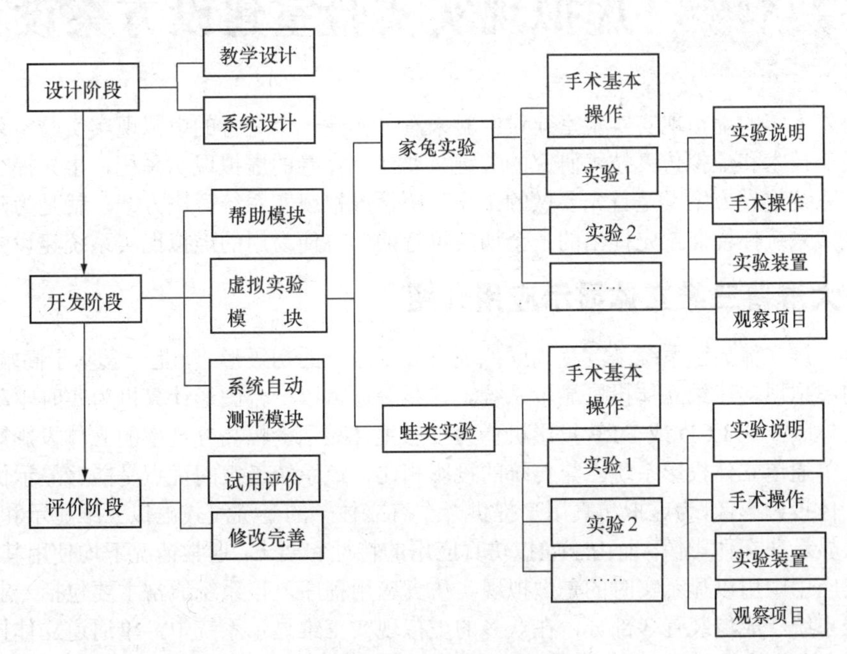

图 11.4 机能虚拟实验室开发流程图

2．临床医学领域

临床医学领域的虚拟实验室也有很多，例如诊断学虚拟实验室、护理实验虚拟网络平台、虚拟手术教学系统与医学仿真手术数据库系统、虚拟口腔医学实验室等。

（1）诊断学虚拟实验室：通过创建基于虚拟病人为单位的虚拟单元，建立完整的教学体系，充分发挥计算机强大的辅助教学的功能，最大限度利用公共资源，将临床工作中涉及的大量信息，包括文本、图像、音频、视频、动画等各种复杂的数据流进行整合，使其相互联系起来。诊断学虚拟实验室不仅能满足对阳性体征和典型病例的学习，同时可以对某些方面进行实际模拟和原理解释，并且可以建立具有实际应用功能的试题库等，有利于提高临床培训和临床教学的质量。

（2）虚拟手术教学系统与医学手术仿真系统：虚拟手术以图像为向导，即采用虚拟现实技术，利用医学影像数据，在计算机中建立一个虚拟环境，医生借助虚拟环境中的信息进行手术计划制定、手术教学、手术技能训练、术前热身、术中引导手术、术后康复等。在虚拟手术教学系统（Virtual Surgery Teaching and Learning System，VSTLS）这个平台上，学生通过网络可以学习手术前准备、手术全过程以及手术后治疗等，使学生更能贴近临床。术前虚拟热身能有效减少复杂手术中的错误。

仿真手术数据库系统是综合利用多媒体数据库、图像处理技术、人工智能和网络技术等最新计算机研究成果，针对医学图像数据特点，把数据库技术与医学可视化问题结合而设计实现的一个用于医学图像数据存储、管理、查询的多媒体数据库软件系统。通过该系统，可以完成医院放射科、外科、实验室图像处理中心以及数据库管理中心中间的数据共享。

（3）口腔虚拟实验室：荷兰 ACTA 首先采用 Simodont 虚拟实验室，即 Simodont 教学系统，用于学生的临床前实践操作练习。Simodont 教学系统由 ACTA 和 Moog 公司联合模拟研发，用于口腔医学教学的虚拟模拟器，通过虚拟现实系统与教学课件的结合来模拟口腔疾病患者的各种不同口腔问题。

11.3 虚拟现实实验室建设方案设计

从国内外多年的虚拟现实实验室建设经验来看，构建一个完善的虚拟现实实验室系统是成功进行虚拟现实技术和虚拟仿真技术研究的关键。要建立完善的虚拟现实系统，事先提交一个可行的虚拟现实系统建设方案又是首先要做的工作。所谓虚拟现实系统解决方案，就是为建立一个完善的虚拟现实系统环境而预先提出的一个切实可行的、方便易用的虚拟现实系统建设方案。

11.3.1 大屏幕三维立体显示应用介绍

大屏幕三维立体显示系统是沉浸式虚拟现实显示系统的初级形式，是一套基于高端 PC VR 工作站平台的虚拟现实三维立体投影显示系统。该系统通常以一台图形计算机为实时驱动平台，两台叠加的立体版专业 LCD 或 DLP 投影机作为投影主体显示一幅高分辨率的立体投影影像，所以通常又称为单通道立体投影系统。与传统的投影相比，该系统最大的优点是能够显示优质的高分辨率三维立体投影影像，为虚拟仿真用户提供一个有立体感的半沉浸式虚拟三维显示和交互环境，同时也可以显示非立体影像，而由于虚拟仿真应用的特性和要求，通常情况下均使用其立体模式。在虚拟现实应用中用以显示实时的是虚拟现实仿真应用程序。该系统通常主要包括专业投影显示系统、悬挂系统、成像装置 3 部分，在众多的虚拟现实三维显示系统中，单通道立体投影系统是一种低成本、操作简便、占用空间较小、具有极好性能价格比的小型半沉浸式虚拟现实显示系统，被广泛应用于高等院校和科研院所的虚拟现实实验室中。三维立体虚拟实验室显示功能如图 11.5 所示。

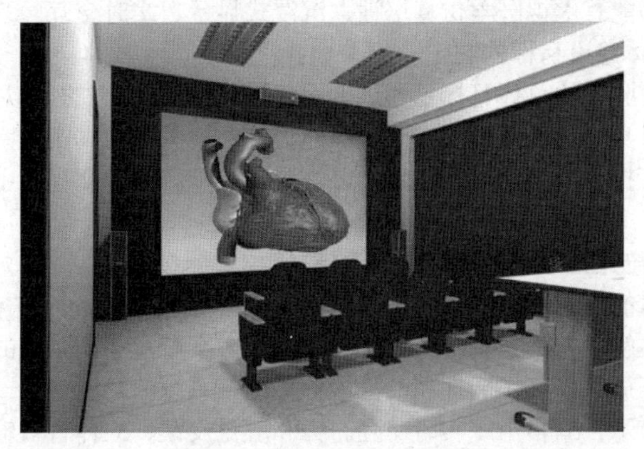

图 11.5 三维立体显示功能展示

11.3.2 沉浸式虚拟现实显示应用介绍

沉浸式虚拟现实显示系统是一种基于多通道视景同步技术、三维空间整形校正算法、立体显示技术的房间式可视协同环境，该系统可提供一个同房间大小的四面（或六面）立方体投影显示空间供多人参与，所有参与者均完全沉浸在一个被三维立体投影画面包围的高级虚拟仿真环境中，借助相应的虚拟现实交互设备（如数据手套、力反馈装置、位置跟踪器等），从而获得一种身临其境的高分辨率三维立体视听影像和六自由度交互感受。由于投影面积能够覆盖用户的所有视野，所以 CAVE（CAVE 是一种基于投影的沉浸式虚拟现实显示系统，其特点是分辨率高、沉浸感强、交互性好）系统能提供给使用者一种前所未有的、带有震撼性的、身临其境的沉浸感。这种完全沉浸式的立体显示环境，为科学家带来了空前创新的思考模式。

科学家能直接看到他们的可视化研究对象。比如大气学家能“钻进”飓风的中心观看空气复杂而混乱无序的结构；生物学家能检查 DNA 规则排列的染色体链对结构，并虚拟拆开基因染色体进行科学研究；理化学家能深入到物质的微细结构或广袤环境中进行试验探索。可以说，CAVE 可以应用于任何具有沉浸感需求的虚拟仿真应用领域，是一种全新的、高级的、完全沉浸式的科学数据可视化手段。沉浸式虚拟实验室显示功能如图 11.6 所示。

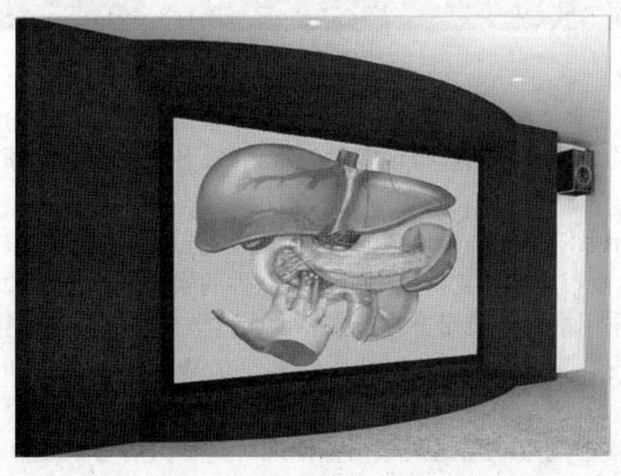

图 11.6 沉浸式显示功能展示

11.3.3 医学虚拟现实实验室系统建设方案案例

本虚拟实验室的功能有虚拟医学仿真培训、沉浸式显示、实时交互。

1．虚拟实验室总体建设目标的制定

建设本医学虚拟实验室的总体目标是通过采用科学、合理、先进的虚拟仿真实验室系统配置，建立一个使参与者具有身临其境感觉和实时交互能力的虚拟医学仿真实验室环境，是一套集教学、培训、科研、演示、汇报、论证功能于一体，以沉浸式显示和实时交互为主要功能的虚拟医学仿真培训实验室。

2．虚拟实验室系统方案技术功能规划与设计

根据虚拟现实技术的内在要求，系统规划设计为一套基于 Windows 平台和 Internet 架构的虚拟医学仿真实验室整体解决方案系统。从系统设计上，方案着重强调系统的整体性、创新性与技术先进性、稳定性、开放性、可扩展性和高性能价格比。系统的功能包括二次开发与海量三维数据处理、沉浸式立体显示、6 自由度实时交互、力和触觉反馈、立体音效输出等重要功能。系统方案在组成上包括开发与渲染平台、具有立体感的沉浸式显示系统、6 自由度实时交互系统、力和触觉反馈、集成控制系统等部分。虚拟实验室功能如图 11.7 所示。

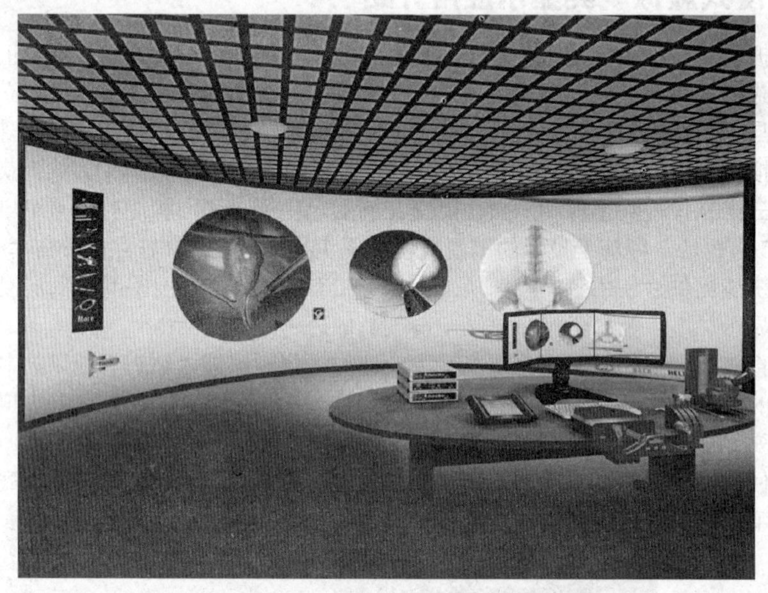

图 11.7　虚拟实验室功能展示

为了保障虚拟医学仿真实验室的有效应用，从整体系统应用性能的角度还需规定以下几点。

- 系统建成后应为一套完整的虚拟现实实验室系统，各个部分之间须能够支持实时连接和现场整体配套应用演示。
- 整个沉浸式显示系统为一个单通道的无缝大屏幕仿真投影环境，整体系统同时支持单通道立体投影显示和非立体投影显示，支持多通道仿真软件的实时同步渲染和显示。
- 沉浸式显示要采用柱面正投影方式，安装设计科学合理，符合计算机三维图形学原理。
- 系统支持仿真内容显示的同时，支持所有第三方 Windows 软件和其他数字媒体软件的大屏幕整体实时应用。
- 系统可采用终端控制方式通过局域网方便地对整个大屏幕系统显示的虚拟场景进行应用操作、实时交互以及第三方模拟设备的接入应用。同时，系统硬件能够通过中央控制显示屏进行

集中控制与管理，保证系统的简单易用。

- 系统应支持单通道主动式立体视频同步播放功能，并配套单通道同步播放器软件。
- 系统须采用全数字信号进行图像输入和输出的传输，以确保整个系统的稳定性。
- 系统须配套基于人体部位运动的虚拟仿真人机交互应用软件，并支持数据手套、位置跟踪器等虚拟外设的多通道立体环境实时接入和应用。
- 系统须配套基于本系统硬件设备的仿真应用开发源代码及技术文档。

3．虚拟实验室系统具体配置

虚拟实验室系统具体配置如下。

设备名称	型号配置及技术规格	数量
虚拟现实工作站	➢ 双 Intel Xeon 中央处理器（四核/CPU；X5667 架构，3.06GHz 主频 12MB/1333 4C 二级缓存） ➢ 内部存储：16G （4x4GB） DDR3-1333 ECC RAM ➢ 外部存储：2TB SATA 7200 1st HDD ➢ DVD：16X DVD+/-RW SuperMulti SATA 1st Drive ➢ NVIDIA Quadro® 6000 显卡 ➢ Gen-Lock 帧同步技术架构 ➢ 显示器：3 台 24 英寸液晶显示器 ➢ 电源：1100W ➢ 预装立体播放器 ➢ 预装正版 Windows7 操作系统	1 台
虚拟医学仿真软件	✓ 支持分布式多节点安装和分布式集群渲染 ✓ 基于 OpenGL 三维图形工业标准 ✓ 支持至少 3 种立体投影显示模式 ✓ 支持自由多种交互模式 ✓ 支持多通道及分布式虚拟现实应用 ✓ 强大的雾效、雨、雪、火焰特效功能模块 ✓ 支持 10 种以上主流 3D 模型文件格式 ✓ 数据手套、位置跟踪器、力反馈器等外设应用 ✓ 系统可采用终端控制方式通过局域网方便地对整个大屏幕系统的虚拟场景进行应用操作和实时交互 ✓ 医学 3D 模型库，包括肢体、内脏、骨骼等 ✓ 支持 6 自由度环境交互系统的实时接入应用 ✓ 配备独立的二次开发包	1 套
虚拟三维立体投影沉浸式显示系统	**虚拟三维立体显示系统** ★ 立体版虚拟仿真投影显示系统 ★ 新一代光谱立体成像技术 ★ 光学图像边缘融合补偿技术 ★ 原始亮度：10000 ANSI 流明 ★ 显示分辨率：1280×800 到 1400×1050 ★ 立体亮度和原始亮度可自动转换 ★ OpenGL 主动立体信号显示	1 套

续表

设备名称	型号配置及技术规格	数量
虚拟三维立体投影沉浸式显示系统	★ 支持有线及无线网络功能 ★ 信号接口：DVI-D、5xBNC、分量与复合视频接口 ★ 支持 6 自由度 3D 矫准调节的吊装平台，自散热全封闭双层箱体安装结构 ★ 光谱分离立体眼镜 ★ 外部多路信号采集大屏幕画中画功能 ★ 系统支持单通道立体投影显示和非立体投影显示，系统在进行非立体显示应用时，投影机应能在亮度无损的 10000 ANSI 流明原始亮度下进行，立体亮度和非立体亮度能够随意切换。立体应用和非立体应用时投影机要在全部开启的状态下进行，不需要进行任何切换设置	1 套
	柱面漫反射仿真投影幕 ✧ 宽 2.4m，高 1.8m ✧ 漫反射正投影硬幕 ✧ 铝合金框架结构 ✧ 高级玻璃钢材质 ✧ 面无缝一体化、长期无变形 ✧ 增益 0.8，视场角不小于 170°，无太阳效应	1 套
虚拟现实三维交互系统	**三维空间位置跟踪系统** ☞ 标准配置：6 自由度空间定位跟踪软件（必备） ☞ 6 自由度交互功能 ☞ 应用直径不低于 3m ☞ 配套集成数据手套的虚拟装配应用软件 ☞ 提供基于实际应用的开发源代码和技术文档 ☞ 运动范围：±4 英尺（1 英尺=30.48cm） ☞ 角度范围：回转与翻滚角±180° ☞ 俯仰角±90° ☞ 静态位置精度：0.07 英寸（1 英寸=2.54cm）均方值 ☞ 静态方位精度：0.5°均方值 ☞ 静态位置分辨率：0.02 英寸（1 英寸=2.54cm）@ 12" ☞ 静态方位分辨率：0.1°@ 12" ☞ 刷新率：高达 144Hz ☞ 运动跟踪方向：x, y, z, pitch,roll, yaw ☞ 接口：RS-232C, 波特率可到 115200	1 套
	6 自由度计算机虚拟力反馈系统 🕮 6 自由度交互功能 🕮 满足软件接口应用功能 🕮 工作平面：16cm×13cm×13cm 🕮 活动范围：手腕和前小臂弯曲的活动范围 🕮 位置分辨率：0.02 mm 🕮 力反馈方向：x, y, z 🕮 自由度：x, y, z, pitch, roll, yaw	1 套

续表

设备名称	型号配置及技术规格	数量
虚拟现实三维交互系统	数据手套（右手） ❄ 5个光学传感器 ❄ 虚拟人手三维模型 ❄ 满足系统软件接口应用功能 ❄ 黑色合成弹力纤维（典型范围：10 bits） ❄ 基于光学纤维信号传输 ❄ 全速率的 USB 接口	1套
集成控制系统	无线智能中央控制系统 ✍ 8位256色透射式点阵5.7英寸液晶触摸屏 ✍ 采用32BIT CPU，200MHz主频，320×240分辨率，32M SDRAM存储器 ✍ 采用12位AD转换模块，触摸屏定位误差<0.5mm；内置4500mA锂电电池,正常待机时间为7天168小时，连续使用时间长达12小时 ✍ 配有USB高速传输口，可升级高速数据下载 ✍ 支持3D动画编程模式显示 ✍ 用户自行编辑界面，支持动画图片、图形、文字、3D/2D 按键，可上传照片在屏幕上显示	1套
	高品质立体声音响系统 ☼ 5.1声道环绕立体声系统功率：120W+20W×5 ☼ 频率响应：35Hz～20kHz ☼ 输入灵敏度：350mV ☼ 信噪比 >85dB，阻抗 20kΩ ☼ 输入接口	1套
	实验室软硬件系统集成 ⊛ 系统光路设计和光学校准调试 ⊛ 系统施工安装调试和系统集成技术方案 ⊛ 强弱电综合布线、辅助材料和细小附件 ⊛ 项目管理与软硬件系统培训 ⊛ 工业控制机柜和宽带信号传输系统配件 ⊛ 交钥匙工程相关组件	1套

4．系统组成与功能分析

系统方案包括开发和渲染平台、三维沉浸式显示系统、三维交互系统和集中控制系统4大部分。各部分功能与选型分析如下。

（1）开发与渲染平台。开发平台主要是指三维图像生成与处理系统，包括虚拟现实工作站和虚拟现实软件平台两个部分。它们在虚拟现实实验室系统中承担着三维图形场景生成与处理以及二次开发的重要任务，是整个虚拟现实系统的核心部分，负责整个虚拟现实应用的开发、运算、渲染与生成，是建立数学模型和应用数据库的基础开发平台和最基本的物理平台，同时连接和协调其他各个子系统的工作和运转，与系统其他各个部分共同组成一个完整的虚拟现实实验室系统环境。因此，开发和渲染平台部分在任何一个虚拟现实系统中都不可缺少，而且至关重要。

（2）三维沉浸式显示系统。沉浸感是虚拟现实技术的本质特征，所以，沉浸式显示系统也是虚拟现实实验室建设中的重要内容。在虚拟现实实验室建设过程中，沉浸感的实现手段有很多，其中显示部分主要通过具有沉浸感的大屏幕立体投影来实现。目前，大屏幕三维投影显示系统是一种最典型、最实用、高级别的沉浸式虚拟现实显示系统，根据沉浸程度的不同，通常可以将其分为单通道立体投影、多通道柱面立体投影、CAVE 投影系统、球面投影系统等。这类沉浸式显示系统非常适合于军事模拟训练、CAD/CAM（虚拟制造、虚拟装配）、建筑设计与城市规划、虚拟生物医学工程、3D GIS 科学可视化、教学演示等领域。

单通道沉浸式柱面立体投影显示系统是一种利用多台立体投影机共同将中心工作站生成的虚拟仿真立体图像同步显示在一个巨幅柱面投影屏幕上的无缝拼接显示系统，这种巨幅的无缝立体环幕显示系统可为虚拟现实应用提供强烈的沉浸感。由于该系统需要在巨幅环形屏幕上进行良好的一体化图像无缝拼接显示，所以它通常须包括单通道立体投影设备、柱面投影幕以及用于图像无缝拼接的边缘融合与几何校正设备等。在该系统中，图像边缘融合与几何校正器是最重要的关键系统设备，是它将中心工作站生成的多通道图像通过投影设备在环形大屏幕上实现完美的巨幅图像无缝拼接，直至构成一个完整的具有高度沉浸感的沉浸式显示环境。在这种沉浸式显示环境下，参与者再通过利用必要的交互设备，就可以从不同的角度和方位实现与虚拟场景的实时交互、操纵，漫游，用户仿佛完全置身于 1∶1 的现实环境中。

（3）6 自由度实时交互系统。实时交互是虚拟现实技术最本质的特征和要求之一，也是虚拟现实技术的精髓，离开实时交互，虚拟现实应用将失去其存在的价值和意义，而且实时交互性也是虚拟现实技术与三维动画和多媒体技术的根本区别之处。因此，实时交互是虚拟现实实验室系统的必备功能。

在虚拟现实的实时交互应用中通常会借助各种不同的虚拟外设作为人机交互的工具和实现手段，常见的主要有 6 自由度交互系统、计算机力或触觉反馈系统、数据手套、位置跟踪器等。这些交互设备都将安装在中心工作站上，用户可以根据需要选择不同的交互设备与开发好的应用软件在具有沉浸感的显示环境中进行人与虚拟世界的互动和交流，因此这些设备是虚拟现实实验室建设中重要的设备，也是虚拟现实应用中重要的人机交互接口，使用者利用它们可获得非常逼真的人机交互感觉。

（4）集成控制系统。一个完整的虚拟现实实验室系统或大型仿真可视化系统包括很多组成部分，如多通道投影、灯光、音响系统等很多产品和设备，这些产品设备之间需要相互连接、相互依赖、彼此协同工作。这样一个复杂的系统要顺利地运行并能够协同工作，就需要进行管理与控制，中央控制系统便是承担该项工作的载体。有了中央控制系统，所有设备都由其控制主机控制，一系列操控工作通过一个小小的触摸屏就可以很方便地完成，它是虚拟现实实验室系统的管理与控制中心。

作为一套完整的虚拟现实实验室系统解决方案，本方案还可以配置实验室系统通常必需的设备配置，如观摩坐席、不间断电源、三维环绕音响系统。上述各部分在整个虚拟现实系统中各自承担不同的任务，发挥不同的作用，协同工作，最终组成一个完整的虚拟现实实验室环境。

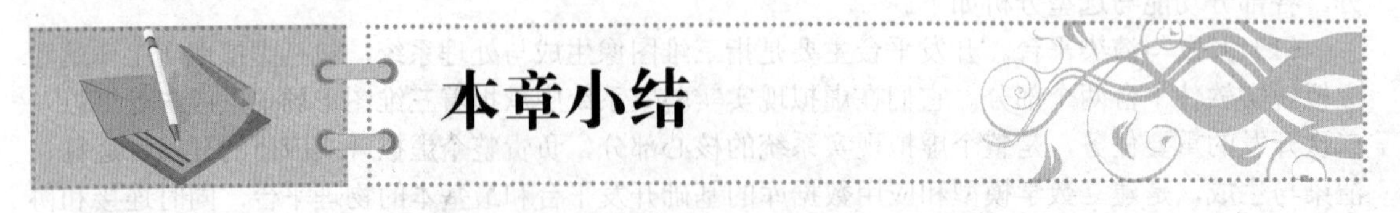

本章小结

本章概述了虚拟现实实验室的定义、组成、功能、特点及类型。为了使读者更深入地了解虚拟实验室的应用情况，本章还介绍了虚拟实验室国内外发展状况，虚拟实验室在医学、教育等方面的作用，并在此基础上以案例的形式介绍了以沉浸式显示和实时交互为主要功能的虚拟医学仿真实验室的建设方案。

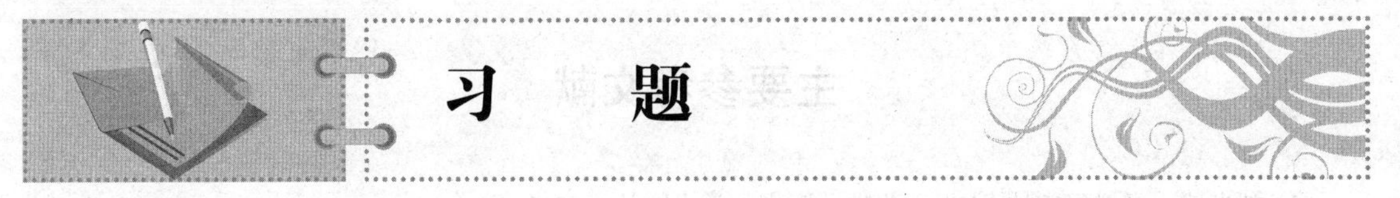

习　题

简答题

1．简述虚拟实验室有哪些类型。

2．简述虚拟实验室的功能有哪些。

3．简述虚拟实验室有哪些特点。

4．网上检索并综述国内外医学虚拟实验室的发展现状。

5．网上检索并综述比较国内外用于医学教育的虚拟医学实验室应用状况。

主要参考文献

[1] 刘光然．虚拟现实技术[M]．北京：清华大学出版社，2011．

[2] 胡小强．虚拟现实技术[M]．北京：北京邮电大学出版社，2005，107．

[3] 曾芬芳．虚拟现实技术[M]．上海：上海交通大学出版社，1997．

[4] 胡小强．虚拟现实技术与应用[M]．北京：高等教育出版社，2004．

[5] 刘文亮．基于 VRML 的虚拟现实中三维建模技术的研究［D]．武汉：武汉理工大学硕士学位论文，2003．

[6] 李志玲．虚拟现实三维建模技术的研究与实现[D]．中南民族大学，2007．

[7] 张汗灵，郝重阳，张先勇等．基于图像的实时绘制技术[J]．信息与控制，2003，32（1）：56-60，64．

[8] 姜学智，李忠华．国内外虚拟现实技术的研究现状[J]．辽宁工程技术大学学报（自然科学版），2004，23（2）：238-240．

[9] 孙超．几种立体显示技术的研究[J]．计算机仿真，2008，（4）：213-217．

[10] 汪赫瑜，马红．一种虚拟场景建模技术的研究[J]．辽宁科技学院学报，2006，8（2）：13-14．

[11] 谭同德，乔木，吴博等．基于 OpenGL 的虚拟环境建模技术的研究[J]．中州大学学报，2005，22（4）：99-100．

[12] 程志全，党岗，金士尧等．真实感实时绘制技术综述[J]．计算机工程与科学，2006，28（9）：41-43，63．

[13] 何正伟，杨宏军，花传杰等．实时三维声音仿真系统的设计与实现[J]．计算机应用研究，2002，19（1）：23-25．

[14] 袁丽一，张宝运．人机自然交互支持的 3D 虚拟教具设计[J]．系统仿真学报，2012，24(9)：1973-1975，1979．

[15] 王志强，洪嘉振，杨辉等．碰撞检测问题研究综述[J]．软件学报，1999，10（5）：550-556．

[16] 刘小伟，刘晓萍．3ds Max 2012 中文版多功能教材[M]．北京：电子工业出版社，2011．

[17] 博智书苑．3ds Max 完全学习宝典[M]．上海：上海科学普及出版社，2012．

[18] 李谷雨，刘洋，李志．3ds Max 2013 中文版标准教程[M]．北京：中国青年出版社，2013．

[19] 曾全，邱雅莉．中文版 3ds Max 效果图制作经典技法 118 例 [M]．北京：电子工业出版社，2012．

[20] 张媛媛．3ds Max/VRay 室内设计材质速查手册[M]．北京：中国铁道出版社，2012．

[21] 王康慧．3ds Max 高级角色建模美女篇[M]．北京：清华大学出版社，2012．

[22] 时代印象．3ds Max 2014 完全自学教程[M]．北京：人民邮电出版社，2013．

[23] 方楠．Maya 2013 动画制作标准教程[M]．北京：科学出版社，2013．

[24] 李儒茂，郭翠翠．VRP12 虚拟现实编辑器标准教程[M]．北京：印刷工业出版社，2013．

[25] 王正盛，陈征．VRP11/3ds Max 虚拟现实制作[M]．北京：印刷工业出版社，2011．

[26] 周雪松等．虚拟实验技术的研究现状及发展趋势[J]．自动化仪表，第 29 卷第 4 期 2008 年 4，1-4．

[27] 张伟等．对医学院校构建虚拟实验室的思考[J]，卫生职业教育 VOL．28　2010　N0．19．

[28] Wulf W A. The collaboratory opportunity[J].Science，1993，261（5123）：854-855．

[29] H Goldberg．What is virtual instrument[J].IEEE Instrumentation Measurement Magazine，2000，3（4）：10-13．

[30] Zhang Z M. 3D-Based Design of Virtual Experimental Center[J].Advanced Materials Research，2014，

846：1797-1800.

[31] 刘晓蕾，吕良敬. 关于科研型研究生虚拟实验室教学的重要性[J]. 科教导刊，2012（13）：86-87.

[32] 崔英善，黄晓鹂，朱俊东等. 虚拟实验室在医学院校教学中的应用研究[J]. 科技创新导报，2012（31）：177-177.

[33] 朱小飞，郭晓芳，孙瑞利等. 基于网络虚拟实验室在医学检验实验教学中的应用探讨[J]. 国际检验医学杂志，2012，33（20）：2556-2557.

[34] 王龙海，胡光民，张荣军，等. 虚拟医学形态学综合实验室的研究与实践[J]. 基础医学教育，2012，14（11）：879-881.

[35] Pescitelli M J, Lilagan C, Huntley S, et al. The BioNetLab Anatomy Collaboratory[J]. The FASEB Journal, 2010.

[36] Nelson D, Ziv A, Bandali K S. Republished：Going glass to digital：virtual microscopy as a simulation-based revolution in pathology and laboratory science[J]. Postgraduate medical journal,2013, 89（1056）：599-603.

[37] 刘筱蔼，李建华，胡景鑫等. 机能实验学虚拟动物实验教学软件的设计与开发[J]. 中国医学教育技术，2010，24（3）：252-255.

[38] 戴淑芳，张蓓蓓，李连宏. 医学机能虚拟实验室在多元化实验教学中的应用[J]. 医学信息：上旬刊，2010，23（4）：849-849.

[39] 王志荣，黄一虹，徐晤，等. 诊断学虚拟实验室的创意与建立[J]. 中国高等医学教育，2007，7：77-78.

[40] 崔英善，黄晓鹂，朱俊东等. 虚拟实验室在医学院校教学中的应用研究[J]. 科技创新导报，2012（31）：177-177.

[41] Lendvay T S, Brand T C, White L, et al. Virtual reality robotic surgery warm-up improves task performance in a dry laboratory environment：a prospective randomized controlled study[J]. Journal of the American College of Surgeons, 2013, 216（6）：1181-1192.

[42] De Boer I R, Bakker D R, Wesselink P R, et al. [The Simodont in dental education][J]. Nederlands tijdschrift voor tandheelkunde，2012，119（6）：294-300.

[43] 北京六自由度科技有限公司：http://www.6dof.com.cn/Html/Main.asp

[44] 北京圣思特科技有限公司：http://www.senztech.cn/default.aspx

[45] 美国 5DT 公司：http://www.5dt.com

[46] 上海英梅信息技术有限公司：http://www.sungraph.com.cn/index.html

[47] 北京迪威视景科技有限公司：http://www.vision3d.com.cn/index.html

[48] 易用视点：http://www.vrfirst.cn/index.html

[49] 中国 3D 论坛：http://www.lon3d.com/

[50] 百度百科：http://baike.baidu.com/view/1515402.htm?fr=ala

[51] 王广新. 焦虑障碍的虚拟现实暴露疗法研究述评[J]. 心理科学进展，2012，8：23.

[52] 张子群. 基于 VRML 的远程虚拟医学教育应用[D]. 复旦大学，2004.

[53] 张晗. 虚拟现实技术在医学教育中的应用研究[D]. 山东师范大学，2011.

[54] http://www.beidestar.com/Item/list.asp?id=1190

[55] http://www.sungraph.com.cn/web/develop/amira.htm

[56] http://www.3dbody.cn/index.htm

46，1297-1300.

[31] [illegible] 2012 (13): 86-87.

[32] [illegible] 2012 [illegible] 197-197.

[33] [illegible] 2012, 34 (20): 2556-2557.

[34] [illegible] 2012 [illegible] 14(11): 80-81.

[35] Keselich M, F, Eliason C, Humphrey S, et al. The BioNetLab Anatomy Collaboratory[J]. The FASEB Journal,2010.

[36] Nelson D, Ziv A, Bandali K S. Republished: Going glass to digital: virtual microscopy as a simulation-based revolution in pathology and laboratory science[J]. Postgraduate medical journal,2013, 89 (1056): 599-603.

[37] [illegible] 中国医学教育技术，2010, 24 (3): 232-233.

[38] [illegible] 2010, 23 (4): 846-849.

[39] [illegible] 2007 [illegible] 77-78.

[40] [illegible] 2012 [illegible] 172-177.

[41] Lendvay T S, Brand T C, White L, et al. Virtual reality robotic surgery warm-up improves task performance in a dry laboratory environment: a prospective randomized controlled study[J]. Journal of the American College of Surgeons, 2013, 216 (6): 1181-1192.

[42] [illegible] R, Bakker D, Wesselink P R, et al. The [illegible] in dental education[J]. Nederlands tijdschrift voor tandheelkunde, 2012, 119 (6): 294-300.

[43] 北京[illegible]: http://www.[illegible].com.cn/Html/Main.asp.

[44] [illegible]: http://www.[illegible]/default.asp.

[45] [illegible]3D[illegible]: http://www.3d[illegible].com.

[46] [illegible]: http://www.sungraph.com.cn/index.html

[47] [illegible]: http://www.vision3d.com.cn/index.html

[48] [illegible]: http://www.vrfirst.cn/index.html

[49] [illegible]: http://www.[illegible].com/

[50] [illegible]: http://baike.baidu.com/view/[illegible].htm?fr=aladdin

[51] [illegible] 2012, 4: 23.

[52] [illegible] VRML [illegible] 2004.

[53] [illegible] 2011.

[54] http://www.[illegible].com/[illegible].asp?id=190

[55] http://www.sungraph.com.cn/web/develop/[illegible].htm

[56] http://www.3d[illegible]/index.htm